知っておきたい

認知症ケア最前線
― 理解と実践 ―

監修

認知症介護研究・研修東京センター
名誉センター長
長谷川和夫

編集

認知症介護研究・研修東京センター
センター長
本間　昭

認知症介護研究・研修東京センター
研究部長
永田久美子

ぱーそん書房

執筆者一覧

●監修
長谷川和夫（認知症介護研究・研修東京センター 名誉センター長）

●編集
本間　昭（認知症介護研究・研修東京センター センター長）
永田久美子（認知症介護研究・研修東京センター 研究部長）

●執筆者一覧（執筆順）
長谷川和夫（認知症介護研究・研修東京センター 名誉センター長）
谷　規久子（認知症介護研究・研修東京センター 研修部長）
本間　昭（認知症介護研究・研修東京センター センター長）
永田久美子（認知症介護研究・研修東京センター 研究部長）
繁田　雅弘（首都大学東京健康福祉学部作業療法学科 教授）
宮原　栄子（元 潤和リハビリテーション振興財団小規模多機能ホームマルシェ 管理者、元 認知症介護研究・研修東京センター）
宮地　普子（旭川大学保健福祉学部保健看護学科 准教授）
杉山　智子（順天堂大学医療看護学部高齢者看護学 准教授）
山田　律子（北海道医療大学看護福祉学部看護学科 教授）
小林小百合（東京工科大学医療保健学部看護学科 講師）
安藤　千晶（元 認知症介護研究・研修東京センター）
髙橋　克佳（認知症ケア研究所 統括管理者）
助川未枝保（株式会社千葉福祉総合研究所 代表取締役）
吉川　悠貴（認知症介護研究・研修仙台センター 主任研究員、東北福祉大学総合福祉学部総合基礎教育課程 講師）
矢吹　知之（認知症介護研究・研修仙台センター 主任研修研究員、東北福祉大学総合福祉学部総合基礎教育課程 講師）
池田惠利子（公益社団法人あい権利擁護支援ネット 代表理事）
小長谷陽子（認知症介護研究・研修大府センター 研究部長）
加藤　伸司（認知症介護研究・研修仙台センター センター長、東北福祉大学総合福祉学部福祉心理学科 教授）
武田　純子（有限会社ライフアート 代表取締役）
今井　幸充（医療法人社団翠会和光病院 院長）
関　由香里（東京工科大学医療保健学部看護学科）

監修のことば

　超高齢時代にある日本に生きる私たち誰もが認知症と無関係でいることはできない。このような状況にあって本書、"認知症ケア最前線—理解と実践"が刊行されることは誠に意義の深いものと考えられる。

　21名の執筆者はいずれも認知症ケアに日夜献身的な努力を継続しておられる方である。また本書の編集に携わった本間昭氏と永田久美子氏は同じ職場にあって研鑽を積み合った仲間であり、本書刊行のキーパーソンであった。

　目次のテーマをみると、まずパーソンセンタード ケアという認知症ケアの基本理念が詳述され、次いで認知症の人の地域ケア、認知機能障害をもつ人への介護の基本、自立支援とリスクマネジメント、若年性認知症のケア、災害時のケアと課題、虐待とその防止、認知症の終末期ケアなどが解き明かされている。

　ところで2013年12月11日、G8(主要8ヵ国)の閣僚級が話し合う世界で初めての「認知症サミット」が英国のロンドンで開催された。主催国のDavid Cameron首相は認知症への対策を国の重要課題として位置づけ、各国に連携協力を呼びかけた。サミットではG8の保健担当閣僚のほかに研究者、製薬企業の代表者らが参加、2025年までに治療法を確立することを目指し、研究費の大幅増や研究データの共有などが承認され大きな成果をあげた。国際アルツハイマー協会の推計によると、2010年の時点で世界のアルツハイマー型認知症は3,560万人でその費用は医療介護費や家族などによる無償のケアを含めると約6,040億ドル(約63兆円)とされている。殊に将来アジア地域では高齢化が急速に進み認知症の激増が予測される。多くの認知症対策の先行国として、日本に対する期待は大きいとされている。このような現況から考えても本書の刊行は誠に時宜を得たものであろう。

　認知症ケアは身近な課題として今後ますます重要視されてくるだけに、認知症の人のケアに携わるケア職をはじめ、多くの関連職種の方々に、本書を通して認知症について理解を深め、より深く学んで頂きたいと願っている。

平成26年5月吉日

長谷川　和夫

はじめに

　認知症ケア（ここでは介護のみではなく医療も含めた意味でケアを用いる）の目標がそれまでの生活を可能な限り維持できるように支援することであることに異論はないであろう。認知症の代表的な原因疾患であるアルツハイマー病（AD）を例にとれば、短期的には一時的にいくつかの機能が改善されることはあっても、数年という中長期的な経過をみればすべての機能が悪化方向に変化することは間違いがない。このような特徴をもつ疾患であるからこそ、認知機能障害によってもたらされる生活の不自由さをいかに支えるかということが目標となる。独居のADの例を考えればわかりやすい。高血圧症などの生活習慣病を合併していることが多いが、彼/彼女のそれまでの生活をできるだけ長く維持するためにはADとともに生活習慣病の治療が必要になる。認知症の重症度が軽度であったとしても、彼/彼女が1人で生活を続けるためには、服薬をきちんとできるかどうかが大きな課題になる。服薬がきちんとできているかどうかの確認は医療機関の診察室の中では難しい。服薬カレンダーなどの利用で済むこともあるが、その都度手渡しして服薬を確認することが必要になることもあり、他職種の手助けがなければ生活を支えられない。食事の確認や金銭の管理についても同様である。認知症の人の生活は多職種の足並みが揃わなければ支えることができない。

　このように認知症の人の生活を支援するためには認知症ケアの目標が関係者間で共有されることが前提になるが、そのためには認知症ケアに関連するさまざまな考え方や用語について共通の理解がなければできない。例えば、認知症の人にみられる行動・心理症状はBPSD（Behavioral and Psychological Symptoms of Dementia）と呼ばれることが多いが、この用語は1996年と1999年に国際老年精神医学会が主催して行った会議で、従来さまざまな呼称が用いられていた症状や行動が"原因を問わず認知症の人に起きるさまざまな心理的な反応や精神症状、行動を示すために用いられる用語"と定義され、提唱されることから始まっている。しかし、従来のいわゆる問題行動と同義に用いられていることも少なくない。

　本書は、認知症ケアに携わる関係者が共通の理解をもつために認知症ケアの理念、知識、ケアスキルにとどまらず、認知症の人を支えるために必要な事柄が網羅されている。

関係者それぞれの職場などで活用して頂ければ幸いである。

平成 26 年 5 月吉日

本間　昭

● 目 次 ●

1 パーソンセンタード ケアとは　　　　　　　　　　　　　（長谷川和夫）1
　1．認知症ケアの基本 ……………………………………………………… 1
　2．パーソンセンタード ケア ……………………………………………… 4
　3．認知症ケアの環境 ……………………………………………………… 6
　4．認知症ケアの技法 ……………………………………………………… 7
　5．スピリチュアル ケアについて ………………………………………… 10

2 長寿社会と認知症―社会的な取り組み　　　　　（谷　規久子、本間　昭）13
　1．長寿社会における認知症の現状 ……………………………………… 13
　2．認知症施策の流れ ……………………………………………………… 14
　3．「今後の認知症施策の方向性について」 ……………………………… 15
　4．「認知症施策推進5か年計画(オレンジプラン)」 …………………… 24
　5．オレンジプランの現状について ……………………………………… 24

3 認知症の人の地域ケア―本人のよりよい暮らしを地域で支えていくために　　　　　　　　　　　　　　　　　　（永田久美子）29
　1．すべてのケア関係者が、地域ケアに取り組もう …………………… 29
　2．地域ケアに取り組むために―基本の考え方と方針を共有しよう … 30
　3．地域ケアの実践 ………………………………………………………… 34

4 生活障害の理解と支援

1．生活障害としての症状　　　　　　　　　　　　　　　　（繁田雅弘）62
　　1．アルツハイマー型認知症 …………………………………………… 63
　　2．前頭側頭型認知症 …………………………………………………… 71
　　3．レビー小体型認知症 ………………………………………………… 73
　　4．血管性認知症 ………………………………………………………… 75

2．認知機能障害をもつ人への介護の基本　　　　（宮原栄子、繁田雅弘）77
　　1．易疲労性(疲れやすさ) ……………………………………………… 77
　　2．失見当識 ……………………………………………………………… 78
　　3．記憶障害 ……………………………………………………………… 79
　　4．失語 …………………………………………………………………… 80
　　5．失行 …………………………………………………………………… 81
　　6．失認 …………………………………………………………………… 82
　　7．注意障害 ……………………………………………………………… 83
　　8．実行機能障害 ………………………………………………………… 85
　　9．生活の質 ……………………………………………………………… 86

3．行動・心理症状をもつ人への介護の基本 ────（宮地普子）87
  1．妄想（物盗られ妄想、見捨てられ妄想など）をもつ人 ……………… 87
  2．不安をもつ人 ………………………………………………………… 89
  3．抑うつ気分をもつ人 ………………………………………………… 91
  4．混乱や戸惑いが目立つ人 …………………………………………… 92
  5．衝動性が目立つ人 …………………………………………………… 93
  6．睡眠・覚醒リズム障害がある人 …………………………………… 95
  7．幻覚（幻視・幻聴）をもつ人 ……………………………………… 96

5 自立支援とリスクマネジメント

1．転　倒 ────────────────────（杉山智子）98
  1．認知症の人の転倒の特徴 …………………………………………… 98
  2．認知症の人の転倒の原因とアセスメント ………………………… 99
  3．認知症の人の転倒に関するリスクマネジメント ………………… 102

2．食　事 ────────────────────（山田律子）106
  1．食事の自立支援―認知症の人の食べる力を引き出す環境づくり …… 106
  2．食事に伴うリスクマネジメント …………………………………… 112

3．排　泄 ────────────────────（小林小百合）115
  1．排泄のメカニズム …………………………………………………… 116
  2．排泄ケアの実際 ……………………………………………………… 118

4．入　浴 ────────────────────（安藤千晶）123
  1．認知症の人にとっての入浴とは …………………………………… 123
  2．認知症の人が、快適に、安心して入浴できるための環境づくり …… 124
  3．できるはずのことを奪わないための自立支援―入浴動作のアセスメント …… 127
  4．組織としてのリスクマネジメント ………………………………… 130
  5．その他 ………………………………………………………………… 130

5．入居者のトラブルについて ────────────（高橋克佳）133
  1．認知症の人とそうでない人のトラブル …………………………… 133
  2．認知症の人同士のトラブル ………………………………………… 138

6 認知症の人のためのケアマネジメント ──────（助川未枝保）141
  1．ケアマネジメントの基本 …………………………………………… 141
  2．認知症の人のケアマネジメントの実際 …………………………… 148
  3．センター方式の課題 ………………………………………………… 175
  4．チームアプローチとチームケア …………………………………… 176
  5．ケアマネジメントに必要な技術 …………………………………… 176

7 虐待について ──────────────────────── 181
  1．養介護施設従事者等による高齢者虐待とその防止 …………（吉川悠貴）182
  2．養護者による高齢者虐待の現状と防止 ………………………（矢吹知之）187

8 成年後見制度について ―――――――――――――――(池田惠利子) 197
1. 権利擁護の必要性と成年後見制度 …………………………………198
2. 成年後見制度とは …………………………………………………200
3. 成年後見制度の活用 ………………………………………………207
4. 成年後見制度の課題と展望―本人の最善の利益のために …………209

9 若年性認知症とケアの課題 ―――――――――――――(小長谷陽子) 212
1. 若年性認知症の実態 ………………………………………………212
2. 原因となる疾患 ……………………………………………………214
3. 老年期認知症との違い ……………………………………………215
4. 若年性認知症に対する支援 ………………………………………218
5. 介護保険の利用状況 ………………………………………………219
6. 若年性認知症のデイケア …………………………………………220

10 災害時のケアと課題 ―――――――――――――――(加藤伸司) 224
1. 東日本大震災で起こったこと ……………………………………224
2. 災害の想定 …………………………………………………………226
3. 災害時の施設におけるケア ………………………………………232
4. 避難所におけるケア ………………………………………………236
5. 防災と減災に向けた備え …………………………………………242

11 認知症の終末期ケア ―――――――――――――――(武田純子) 246
1. 認知症の人の終末期とは …………………………………………246
2. 認知症緩和ケア ……………………………………………………247
3. 死に向かうプロセス ………………………………………………251
4. 終末期の生活支援 …………………………………………………253
5. 医療連携 ……………………………………………………………260
6. 終末期認知症ケアの実際 …………………………………………260

12 家族のケア ――――――――――――――――――(矢吹知之) 264
1. 在宅介護者の心理的理解と支援方法 ……………………………264
2. 在宅介護継続に向けた観察と声かけ ……………………………269
3. 介護離職と介護を苦にした自殺の防止 …………………………271
4. 家族を支援する介護者交流会の企画と開催 ……………………273

13 認知症医療とケアの今後の課題 ―――――――――――(今井幸充) 278
1. 認知症の医療 ………………………………………………………278
2. 認知症ケアの現状 …………………………………………………284
3. 認知症医療とケアの今後の課題 …………………………………288

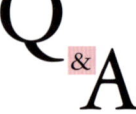

(関　由香里) 293

1. 薬物療法の対象となるBPSDとはどういう症状でしょうか。…………294
2. 散歩やデイサービスに誘っても、いろいろと理由をつけて動こうとしません。……296
3. 夜中に大声を出すので家族は眠れません。大きなストレスになっています。……298
4. 認知症が疑われる介護保険の利用者ですが、家族は医療機関を受診しようとしません。……299
5. なんでも物を集めてくるので部屋が溢れて困っています。……300
6. 「どこも悪くない」と言って診療や治療を嫌がります。……302
7. 食事が配膳されると、ご飯やおかずをごちゃまぜにして食べようとしません。……303
8. 同じことを何回も聞かれたりするとついきつい口調になってしまいます。どうすれば穏やかに対応できるでしょうか。……304

パーソンセンタード ケアとは

chapter 1

1 　認知症ケアの基本

　従来、認知症のケアは「認知力が衰えた人は気の毒だ」とか、「社会的に貢献してきた高齢の人だから」といった"心情的なケア"であったり、あるいは認知症高齢者の徘徊や攻撃行動などに工夫して対処する"対応型ケア"などが行われてきました。要するに、このようにすればうまくいったというような"経験的ケア"が行われてきました。このことは、基本的に必要なことであり、日常のケアとしては大切なことです。

　しかし、この範囲にとどまっている限りでは、その時、その場、その状況だけのものに過ぎず、他の介護職や関係者にケアの技法として伝わりにくいうえに、客観性に乏しいものとなりかねません。殊に最近、認知症のケアについての関心が高まり、多くの職種の人がかかわるようになってからは、認知症ケアについての基本理念が共有されることと、その理念をケア現場に具現化していくための手段が求められることになってきたのです[1]。

　このような状況下、英国の心理学者、Tom Kitwood によって、パーソンセンタードケア Person-centered Care が提唱されるに至りました[2]。Kitwood は 1937 年に英国で出生、1960 年にケンブリッジ大学で自然科学の学位を取得後、ウガンダに渡り教師となり、学校牧師に任命されました。帰国後、ブラッドフォード大学で博士号を取得、1992 年には学際的人間研究学部の常勤講師を経て、1998 年、ブラッドフォード大学の Alois Alzheimer 老年心理学教授に任命され、認知症分野における研究業績が認められるに至りました。しかし、1998 年に 61 歳にて急逝しています。

　パーソンセンタード ケアとは、疾病あるいは症状を対象にしたケアではなく、暮らしをしている当事者を対象にしたケアです。サービスを中心にして行うケアではなく、当事者を中心にして行うケアです。認知症ケアの場合にも認知症の人としっかり向き合うコミュニケーションを重視します。

Kitwoodは、ケア現場での経験を基礎にして、パーソンフッド(personhood)という概念を提唱しています。日本語では"その人らしさ"と訳されます。個人がもつユニークな独自性、聖なるものというキリスト教的な概念、神の肖像としてつくられたセルフといった理念が内包されています。旧約聖書の創生記には、神が天地を創造し、生きとし生ける万物を創る記載があります。創生記第1章27節には"神は御自分にかたどって人を創造された。神にかたどって創造し、男と女に創造された"とあります。

　一般的には、外見上の差異、性格あるいは生活史の違いといった比較的把握しやすいものに満足しがちですが、実はその人がもっている個を特徴づけている精神性が個別性の根源にあります。個人が生きていく過程で、表現したり受け取っていく精神の独自性こそがパーソンフッドと考えられます。

　認知症をもつ人もまったく同じように独自の自分をもち、自分らしさ、ユニークな個性をもって生きていこうとします。個別的な人間存在のもとにある姿こそがパーソンフッドであり、その人らしさに通じるのです。ここに個人のもつ尊厳があります。その人らしさを中心におくケアこそが、人の尊厳を支えるケアなのです。

　Kitwoodは名著『Dementia Reconsidered(認知症の再考)』(1997)の中で、パーソンフッドとの関係性について論じています。その冒頭に哲学者Martin Buberが1992年に上梓した"Ich und Du"が記述されています。Buberは世界における2つの存在の在り方、すなわち関係性の中で生きることの2つの在り方を対比しています[3]。1つは彼の用語によると"我 — それ"そして、もう1つは"我 — 汝"です。"我 — 汝"という関係性では、汝と呼ばれることは、命令、非難、侮蔑、脅迫といったような「強く認められること」が多いのですが、同時に「親密さ」を表す特別な表現でもありました。"我 — それ"モードの関係性は、冷静さ、分離、手段を意味しています。それは距離を保つ安全な方法であり、傷つきやすさを受けるリスクを免れる方便でもあります。一方、"我 — 汝"モードは敢えて他者に向かうことであり、不安や苦痛を伴うかも知れませんが、Buberは満足の実現や喜びへ至る道としてみています。基本語の"我 — 汝"は存在全体(whole being)とともに語られますが、基本語"我 — それ"は存在全体とともには決して語られません。2個の目的があるわけではなく、異なっている点は関係性(関係の在り方)にあります。また人との関係に限りません。人が対象でなくてもよいのです。愛犬が最愛の伴侶である高齢の女性や、毎日丹念に盆栽の手入れをしている男性が例として挙げられます。現在は、ドイツ語圏ではduが使われていますが、今や英語圏の国ではThouという表現は失われています。Buberの書いたものの中で最も有名な表現の1つに"すべて本当に生きるということは出会いである"という一節があります。この出会

いは、例えば会議、委員会あるいは介護計画策定会議などでの出会いというようなものではありません。一方が他方を助けたり救ったりする意図をもつような、救助者と援助者の間の出会いでもありません。必ずしも性交渉において起こるような交わりでもありません。Buberが述べる出会いでは隠し立てはしません。解放性、優しさ、臨席していること、気遣いであり、本質的に適切な言葉としては慈愛(グレース)でしょう。

　ところでMilton Mayerroffの名著『On Caring』(1971)はケアの本質について好意とか温かい関心だけではなくて、知識をもっていることを指摘しています[4]。"誰かをケアするためには、私は多くのことを知る必要がある。例えばその人がどんな人なのか、その人の力や限界はどれくらいなのか、その人の求めていることは何か、その人の成長の助けになることはいったい何かなどを私は知らねばならない！　そしてその人の要求にどのように応えるか、私自身の力と限界がどれくらいなのかを私は知らねばならない。"

　この表現は前述しているパーソンセンタード ケアの理念にまったく合致するものですが、私たちはまず認知症の人が、何を想い、何を求め、何を期待しているかなどを知ることが第一に挙げられるでしょう。

　認知症の人は、特徴的な記憶障害や多様な認知障害をもって毎日の暮らしを続けていきます。まず健康な物忘れでは、例えば、人の名前を思い出せないなどといった体験の一部を忘れますが、体験の記憶の流れは保たれているので、物忘れしていることを自覚していますし、想起することも可能です。認知症の物忘れでは、体験の全体を忘れてしまいます。エピソード記憶の障害です。物忘れについての認識、あるいは自覚が乏しく、想起することが難しくなります。誰とどこで何をするかという約束も果たすことができなくなって、明日への記憶も保てません。"今ここ"ということだけしか認識できないことになります(図1)。図2の絵は見事に認知症の人の困惑を示しています[5]。75歳のと

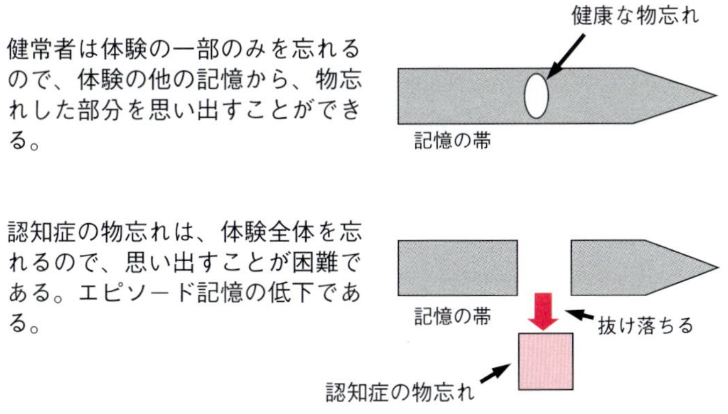

1・パーソンセンタード ケアとは

健常者は体験の一部のみを忘れるので、体験の他の記憶から、物忘れした部分を思い出すことができる。　　←健康な物忘れ
記憶の帯

認知症の物忘れは、体験全体を忘れるので、思い出すことが困難である。エピソード記憶の低下である。
記憶の帯　　抜け落ちる
認知症の物忘れ

図 1 ● 通常の物忘れと認知症の違い

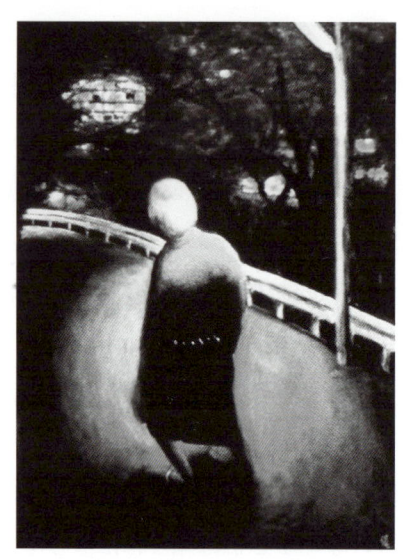

図 2 ● 認知症の人の想い
　―あれはなんだろう―

きに認知症の告知を受けたある高齢者の油絵で、街灯で照らされた今いる場所はなんとか認識できますが、背後は真っ暗だし、行く手には何か得体の知れないものが見えます。彼は油絵を趣味とした地域の役員を務めた活動家でした。寂しそうな後姿、スリッパを履いたガウン姿で、近くの自宅から出てきて徘徊し始めたという様子に見えます。常に周囲の動きについていけず置き去りにされている不安感に満ちた心が表現されています。ある座談会で若年性認知症の人が「記憶がないということは、明日に自信がもてないんです。自分の立っている現在が揺らいでいて、未来も揺らいでいるから、ちょっとしたことで不安になったり、イライラする」と述べています。別の認知症の人は「思考はほんのつかの間だ。考えていることが浮かんだかと思うとねばねばした頭の中に吸い込まれ、跡形もなく消えてしまう」と話していました。

　町の中で地面に装飾で模様が描かれていることがあります。通常はその色を楽しんだり、形の美しさを楽しみながら歩いていきますが、認知症の人は"つまずいてしまうのではないか"とか、"その中に落ちるのではないか"と思って、ドキドキして動けなくなります。また階段を上がるときなどは、通常は自分の足の底の長さと階段の幅を無意識のうちに推し測って、自分の足を階段のどの位置に置くかなど、知覚を意識しないで測定して階段を上下することができますが、認知症の人はその感覚が認識できないため手をつないでもらわないとそれができなくなります。

2　パーソンセンタード ケア

　既にパーソンセンタード ケアは、T. Kitwood の提唱した認知症ケアの理念であることは述べましたが、前項の認知症の人の体験している心を知って、言葉にして表現できないことを理解する姿勢で支えることが期待されます。パーソンセンタード ケアの理念には4つのサブ項目があります。

1 ■ その人を中心にしたケア

　Kitwood の『Dementia Reconsidered（認知症の再考）』には副題が付いています。Person comes first です。これは、まず人であることを認識するということです。認知症は何もかもがわからなくなるという通念があって、このことを話してもわからないだろうとか今話してもやがて忘れてしまうから無駄だといった通念が、関係性にも表現される危険があります。しかも Kitwood は、前述したようにキリスト教文化の基盤に立って、人としての尊厳性をパーソンフッドという表現をとって論じています。

2 ■ その人の視点に立ったケア

　認知症の人からこの世の中はどのように見えているのか。今ここにいるグループホームや特別養護老人ホームなどの事業所はどのように見えているのか。介護職である私はどのように考えられているのかなどを考えて、その人の視点に立ったケアを進めるということです。

3 ■ その人の内的体験を理解するケア

　認知症の人が体験している不安感、困惑、苦しみ、悲しみなどを理解してケアをすることです。その人が何を考え、何をしているのかを知ることであり、少なくとも理解しようとする姿勢が求められます。このことは Myerroff の指摘したケアの本質に通じる重要なポイントでもあります。

4 ■ その人らしさを大切にするケア

　認知症のケアで Kitwood の指摘したパーソンフッドの概念で、人は神によって象（かたど）られた尊厳性（dignity）をもつことであり、キリスト教文化に根拠をもつ理念でした。しかしキリスト教文化に限らず他の宗教でも人の尊厳性は変わりません。私たちの生活史のもつユニークな独自性、個別性自体にこそ尊厳性が光っていることを知るべきでしょう。人がこの世に生を受けて以来、両親や養育した関係者の絆によって私たちは育てられ、現在もその長期に、そして広い範囲にわたる他者との関係性の中で生きてきたし、これ

からも生きるのです。その人の生活史に根差した個別性はユニークで誰も代行することができないものです。ここにこそ、その人らしさがあって、私たちは認知症のケアにあたって最も重要な基盤になっていると考えます。

以上の4つのポイントは、決して別個に独立したものではなくて、相互に関連性をもっています。その人を中心に考えるケアはその人の視点を重んじることであり、必然的に内的体験を知らなければならないし、それらは個別的なその人らしさを大切にするケアになっていくのです。

3 認知症ケアの環境

パーソンセンタード ケアを行うためには、次の3つの条件が必要とされます。それは、ゆっくりとした時間の流れ、小規模の環境と馴染みの人、および安心できる居場所と役割があることです。

1 ゆっくりとした時間の流れ

認知症の人は、自分の想いや考えを言語化しようとする場合に、考えをまとめて文章化していく言葉を紡ぎ出すのに一定の時間が必要になります。そのために待つことが求められます。待つ場合も何かほかのことをしながら待つのではなくて、その人としっかり向き合って発言されるのを待つことです。そのときには、ゆったりとした時の流れであることが条件になります。現実には、私たち日常の行動は期限があって、時間の余裕がないことの方が多いので、これが非常に困難な条件です。

2 小規模の環境と馴染みの人

例えばグループホームや新型特養ホームのユニットケアのような小さい環境です。個室の近くにキッチンもあって、煮炊きもそこでしていて、朝になると味噌汁の匂い、あるいはコーヒーの香りが流れてくるといった暮らしの匂いが感じられる環境です。また介護職の入れ替わりがなくて馴染みの人が一緒にいることで適応しやすくなります。

3 ■ 安心できる居場所と役割

例えば認知症の人にとって毎日通所しているデイサービスであっても、初めて連れてこられたと思っているかも知れません。そんな時に、別の利用者から「Aさん、ここですよ。あなたの席は私の隣よ」と微笑みながら教えてくれる人がいたら、そこの座席が自分の居場所なのだと安心することができます。在宅の療養の場合でも、その人が常に座って新聞を読んだり、テレビを見たり、訪問してきた友人と語ったりするソファーの席がその人の居場所になります。また洗濯物を畳んだり、夕食の用意にジャガイモの皮を剝くなどのお手伝いの役目があって、しかもそれに対して感謝の言葉が返ってくるなどの賞賛が与えられることがケアの好条件となります。

4 認知症ケアの技法

1 ■ 服装、態度あるいは言葉遣いに配慮する[6]

施設などで認知症の人と接するときには、パーソンセンタード ケアの理念に従ってその人としっかり向き合ってケアを進める姿勢や態度が大切です。基本的な作法といってもよいでしょう。

服装や髪形は、第一に清潔で、動きやすいことが基本であり、利用者に対する礼儀です。認知症の人の多くは私たちより長い自分史を歩んでこられた方々です。馴れ馴れしい言葉遣いや命令口調には気をつけて、プライドを傷つけることのないように配慮しましょう。

2 ■ あるがままの現在のその人を受容する

例えば、認知症の人は少し前のことをすぐに忘れます。そのときに「忘れましたね」とか、間違った言動を直ちに指摘するのはまず避けて、受け入れてみることです。「今のままでいいのですよ。私たちが傍にいますから大丈夫ですよ。安心してください」と全面的に受容することが大切です。これが寄り添うケアの第一歩です。寄り添うというのは、

ただ身体を傍に置くというのではなく、謙虚な気持ちで暮らしの中で同じ視点に立とうとすることでしょう。ケア ギバー（Care giver）ではなくてケア パートナー（Care partner）の心です。このようなケア関係が続くと、認知症の人は普通の落ち着いた気持ちを取り戻して、それなりの新しい絆、関係性をつくり始めます。

3 ■ 聴くことを第一にすること

　私たちは認知症の人をみると何か言わなくてはいけないと思い、つい先に言ってしまい、御本人はそれに対して答えます。すると自分が言おうと思っていたことを忘れてしまいますので、なんとなく満たされないままに過ごしていくことになります。

　例えば、ある朝ホームで1人の利用者が何か言いたいことがある様子で介護者のAさんに近づいてきました。ところがなかなか言葉が出てきません。そしてついAさんは言葉に出してしまいます。"どうしたの？　顔色もいいからよく眠れたんでしょう？"すると"ああ、よく眠れたよ"と返事。その後も"ご飯おいしかった？""ああ、おいしかった"と会話は進んでそれで終わりです。本当は御本人は、"あなたが昨晩くれた眠剤でよく眠れたよ。でも夜中になったら目が覚めてくよくよ考えてしまって明け方までつらかった。今も何かすっきりしないんだ"ということを聴いてほしかったのです。少し待つことができなかったために彼の物語は聴かれずに終わったのです。

4 ■ 目を見て話すこと

　2004年10月、若年性認知症をもつChristine Briden氏がNHKのクローズアップ現代に出演し、キャスターの質問に答えて「目を見て話してください」と述べていました。私たちも大切なことを人に頼むときには相手の目を見て話します。まだ認知力が十分に発達していない幼児が失敗して母親から注意を受けたときに、じーっと母親の目を見て聴き取っています。神様は目を見て話す仕組みをコミュニケーションのために人の身体に創ってくださったのでしょう。認知症の人に話しかけるときに留意しましょう。

5 ■ 明るく楽しい気分で接すること

　認知症の人は、理屈よりも感情によるコミュニケーションが優れていると思われます。私たちがどんな気分でいるのか、感受性が高いのです。温もりのある態度で微笑みなが

ら声をかけることに努めたいものです。

　多くの人では、左脳が認知機能を担当しています。言葉を理解して適切な返答をします。読み書き、計算、理詰めの対話などはすべて左脳が担っています。小・中・高校・専門学校、そして職場での研修などの教育は主に左脳の認知力トレーニングであり、点数評価が可能です。要は私たちの受けた教育・訓練は主として左脳のトレーニングでした。右脳の機能は、面白そうだからやってみようなどの意欲と感情の交流、そして音楽や絵画などの芸術鑑賞を担っています。アルツハイマー型認知症などになると左脳の働きが低下するので、相対的に右脳の機能が高まることになります。したがってケアをする場合、感情によるコミュニケーションを心がけてみることが、認知症の人にとっては私たちの想像以上に大切なことと考えます。

6　感性をもっていること

　感性とは、他者の苦しみや悲しみをその人の立場になって感じ取る資質です。可哀想だとか気の毒だとかいう同情とは違います。シンパシー(sympathy、同情)ではなくてエンパシー(empathy、共感)です。認知症ケアを知識だけではなくて、行動として表現できるか、そのためには感性をもっていることが問われます[7]。感性は一朝一夕では教育できません。言葉だけで教えることは不可能です。長期にわたる職場研修が必要なのです。そして感性はもって生まれた資質であって、ケア専門職や関連する職業に就いている方は、選択した時点で既に感性をもっている人が多いようです。そのことに自負をもつことです。但し、感性は放置しておくと次第に鈍くなっていく可能性があるので、絶えず感性を磨いていく環境にいることが大切です。それには第一に、認知症の人と向き合う現場から離れないこと。第二に他者との絆を豊かにもつこと、それは職場における同僚、先輩、教師などとの関係性をしっかり保つこと、さらに自分を支えている家族や身内を大切にすることです。第三に自分自身がリラックスできる自由時間をもつことで、読書、スポーツ、ジョギング、映画鑑賞などの趣味をもつこと、あるいは何もしない時間をもつことです。

7　"連携"は常に心がけること

　自分の担当するケアについて、悩みや困難に直面したときに相談のできるチームをもつことは大切です。1人で解決しようとして抱え込まないことが基本です。お互いに支

え合い、助け合って、一言でも優しい言葉かけを心がけることです。

　多職種間の連携は重要です。高齢社会を迎える現在、認知症への地域包括支援体制として医療、福祉、介護などの連携が求められています。厚生労働省で進めている取り組みとして、今、全国の市町村ごとに市民による認知症サポーターをはじめ、行政職や民生委員、商店、スーパー、コンビニ、銀行や郵便局、学校などの町の人すべてを対象に、認知症の御本人や家族と連携した"認知症になっても大丈夫な町づくり"が進められています。介護職はその専門職を活かして、多職種間の連携の要になって頂くことが期待されます。

5　スピリチュアル ケアについて

　治療不可能な難病を抱えた人や自らの死期を目前にした人たちは、身体的あるいは精神的苦痛を超えた苦痛に苛まれます。このような苦痛に対応し、支えていくことがスピリチュアル ケアです。このような人の存在の核にあたると思われるスピリットの痛みがスピリチュアル ペインです。この痛みをもつ人にしっかりと向き合って、まさに魂の発信する叫び(メッセージ)に周波数を合わせ、傾聴し受け止めようとする姿勢、在り方こそがスピリチュアル ケアなのです。

　ある日の外来診療で80歳代のK氏にお目にかかりました。優秀な技術者として知られていた方で、晩年は管理職を務めました。約5年前にアルツハイマー型認知症と診断され、専門病院で治療を続けています。高度の認知機能障害をもち、家族の顔を認知できない状態となり、歩行障害、尿便失禁などがあります。言語障害は著明ではありません。HDS-R得点は5/30でした。特徴的な症状として視覚性空間失認があります。自分の身体と椅子の位置関係が把握できないために何回も適切に座ろうと試みるができません。介助を要する状態でした。ところが診療を続けていると、K氏は私を見つめて「どうして私は認知症になったのでしょうか？」と問いかけてこられました。他の人ではなくて、何故この私が認知症になったのか？　重い質問でした。

　私は、その問いに対して言葉を失いました。安易な慰めはできないと思いました。私は「そうですね」と答えて、彼の苦痛に共感する想いを込めて、彼の手をそっと握りました。彼の心の中核から発する苦痛に自分なりのすべてをもって答えました。ここからスピリチュアル ケアが始まるのでしょう。

　Christine Briden はオーストラリアの政府高官として活躍していましたが、1995年、

46歳のときにアルツハイマー病と診断され、3年後に自分の体験記『Who will I be when I die? 私は誰になっていくの?』を出版しました[8]。進行する脳病変のために現実への認知力の低下が次第に高度になって現実との絆が絶たれていき、やがて家族の顔すらわからなくなっても自分は自分と言えるのか、と述べています。まさに自己アイデンティティの危機です。

2004年10月、呆け老人を抱える家族の会が京都で国際会議を開催したとき、私は彼女とその夫Paulに直接会うことができました。彼女はPaulのパートナーとしての適切な支えを受けて次第に平静を取り戻して講演活動を行っていました。彼女の考える自己は三重の同心円のような構造をもっています。外側から認知する自己、感情の存在、そして「スピリチュアルな自己」です。認知症が進行するにつれて、外側から順に壊れて失われていきますが、自己を自己たらしめている核であるスピリチュアルな自己は最後まで残ります。したがってアルツハイマー病が進行して末期になっても自分らしさを保つ核は最後まで失われません。そして2004年、『Dancing with dementia 私は私になっていく』が出版されました[9]。序文に記述された一節を紹介します。

"痴呆のある人は、……自分の存在の中心へ、人生の真の意味を与えるものに向かっていく。痴呆とともに生きる私たちの多くは、この「現在」という感覚、「今」という感覚を切実に求め、一瞬一瞬を唯一の見つめるべき、感嘆すべき経験として大切にしている。そしてそれが、過去も未来もなく現在に生きるという、痴呆の経験なのである。"

ところで、Christineはスピリチュアルな自己は最後まで残り、それによって神に祈ることができると確信するようになったと述べていますが、彼女の物語を紡ぐ過程を助けたのが、彼女の友人であり、看護師そして牧師でもあったElizabeth Mckinleyでした。医師からアルツハイマー病と告知され、絶望に沈み込んでいくChristineと対話を続け、直面する不安や悩み、現実的課題の一つひとつに耳を傾け、自分で答えを見い出せるように支えていきます。これはスピリチュアル ケアの1つの方向でしょう。その後、Elizabethはオーストラリアや全国の老人施設で暮らす認知症の人たちと生きる意味を問う対話を5ヵ年にわたって行い、その有効性を確認した結果、「スピリチュアル回想法」として公表しています[10]。このような方法も認知症のスピリチュアル ケアの1つの試みとして注目されます。

(長谷川和夫)

◆文　献

1) 長谷川和夫：認知症診療のこれまでとこれから．p 93, 永井書店, 大阪, 2006.
2) Kitwood T：Dementia reconsidered；The person comes first. Open University Press, Maidenhead, 1997.
3) Buber Mr：我と汝・対話．植田重雄（訳）, 岩波書店, 東京, 1979.
4) Milton M：On caring（1971）［メイヤロフ・ミルトン：ケアの本質，生きることの意味．田村　真，向野宣之（訳）, ゆみる出版, 東京, 2005］.
5) 佐藤早苗：アルツハイマーに克つ；家族が患者にできること．p 29, 新潮社, 東京, 2006.
6) 長谷川和夫：認知症ケアの作法；よりよいケアを目指して．pp 72-73, ぱーそん書房, 東京, 2013.
7) 長谷川和夫：認知症診療の作法．pp 93-95, 永井書店, 大阪, 2012.
8) Briden C：Dancing with dementia［クリスティーン・ブライデン：私は私になっていく．馬籠久美子，桧垣陽子（訳）, クリエイツかもがわ, 京都, 2004］.
9) Briden C：Who will I be when I die［クリスティーン・ブライデン：私は誰になっていくの．馬籠久美子，桧垣陽子（訳）, クリエイツかもがわ, 京都, 2003］.
10) エリザベス・マッキンレー，コリン・トレヴィット：認知症のスピリチュアルケア；こころのワークブック．遠藤英俊，永田久美子（監）, 木之下　徹，馬籠久美子（訳）, 新興医学出版社, 東京, 2010.

長寿社会と認知症―社会的な取り組み

chapter 2

● はじめに

　平成25(2013)年9月15日現在の推計で、日本の総人口は1億2,726万人で、65歳以上の高齢者人口は3,186万人(前年3,000万人)、総人口に占める65歳以上の人口の割合(高齢化率)は25.0％(前年24.1％)に上昇、人口、高齢化率ともに過去最高となりました。

　総人口が減少する中で、高齢者人口は、「団塊の世代」[昭和22(1947)年〜昭和24(1949)年に生まれた人]が65歳以上となる平成27(2015)年には3,395万人となり、高齢化率は26.8％と推計されています。

1　長寿社会における認知症の現状

　平成25(2013)年6月、厚生労働省研究班(代表：筑波大学朝田隆教授)の調査報告が発表されました。平成24(2012)年9月、厚生労働省が発表した「認知症高齢者の日常生活自立度」Ⅱ以上の高齢者数は、平成22(2010)年280万人、平成24(2012)年305万人と推計されていました。この厚生労働省調査結果では、認知症の全国の有病率を15％と推計して、平成24(2012)年は、約462万人に上がることがわかりました。305万人の数値を大きく超えた結果となりました。また、認知症になる可能性がある軽度認知障害(mild cognitive impairment；MCI)の高齢者も約400万人と推計されました。MCIは、認知症の前段階、正常と認知症の中間の状態をいいます。65歳以上の4人に1人が認知症の予備群となります。年代別の推定認知症有病率は、74歳までは10％以下ですが、85歳以上では40％を超えていました。

　この調査では、平成24(2012)年の調査の150万人以上を上回った結果となりました。認知症になっても介護保険を利用していない人がいるということが明らかになりましたので、認知症の人の支援体制のさらなる強化が求められてきます。

2　認知症施策の流れ

　高齢化の現状に伴い、認知症の人の生活の安定と家族の介護負担の軽減を図るために、さまざまな認知症施策の取り組みが実施されてきました。例えば、新ゴールドプラン終了後、平成11(1999)年12月に、「今後5か年間の高齢者や保健福祉施策の方向(ゴールドプラン21)」が策定され、平成12(2000)年から開始となりました。5つの領域である、①相談体制整備、②在宅対策、③施設対策、④要員の研修・調査・研究、⑤権利擁護対策、が取り組まれています。これらの取り組みは、介護保険に引き継がれ、平成24(2012)年の改正では「高齢者が地域で自立した生活を営めるよう、医療、介護、予防、住まい、生活支援サービスが切れ目なく提供される『地域包括ケアシステム』の実現に向けた取り組みを進める」と位置づけられました[1]。さらに、認知症に対して効果的に展開できるように、早期診断・早期対応、認知症の患者本人や家族の支援を通して、地域単位での総合的かつ継続的な支援体制を確保するため、従来まで実施していた「認知症地域支援体制構築等推進事業」「認知症対策連携強化事業」「認知症ケア多職種共同研修・研究事業」の3事業を市町村事業として「市町村認知症施策総合推進事業」へ、都道府県事業として「都道府県認知症施策事業」、認知症介護研究・研修東京センターの事業として「都道府県にかかわる地域資源の連携についての検討事業」に再編されて、平成23(2011)年4月1日から「認知症施策等総合支援事業」が実施されています。この事業は、市町村圏域を中心にして認知症対策の充実が図れるように、10の事業で構成されています(**表1**)。

表 1 ● 認知症施策等総合支援事業の構成

1. 認知症対応型サービス事業管理者等養成事業
2. 認知症地域医療支援事業
3. 認知症介護研究・研修センター運営事業
4. 認知症対策普及・相談・支援事業
5. 市町村認知症施策総合推進事業
　→平成25年より「認知症地域支援推進員等設置促進事業」へ
6. 都道府県認知症施策推進事業
7. 認知症地域資源連携検討事業
8. 高齢者権利擁護等推進事業
9. 市民後見推進事業
10. 若年性認知症対策総合推進事業

3 「今後の認知症施策の方向性について」

　認知症の対策のさらなる充実と強化を図るため、平成24(2012)年6月18日、厚生労働省認知症施策検討プロジェクトチームより、「今後の認知症施策の方向性について」の報告書が発表されました。医療、介護で縦割りであった認知症対策を、医政局、老健局、保険局、社会・援護局、障害保健福祉部の5つの部門が共同でまとめた画期的な報告書となっています。

　報告書では、認知症の人は精神病院や施設を利用せざるを得ないという従来の考え方を改め、認知症になっても本人の意思が尊重され、できる限り住み慣れた地域で暮らし続けることができる社会の実現を目指して、これまでの認知症ケアの不適切な流れを変え、状況に応じた適切なサービス提供の流れ（標準的な認知症ケアパス）を構築することを基本目標としています。

　各自治体は、「ケアの流れ」に沿ったサービス提供ができるよう各種の基盤の整備を実施します。認知症の人が住み慣れた地域で暮らし続けることができるように、認知症グループホームや小規模多機能型居宅介護などの整備拡充や一般病院の医師や看護師などに適切な認知症ケアに関する知識の提供、認知症の人や家族とかかわる職員の人材育成も必要となります。

　基本目標の「ケアの流れを変える」の実現のために、7つの視点からの取り組みの方策が掲げられています（**表2**）。「今後の認知症施策の方向性について」の概要を**図1**に示しました。

表 2 ● 基本目標の「ケアの流れを変える」の実現のための7つの視点

1．標準的な認知症ケアパスの作成・普及
2．早期診断・早期対応
3．地域での生活を支える医療サービスの構築
4．地域での生活を支える介護サービスの構築
5．地域での日常生活・家族の支援の強化
6．若年性認知症施策の強化
7．医療・介護サービスを担う人材の育成

今後の認知症施策の方向性
～ ケアの流れを変える ～

○ 「認知症の人は、精神科病院や施設を利用せざるを得ない」という考え方を改め、「認知症になっても本人の意思が尊重され、できる限り住み慣れた地域のよい環境で暮らし続けることができる社会」の実現を目指す。

○ この実現のため、新たな視点に立脚した施策の導入を積極的に進めることにより、これまでの「ケアの流れ」を変え、むしろ逆の流れとする標準的な認知症ケアパス（状態に応じた適切なサービス提供の流れ）を構築することを、基本目標とする。

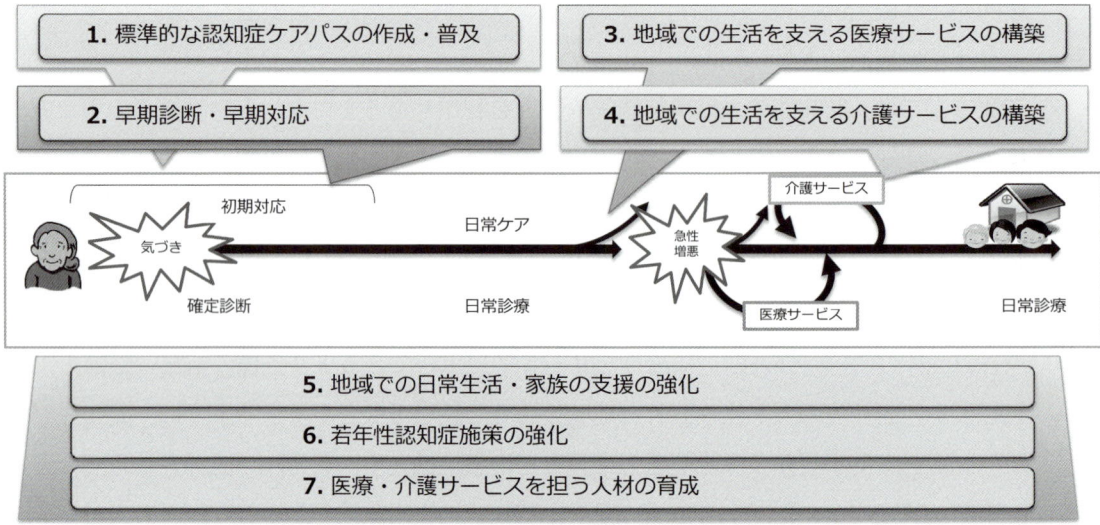

図1● 「ケアの流れを変える」概要（厚生労働省）

1 ■ 標準的な認知症ケアパスの作成・普及

■ a．基本的な対応方針

　認知症と疑われる症状が発生した場合に、いつ、どこで、どのような医療や介護サービスを受ければよいか、認知症の人やその家族が理解できるよう、標準的な認知症ケアパスの作成と普及を推進していきます。

■ b．具体的な対応方策

　認知症の状態に応じた適切なサービスの提供です。認知症と疑われる症状が発生した場合に、認知症の生活機能障害の進行に合わせて、認知症の人やその家族が、いつ、どこで、どのような医療・介護サービスを受ければよいのか、具体的な機関名やケア内容などが、あらかじめ、認知症の人や家族に提示されるようにします。今後、国が標準的な認知症ケアパスの調査・研究を踏まえて、市町村で、地域の実情に応じて、その地域

ごとの認知症ケアパスの作成・普及を図ります。

2 早期診断・早期対応

a．基本的な対応方針

①認知症の人の日常の医療をかかりつけ医が担えるように、その認知症対応力の向上を図ります。

②認知症の人や家族に早期にかかわり、アセスメント、体調管理、環境改善、家族支援などの初期支援を包括的・集中的に行い、自立生活のサポートを行う事業をモデル的に実施する「認知症初期集中支援チーム」を地域包括支援センターなどに配置します。

③かかりつけ医と連携し、そのバックアップを担う「認知症医療支援診療所(仮称)」を整備し、早期の的確な診断、介護との連携を確保します。

④適切なケアマネジメント、「地域ケア会議」の開催により、地域で認知症の人に対する包括的な医療・介護サービスの提供を行い、地域での生活を可能とします。

b．具体的な対応方策

①かかりつけ医の認知症対応力の向上：「かかりつけ医」が認知症の人への日常の診療や家族への助言を担います。高齢者の日常の診察を通して、その状態の変化をいち早くキャッチして、認知症の早期段階で専門医療機関への受診を勧めて、早期診断に寄与します。「かかりつけ医認知症対応力向上研修」を充実させてレベルアップを図り、「医師のための認知症患者および家族への対応ガイドライン」を作成します。

②「認知症初期集中支援チーム」の設置：看護職、作業療法士などの専門家からなる「認知症初期集中支援チーム」を地域包括支援センターなどに配置し、認知症の人や家族にかかわり、自立生活のサポートを行う体制の整備に対する取り組みを支援していきます。このチームは「家庭訪問」を行い、生活場面で詳細な情報を収集して、本人や家族に対する「初期のアセスメント」を実施するとともに、本人や家族への認知症の症状や病気の「進行状況に沿った対応などについて」の説明、「初期の在宅での具体的なケアの提供」、「家族に対するアドバイス」などを行い、一定期間、集中的に本人と家族にかかわります。また、医師の参加を得て「チーム員会議」を開催し、ケアプランの決定や医療機関への紹介の有無などについて検討します。一定期間後は、ケアマネジャー、介護サービス事業者、かかりつけ医などに引き継ぐ役割を担い、その後も、専門的なアドバイスやサポートの役割を果たすことが期待されています。

③アセスメントのための簡便なツールの検討・普及：認知症の人に対して継続的なアセスメントを行い、認知症ケアの適切な提供につなげていきます。そのため、かかりつけ医、ケアマネジャー、介護従事者、家族などの簡便に活用できるツールの検討・普及を行います。ツールを活用することで、認知症の重症度の推測、早期受診につなげることができます。

④早期診断などを担う「認知症医療支援診療所(仮称)」の設置：現在、171ヵ所ある認知症疾患医療センター(基幹型・地域型)に加えて、新たに的確な診断やかかりつけ医や地域包括支援センターなどとの連携・支援を担う「認知症医療支援診療所(仮称)」を全国に整備します。

「認知症医療支援診療所(仮称)」は、かかりつけ医などからの紹介を受けて認知症の診断を行い、その後、かかりつけ医のもとに戻して、かかりつけ医が日常の診察を行います。「認知症医療支援診療所(仮称)」の医師が、一般病院や介護保険施設・事業所に訪問して、行動・心理症状(BPSD)のある認知症の人や家族に対する専門的な医療を提供することで、BPSDの増悪による危機回避支援(転院や入院の回避)を行います。

⑤認知症の人の適切なケアプラン作成のための体制の整備：地域で早期から継続的かつ包括的な医療・介護サービスを提供する仕組みを構築するためには、多職種との連携による適切なケアプランの作成が行われる必要があります。認知症の人の重症度、状態などのアセスメントを行い、標準的認知症ケアパスを活用して、ケアマネジャーはケアプランを作成します。このケアプランをもとに、地域包括支援センターなどを中心として、医療・介護従事者・行政機関、家族などの支援に携わる者が一堂に会する「地域ケア会議」を開催して、地域での生活を可能とします。

3. 地域での生活を支える医療サービスの構築

a．基本的な対応方針

①「認知症の薬物治療に関するガイドライン」が策定され、厚生労働省のホームページにアップされています。

②一般病院で、身体疾患の合併などにより手術や処置などが必要となる認知症の人の入院の受け入れなどを促進していきます。

③「認知症医療支援診療所(仮称)」の職員が、一般病院の職員に対して、BPSDなどで対応困難な事例へのアドバイスをしたり、一般病院に訪問して専門的な医療を提供するなど、業務の充実を図ります。

④精神科病院に入院が必要な状態像の明確化について、有識者などによる調査・研究を行います。

⑤精神科病院に入院した認知症の人の50%が退院できるまでの期間を、平成32(2020)年までに2ヵ月に短縮するために、入院している認知症の人の円滑な退院・在宅復帰の支援を行います。

b．具体的な対応方策

①「認知症の薬物治療に関するガイドライン」の策定：認知症の症状は薬物などにより悪影響を受けやすいために、認知症に対する薬物の影響やBPSDに対する適切な薬物治療と非薬物治療について検証ならびに実践的なガイドラインを策定し普及を図ります。

②一般病院での認知症の人の手術、処置などの実施の確保：認知症の人が身体疾患の合併などによる手術や処置などで入院が必要となった場合は、一般病院での入院を確保することが重要となります。そのため、一般病院勤務の医師・看護師・その他の医療従事者が、認知症ケアについて理解し適切な対応ができるよう研修を拡充していきます。

③一般病院での認知症対応力の向上：「認知症医療支援診療所(仮称)」の職員が、一般病院の職員に対して、BPSDなどで対応困難な事例へのアドバイスや研修を行い業務の充実を図ります。また「認知症医療支援診療所(仮称)」の医師は、必要に応じて一般病院を訪問して、BPSDなどの認知症の人に対する専門的な医療を提供します。

④精神科病院に入院が必要な状態像の明確化：今後、医療従事者・介護関係者を含めた有識者などによる調査・研究を行い、コンセンサスの形成に努めていきます。

⑤精神科病院からの円滑な退院・在宅復帰の支援：精神科病院への入院時から退院後に必要なサービスを受けるための諸手続きなどを円滑に行うための体制整備や「退院支援・地域連携クリティカルパス(退院に向けての診療計画)」の作成などを通して、退院時に必要な介護サービスなどが円滑に提供できる仕組みづくりを推進していきます。

4　地域での生活を支える介護サービスの構築

a．基本的な対応方針

①介護保険事業計画などで、地域の実情に応じて、医療と介護の円滑な連携や認知症施策の推進について位置づけていきます。

②認知症の人が可能な限り住み慣れた地域で生活を続けていくために、「認知症対応型共同生活介護(グループホーム)」などの介護サービスの拡充を図ります。

③BPSDなどが原因で在宅サービスが困難となった場合には、介護保険施設などの地域の介護サービスがその担い手となることを推進していきます。

b．具体的な対応方策

①医療・介護サービスの円滑な連携と認知症施策の推進：認知症施策の実施にあたり、住民にとって最も身近な自治体である市町村の果たすべき役割は大きいものです。介護保険事業(支援)計画や医療計画で、地域の実情に応じて、医療と介護の連携体制について位置づけていきます。

②認知症にふさわしい介護サービスの整備：認知症の人が可能な限り住み慣れた地域で生活を続けていくために、「グループホーム」「小規模多機能型居宅介護」「定期巡回・随時対応サービス」などをはじめとした地域密着型サービスの拡充を図っていきます。

③地域の認知症ケア拠点としての「グループホーム」の活用の推進：地域に根差した認知症ケアの拠点として「グループホーム」を活用し、その知識や人材を活かして、在宅で生活する認知症の人や家族および、病院や介護保険施設から在宅へ復帰した認知症の人やその家族への相談や支援を行うことを推進していきます。

④BPSDなどが原因で在宅生活が困難となった場合の介護保険施設などでの対応：認知症の症状が悪化し、在宅での介護が困難となった場合には、精神科病院への入院に頼らず、地域の介護サービスがその担い手となることを推進していきます。

⑤介護保険施設などでの認知症対応力の向上：「認知症医療支援診療所(仮称)」の職員が一般病院の職員に対して、BPSDなどで対応困難な事例へのアドバイスや一般病院に訪問して専門的な医療を提供するなどの業務の充実を図ります。また、「認知症医療支援診療所(仮称)」の医師が、必要に応じて、介護保険施設などに訪問して、BPSDなどのある認知症の人に対する専門的な医療を提供します。

5　地域での日常生活・家族の支援の強化

a．基本的な対応方針

①認知機能低下予防プログラムを盛り込んだ介護予防マニュアルを全市町村に配布します。

②全国の市町村で、本庁や地域包括支援センターなどに医療と介護の連携強化や認知症施策の推進役を担う「認知症地域支援推進員」の設置を推進します。

③地域で認知症の人とその家族を支援し見守る体制を強化するため「認知症サポーター」

の養成などを引き続き進めるとともに、地域での互助組織などの活動を支援します。

④権利擁護の確保や市民後見人の育成と市町村による活動支援を推進します。

b．具体的な対応方策

①認知症に関する介護予防の促進：定期的な運動により、認知機能低下の予防につながるとの効果検証が行われています。その成果を認知機能低下予防プログラムに盛り込んだ介護予防マニュアルを作成し、全市町村に配布します。

②「認知症地域支援推進員」の設置の推進：全国の市町村で、介護と医療の連携強化や地域の実情に応じて、認知症の人やその家族を支援する事業の推進役を担う「認知症地域支援推進員」の市町村本庁や地域包括支援センターへの設置を図ります。

③地域で認知症の人を支える互助組織などの活動への支援：認知症の人やその家族が住み慣れた地域で安心して暮らし続けることができるように、互助組織の活動を支援、「徘徊・見守りSOSネットワーク構築事業」や「地域資源マップ」作成など、地域の実情に応じた取り組みを推進していきます。

④「認知症サポーターキャラバン」の継続的な実施：「認知症サポーター」養成を引き続き進め、養成された人々の自主的な活動が認知症の人を支える地域づくりへと広がりをみせるように活動を支援していきます。

⑤高齢者の虐待防止などの権利擁護の取り組みの推進：一般住民への対応窓口の再周知や対応マニュアルの作成、ネットワークの構築を推進していきます。市町村に対して、虐待対応事例の収集・提供を行う取り組みや弁護士や専門職チームなどを活用した権利擁護窓口の設置の強化を図ります。

⑥市民後見人の育成と活動支援：平成23(2011)年度から、㋐市民後見人の養成のための研修、㋑市民後見人の活動を安定的に実施するための組織体制の構築、㋒市民後見人の適正な活動のための支援を行う事業、が展開されています。

⑦家族に対する支援：地域包括支援センター職員やケアマネジャーなどが、認知症の人のアセスメントを行う際に、認知症の人だけではなく、家族との関係性の中に生じる問題にも十分に焦点を当てるとともに、その理解や対応を通じて、家族の過重な負担の軽減につながる可能性も踏まえてケアプランを作成、家族の視点を含めたサービス提供が行われるようにします。

「認知症介護支援事業」や「家族介護支援事業」の、一部の地域で実施されている「家族教室（認知症に関する知識の習得や情報共有を図る場）」や「認知症カフェ（認知症の人と家族、地域住民、専門職などの誰もが参加でき、集う場）」の普及と内容の充実を図ります。

6 ■ 若年性認知症施策の強化

■ a．基本的な対応方針

　若年性認知症の特性に配慮し、支援のためのハンドブックを作成し、配布するとともに、本人や関係者などが交流できる居場所づくりなどを促進します。

■ b．具体的な対応方策

　①若年性認知症支援のハンドブック作成：若年性認知症の人が発症初期の段階からその状態に応じた適切なサービス利用を可能とするためのハンドブックを作成して、医療機関や自治体窓口など、若年性認知症と診断された人が訪れやすい場所で配布します。

　②若年性認知症の人の居場所づくり：若年性認知症の人の特性に配慮した就労支援や社会参加の支援、本人や関係者などが交流できる居場所づくりについて、障害福祉・介護保険に関する施策やその他の若年性認知症施策の活用促進を図ります。

　③若年性認知症の人のニーズ把握などの取り組みの推進：「若年性認知症対策総合事業」による「都道府県内における若年性認知症実態調査およびニーズ把握のための意見交換会の開催」や「若年性認知症の人の自立支援のための関係のネットワーク構築に資する事業」などの強化を図ります。

　④若年性認知症の人の就労などの支援：雇用継続や就労支援などの障害者施策との連携の強化を図ります。

7 ■ 医療・介護サービスを担う人材の育成

■ a．基本的な対応方針

　①認知症の人への医療・介護を含む一体的な生活支援としての「認知症ライフサポートモデル」（認知症ケアモデル）の策定を行います。

　②「認知症ライフサポートモデル」の研究成果をもとに、標準的な医療・介護従事者の協働研修のためのカリキュラムの開発と研修体系の整備を行い、医療従事者・介護従事者の研修の機会の確保に一層努めます。

■ b．具体的な対応方策

　①「認知症ライフサポートモデル」の策定：図2に「認知症ライフサポートモデル」を示

します。

　認知症ケアは、医療と介護を別々に提供するのではなく、ケアの主体である「認知症の人本人」に対する理解（本人の意思の尊重）や、原因疾患、症状を踏まえつつ、認知症の人の生活全般をサポートしていく視点が必要です。医療も介護も生活支援の一部であることを十分に認識し、医療と介護が相互の役割・機能を理解しながら、統合的なケアに結びつけていくことを目指しています。

　②認知症ケアに携わる医療・介護従事者に対する研修の充実：「認知症ライフサポートモデル」の策定を踏まえて、研修カリキュラムやテキストの検討、研修の充実とケアの標準化を図ります。現在の医療・介護従事者別の研修について、多職種協働の研修とする転換を図ります。また、集合研修だけでなく、現場での研修とするなど、実践的で効果的なものとします。

　③介護従事者への研修の実施：居宅サービスの介護事業所に勤務する従事者やケアマネジャーも含めて、認知症に対応できる人材を育成するための方策について検討しています。

　「認知症介護実践者研修」「認知症介護実践リーダー研修」「認知症介護指導者養成研修」などの研修体系、研修内容を見直すとともに、現場で事務を行いながらでも受講しやすい研修を検討していきます。

　④医療従事者への研修の実施：「かかりつけ医認知症対応力向上研修」や「認知症サポート医養成研修」を拡充するとともに、一般病院勤務の医師、看護師や訪問看護師をはじめとする医療従事者向けの認知症ケアにかかわる研修を拡充します。

　以上のように、認知症の人と家族、医療・介護職、市民などが認知症ケアに具体的にどう向かい、どう進んでいくべきかの指針となります。

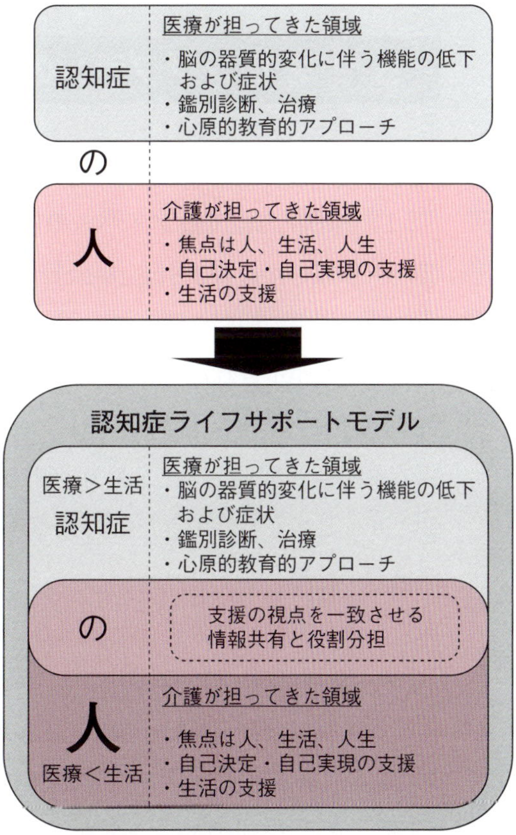

図 2 ● 認知症ライフサポートモデル：認知症の人への医療・介護を含む統合的な生活の支援

4 「認知症施策推進5か年計画(オレンジプラン)」[3)]

　厚生労働省は、平成24(2012)年6月18日に発表された「今後の認知症施策の方向性について」の基本目標を達成するための具体的な方策として、同年9月5日に「認知症施策推進5か年計画(オレンジプラン)」を発表しました。平成25〜29(2013〜2018)年の5年間における数値目標を掲げています(**表3**)。

　オレンジプランでは、認知症になってもできるだけ住み慣れた地域で暮らし続けることを目指しています。在宅ケアの充実を図るために、早期診断・治療、初期認知症高齢者宅の訪問、認知症ケアに携わる人材の育成(認知症介護実践者リーダー研修・認知症介護指導者養成研修・一般病院の医療従事者に対する認知症対応能力向上研修・認知症ライフサポートモデル)など、認知症の人や家族に対して地域で医療や介護、日常生活支援サービスを包括的に提供する体制づくりを構築していきます。

5 オレンジプランの現状について

　最後に、オレンジプランの取り組みの現状を説明します。
　「1．標準的な認知症ケアパスの作成・普及」では、平成25(2013)年9月に「認知症ケアパス作成のための手引き」が公表されました。地域の高齢者の把握と認知症の人を支える社会資源の把握を通して、認知症の人に必要な支援・サービスを整備するための考え方や手順が示された手引書です。認知症介護研究・研修東京センターにおいて、同年12月(1回)、翌年1月(2回)の計3回、「『認知症ケアパス作成のための手引き』の活用に係る説明会」が開催され、320市区町村が参加しました。手順で用いる「認知症の人に必要なサービスを整備するための気づきシート(気づきシート)」と「認知症の人を支える社会資源の整理シート(社会資源シート)」の使い方を中心に、具体例を挙げながらの説明、演習を通して社会資源シートを埋める作業を行いました。
　「2．早期診断・早期対応」では、平成25(2013)年から「認知症初期集中支援チーム設置促進モデル事業」が導入され、全国の14市町村が活動を開始しました。平成27(2015)年度以降の制度化に向けて、平成26(2014)年度は100ヵ所の拡充が予定されています。
　「3．地域での生活を支える医療サービスの構築」では、平成25(2013)年7月に「かかりつけ医のためのBPSDに対応する向精神薬使用ガイドライン」が策定されました。

表 3 ● 認知症施策検討プロジェクト報告書と認知症施策推進 5 か年計画（オレンジプラン）

認知症施策検討プロジェクト報告書	認知症施策推進 5 か年計画（オレンジプラン）
1．標準的な認知症ケアパスの作成・普及	○「認知症ケアパス」（状態に応じた適切なサービス提供の流れ）の作成・普及 ・平成 24～25 年度　調査・研究を実施 ・平成 25～26 年度　各市町村において「認知症ケアパス」の作成を推進 ・平成 27 年度以降　介護保険事業計画（市町村）に反映
2．早期診断・早期対応 ①かかりつけ医の認知症対応力の向上	○かかりつけ医認知症対応力向上研修の受講者数（累計） 平成 24 年度末見込 35,000 人→平成 29 年度末 50,000 人 【考え方】高齢者人口約 600 人（認知症高齢者約 60 人）に対して、1 人のかかりつけ医が受講。 ※後述の「認知症の薬物治療に関するガイドライン」も活用して研修を実施 ○認知症サポート医養成研修の受講者数（累計） 平成 24 年度末見込 2,500 人→平成 29 年度末 4,000 人 【考え方】一般診療所（約 10 万）25 ヵ所に対して、1 人のサポート医を配置。
②「認知症初期集中支援チーム」の設置	○「認知症初期集中支援チーム」の設置 ・平成 24 年度　モデル事業のスキームを検討 ・平成 25 年度　全国 10 ヵ所程度でモデル事業を実施 ・平成 26 年度　全国 20 ヵ所程度でモデル事業を実施 ・平成 27 年度以降　モデル事業の実施状況などを検証し、全国普及のための制度化を検討 ※「認知症初期集中支援チーム」は、地域包括支援センターなどに配置し、家庭訪問を行い、アセスメント、家族支援などを行うもの。
③早期診断を担う「認知症医療支援診療所（仮称）」の設置	○早期診断などを担う医療機関の数 ・平成 24～29 年度　認知症の早期診断などを行う医療機関を、約 500 ヵ所整備する。 【考え方】認知症疾患医療センターを含めて、二次医療圏に 1 ヵ所以上。 ※いわゆる「認知症医療支援診療所（仮称）」の機能（早期診断・早期支援、危機回避支援）については、平成 25 年度までに、認知症サポート医の活動状況なども含めた調査を行い、それを踏まえて検証する。
④認知症の人の適切なケアプラン作成のための体制の整備「地域ケア会議」	○地域包括支援センターにおける包括的・継続的ケアマネジメント支援業務の一環として多職種協働で実施される「地域ケア会議」の普及・定着 ・平成 24 年度「地域ケア会議運営マニュアル」作成、「地域ケア多職種協働推進等事業」による「地域ケア会議」の推進 ・平成 27 年度以降　すべての市町村で実施

表3●続き

認知症施策検討プロジェクト報告書	認知症施策推進5か年計画(オレンジプラン)
3. 地域での生活を支える医療サービスの構築 ①「認知症の薬物治療に関するガイドライン」の策定	● 平成24年度 ガイドラインの策定 ● 平成25年度以降 医師向けの研修などで活用
②一般病院での認知症の人の手術、処置などの実施の確保	● 一般病院勤務の医療従事者に対する認知症対応力向上研修の受講者数(累計) 新規→平成29年度末 87,000人 【考え方】病院(約8,700)1ヵ所あたり10人(医師2人、看護師8人)の医療従事者が受講
③精神科病院に入院が必要な状態像の明確化	● 平成24年度～ 調査・研究を実施
④精神科病院からの円滑な退院・在宅復帰の支援	○「退院支援・地域連携クリティカルパス(退院に向けての診療計画)」の作成 ● 平成24年度 クリティカルパスの作成 ● 平成25～26年度 クリティカルパスについて、医療従事者向けの研修会などを通じて普及。併せて、退院見込者に必要となる介護サービスの整備を介護保険事業計画に反映する方法を検討 ● 平成27年度以降 介護保険事業計画に反映
4. 地域での生活を支える介護サービスの構築	● 認知症の人が可能な限り住み慣れた地域で生活を続けていくために、必要な介護サービスの整備を進める。
5. 地域での日常生活・家族の支援の強化 ①「認知症地域支援推進員」の設置の推進	○ 認知症地域支援推進員の人数 平成24年度末見込175人→平成29年度末700人 【考え方】5つの中学校区あたり1人配置(合計約2,200人)、当面5年間で700人配置。 ※各市町村で地域の実情に応じて、認知症地域支援推進員を中心として、認知症の人やその家族を支援するための各種事業を実施
②「認知症サポーターキャラバン」の継続的な実施	○ 認知症サポーターの人数(累計) 平成24年度末見込350万人→平成29年度末600万人
③市民後見人の育成と活動支援	○ 市民後見人の育成・支援組織の体制を整備している市町村数 平成24年度見込40市町村 将来的に、すべての市町村(約1,700)での体制整備
④家族に対する支援	● 平成24年度 調査・研究を実施 ● 平成25年度以降「認知症カフェ」(認知症の人と家族、地域住民、専門職などの誰もが参加でき、集う場)の普及などにより、認知症の人やその家族などに対する支援を推進
6. 若年性認知症施策の強化 ①若年性認知症支援のハンドブック作成	● 平成24年度～ ハンドブックの作成。医療機関、市町村窓口などで若年性認知症と診断された人とその家族に配付
②若年性認知症の人のニーズ把握などの取り組みの推進	● 平成24年度見込17都道府県→平成29年度47都道府県

表 3 ● 続き

認知症施策検討プロジェクト報告書	認知症施策推進5か年計画(オレンジプラン)
7．医療・介護サービスを担う人材の育成 ①「認知症ライフサポートモデル」の策定	・平成24年度　前年度に引き続き調査・研究を実施 ・平成25年度以降　認知症ケアに携わる従事者向けの多職種協働研修などで活用
②介護従事者への研修の実施	○認知症介護実践リーダー研修の受講者数（累計） 平成24年度末見込2.6万人→平成29年度末4万人 【考え方】すべての介護保険施設（約15,000）とグループホーム（約14,000）の職員1人ずつが受講。加えて、小規模多機能型居宅介護事業所、訪問介護事業所、通所介護事業所などの職員については、すべての中学校区（約11,000）内で1人ずつが受講。 ○認知症介護指導者養成研修の受講者数（累計） 平成24年度末見込1,600人→平成29年度末2,200人 【考え方】5つの中学校区あたり1人が受講。
③医療従事者への研修の実施	○一般病院勤務の医療従事者に対する認知症対応力向上研修の受講者数（累計） 新規→平成29年度末87,000人 【考え方】病院（約8,700）1ヵ所あたり10人（医師2人、看護師8人）の医療従事者が受講。

　「5．地域での日常生活・家族の支援の強化」では、平成26(2014)年に「認知症地域支援推進員」の配置を前年の275ヵ所から470ヵ所へと拡大が予定されています。認知症地域支援推進員研修は、引き続き認知症介護研究・研修東京センターで開催しています。

　「7．医療・介護サービスを担う人材の育成」では、「認知症ライフサポートモデル」を実現するための多職種研修が各地で開催されています。「医療従事者への研修」では、東京都が「看護師認知症対応能力向上研修テキスト」を作成して急性期病院・一般病院の看護管理職や看護職を対象に研修を行い、認知症の理解、認知症の人や家族への対応に関する知識や技術の向上を図っています。

　「オレンジプラン」は2年目となり、このほかに「認知症カフェ」の展開、市民後見人の育成・支援なども進められています。また「初期集中支援チーム」と「認知症地域支援推進員」は、平成27(2015)年度から新たに地域支援事業へと加えられ、全国的に取り組みが進められることになります。

●おわりに

　日本は、世界のどの国も例をみない速度で高齢化が進み、平成72(2060)年には、高齢化率は39.9%に達し、2.5人に1人が65歳以上の高齢者と推計されています。このような高齢化に伴い、認知症の人の支援体制のさらなる強化が求められてきます。認知症の人や家族ができる限り住み慣れた地域で暮らし続けられるよう、よりよいケアが提供できるように認知症に対する各事業に取り組んでいきましょう。

（谷　規久子、本間　昭）

◆参考文献

1) 中島紀恵子(編)：新版認知症の人々の看護．pp 38-39，医歯薬出版，東京，2013．
2) 厚生労働省：今後の認知症施策の方向性について．厚生労働省認知症対策検討プロジェクトチーム，2012．
3) 「認知症施策推進5か年計画(オレンジプラン)」について(http://www.mhlw.go.jp/stf/houdou/2r9852000002j8ey.pdf)．
4) 株式会社ニッセイ基礎研究所：平成23年度老人保険健康増進事業による研究報告書(認知症を有する人への適切な支援に資する認知症ケアモデルの研究事業)．認知症サービス提供の現場からみたケアモデル研究会報告書，2011．

認知症の人の地域ケア
―本人のよりよい暮らしを地域で支えていくために―

chapter 3

1　すべてのケア関係者が、地域ケアに取り組もう

1 ■ 地域に視野を広げよう

　認知症の人をどうケアしたらいいのか、ケアの現場は日々試行錯誤の連続だと思います。その際、ケアを自宅や施設の中だけの場や人で発想していないでしょうか？　それによって、本人がよりよく暮らせる可能性を狭めてしまったり、自分や一部の人たちでケアを抱え込んで負担を強めていないでしょうか。

　認知症の人のケアは、地域を抜きには成り立ちません。

　この機会に、自分自身や職場のケアの発想や在り方を見つめ直し、地域に(より)視野を広げながら、認知症の人の地域ケア(以下、地域ケア)の実践に取り組んでいきましょう。

2 ■ 地域とつながり、個別ケアの充実を図ろう

　人手や時間が限られた中で、業務優先に流されずに一人ひとりを大切にした個別ケアを守り通すことは、ケアする人とそれを支える事業所の強い意思と方針、そして多大な努力があってのことです。個別ケアに取り組み、「利用者の状態が改善・安定した」「自立度の維持・向上がみられた」「本人や家族などから感謝されたり評価されている」という手ごたえをもっている人も多くおられることと思います。

　一方、改めて見直すと、ケアを自分やいつもの一部の職員のみでやっていて、本人と接している他のケア関係者や地域の人をよく知らない、つながりがない、といった日々になっていないでしょうか？　あるいは、一人ひとりの利用者と向き合いながら、自分(たち)のやれる範囲内のことはしっかりやっているけれど、利用者の意向やニーズで対

応し切れない点は仕方がない、とやり過ごしていることはないでしょうか？

　個別ケアに注力しているようで、地域とのつながりがないままのケアは、本人がよりよい状態を保ったり、有する力をもっと発揮しながら暮らしていける可能性を狭めています。

　また、ケアをする職員や事業所が負担や悩み、ストレスを抱え込み、伸び悩み行き詰まり、場合によっては（無意識の）不適切なケアに陥ってしまうことも少なくありません。

　よりよい個別ケアのために、そして働く職員や事業所のために、地域の人々や他のケア関係者とつながり合って、地域を舞台にしながら本人の生活を支えていく支援（地域ケア）に取り組んでいきましょう。

3 ■ 業務優先のケアから地域ケアへ大きく飛躍を

　とはいっても、実際には、「日々の現実はまだまだ業務優先のケア…」「個別ケアも十分できていないのに、地域ケアなんてまだ無理」「もう少し職員が育ったら…」といった声を耳にすることが少なくありません。しかし、地域とのつながり抜きのままでは、いつまでも認知症の人の実質的な理解やケアが深まらず、内に閉ざされた状態の中で職員も事業所も伸び悩み、負荷が強まる一方です。地域に目を開き、地域とつながったケアに思い切って一歩踏み出すことが、職員の発想や理解、支援の力を伸ばし、業務優先のケアから脱皮して、事業所全体としてのケアの質を高めていくための近道です。

2 ｜ 地域ケアに取り組むために―基本の考え方と方針を共有しよう

1 ■ 「誰のための」地域ケアか―認知症の本人一人ひとりのため

　地域ケアという言葉が盛んに使われるようになり、そのための連携や多資源での支援、会議や情報伝達のシートづくり、ネットワークづくりなどが各地で活発に行われるようになっています。それらの一つひとつはとても重要ですが、認知症の本人の存在がすっぽりと抜け落ちてしまい、認知症に伴う周囲にとっての問題や支援者間の関係の問題についての話し合いや取り組みに時間や力が費やされてしまう状況が、しばしばみられます。

　「地域ケアは、一人ひとりの本人のため」という原点を常に確認しながら、取り組んで

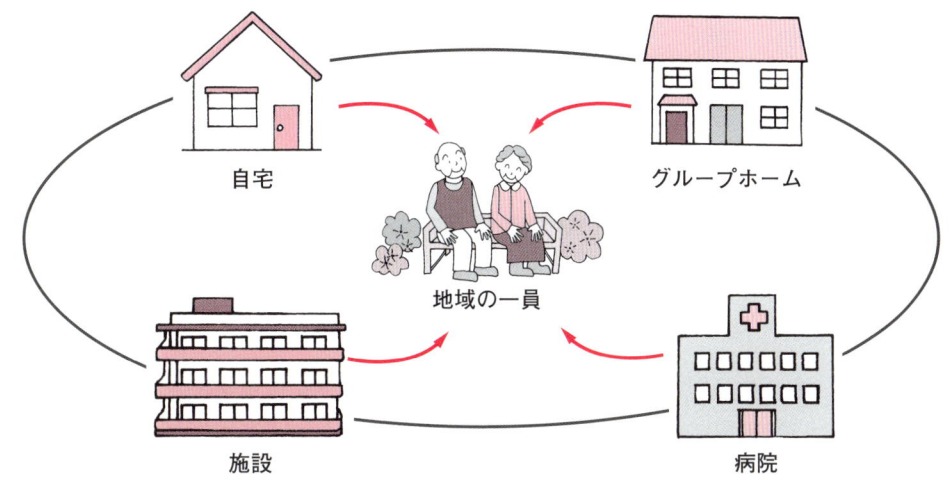

図1●本人は、いつでもどこでも、地域の一員

いきましょう。

　なお、「本人」とは、自宅やグループホームなどの地域密着型サービスの場で暮らしている人はもちろん、施設や病院で暮らす人たちも含めた一人ひとりです。入所・入院している人たちも、地域の一員として地域でケアする発想と実践が求められています（図1）。

2 ■ 「何のための」地域ケアか―本人が地域で暮らし続けるために

　地域ケアは、「本人が、地域の中でよりよく暮らし続け、自分の生（生命、生活、人生）を生き切ること」を目的に、地域の多様な人々が共に支える実践です。目的を見失ってしまうと、「地域の介護や医療との連携が進み始めたのはいいが、以前なら地域でなんとか暮らせていた人が、病院や施設に送られて、地域に戻ってこない。本人と地域とのつながりが切れてしまう。地域に認知症の人がいなくなってしまった[1]」という本末転倒のことも起きてしまいます。

　地域ケアも、そのための連携・協働も手段です。自宅、ケア付き住宅、グループホーム、施設、病院など、どこに住んでいても、「本人が地域の中でよりよく暮らし続けるために」という目的を、関係者間でしっかりと確認・合意しながら、ケアに取り組んでいく必要があります。

3 ■ 誰にとっての地域か―本人にとっての地域

　私たちは眠っている以外の1日の多くの時間を地域(戸外)で過ごし、働き、暮らしを営み、気晴らし(リフレッシュ)をしています。元気なときには地域をあまり意識しないで暮らしていますが、地域は、心身の健やかさを保ち、自分がもっている力を発揮し、自分が心豊かに暮らすための貴重なフィールドです。

　このことは、認知症の人も同様であり、また認知症を有しながら生きている人にとって、地域は認知症のない人以上に図2のような大きな意味と可能性をもっています。

　「地域」はありふれた言葉であり、何気なく使ったり、漠然と捉えがちですが、ケアをする認知症の人一人ひとりにとっての地域とは何か、個別具体的に捉えていくことが大切です。

地域
本人が健やかに、自分らしい生(生命、生活、人生)を生き切るためのかけがえのない舞台

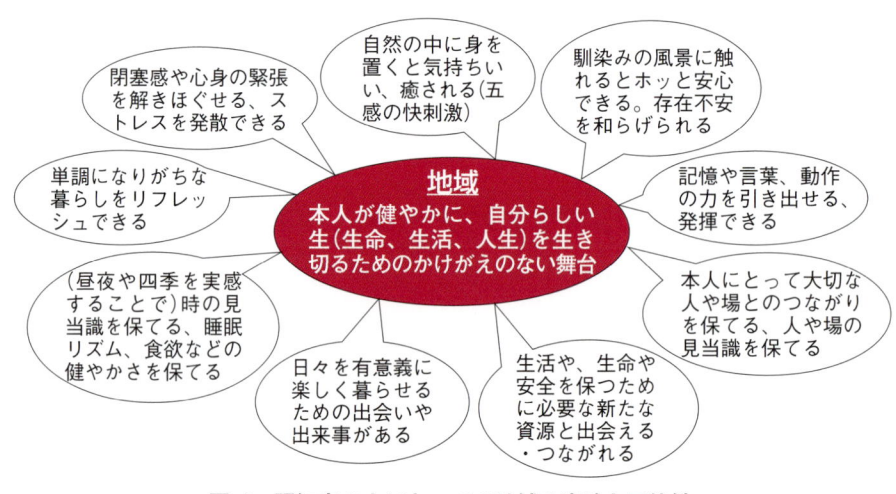

- 閉塞感や心身の緊張を解きほぐせる、ストレスを発散できる
- 自然の中に身を置くと気持ちいい、癒される(五感の快刺激)
- 馴染みの風景に触れるとホッと安心できる。存在不安を和らげられる
- 単調になりがちな暮らしをリフレッシュできる
- 記憶や言葉、動作の力を引き出せる、発揮できる
- (昼夜や四季を実感することで)時の見当識を保てる、睡眠リズム、食欲などの健やかさを保てる
- 本人にとって大切な人や場とのつながりを保てる、人や場の見当識を保てる
- 日々を有意義に楽しく暮らせるための出会いや出来事がある
- 生活や、生命や安全を保つために必要な新たな資源と出会える・つながれる

図 2 ● 認知症の人にとっての地域の意味と可能性

4 ■ 地域ケアの基本方針

　平成23年度に厚生労働省の研究班によって、認知症の人を支えていくすべての専門職が共有すべき認知症ケアの基本的な考え方として、以下のような「認知症ケアの基本」が打ち出されています[2]。

> 1．本人主体のケアを原則とすること（自己決定を支える）
> 2．住み慣れた地域で、継続性のある暮らしを支える
> 3．自らの力を最大限に使って暮らすことを支える
> 4．早期から終末期までの継続的なかかわりと支援に取り組むこと
> 5．家族支援に取り組むこと
> 6．介護・医療・地域社会の連携による総合的な支援体制を目指すこと

　以上1～6のすべてにおいて、地域は不可欠な要素です。地域ケアというと、普段のケアとはまた別の取り組みをしなければならないと思いがちですが、地域ケアは日常のケアと一体となった地続きのケアです。その意味で、地域ケアの基本的な方針は、上記の基本的な考え方と共通であり、かつ地域をより重視し、地域がもつ力をより活かした方針が必要です（**表1**）。

表1●認知症の人の地域ケアの基本方針
1．本人の意思の尊重を、本人のケアにかかわる地域のすべての関係者が徹底する。
2．本人が住み慣れた地域で、自分らしい生活を続けていくことを、地域のケア関係者が共に支える。
3．本人が自らの力を最大限に使って暮らすことを地域のケア関係者が共に支える。
4．早期から終末期まで、本人と地域のケア関係者とが関係を築きながら継続的に支える。
5．家族が本人と関係を保ちながら、よりよく暮らせるように地域のケア関係者が継続的に支える。
6．一人ひとりの地域ケアの実践を通じて、地域全体の認知症の人を介護・医療・地域社会全体で支える支援体制を築いていく。

　地域ケアを実践していくうえでは、介護・医療・地域社会のさまざまな人たちとのつながりや協働が必要ですが、方針が共有されていないと、考え方や取り組みがバラバラな方向に進んでしまい、本人が地域でよりよく暮らすことを実現していけません。現状では、認知症の人に関する偏見や無理解が、一般の地域の人のみでなく医療や介護の専門職の中にも根強く残っており、**表1**の基本方針の一つひとつは、知識としては理解されても、現状では「きれいごと」「実際には無理」とみなされて、絵に描いた餅になりがちです。

　一方で、認知症の人の傍らで本人の暮らしを日々支えている介護職員が、地域ケアの基本方針を日常の中で意識し、地道な実践を通じて地域にも方針が当たりまえのように浸透し始めた地域もあり、介護職一人ひとりの意識と日々の実践がこれからの地域の在り方を変える貴重な推進力になります。

5 ■ 地域ケアの実践を後押しする国の施策

　そうした実践を後押しする国(厚生労働省)の認知症施策の方針が、平成24年6月に明確に示され、それを実行に移すための認知症施策推進5か年計画(オレンジプラン)が平成25年4月からスタートしています(第2章24頁参照)。
　この方針の基本目標には、「認知症になっても本人の意思が尊重され」という点が明記されており、この点によりケアの領域の中のみではなく社会全体の中での実現が目指されるようになったことが大いに注目されます。自分で意思を表現しにくくなるという認知症の特徴をもつ人たちだからこそ、「意思の尊重」が目指されています。「コミュニケーション困難」とみなされがちな認知症の人が内に秘めている意思を、ケアの専門職が日々の実践を通じて一つひとつ捉えながら、本人の意向や願いに基づく暮らしを地域の中で守り、支え、つくり出していくこと、そしてそれが実際に可能であることを地域の人たちに実践を通じて示していくことが、ケア関係者の重要なミッションといえます。

3　地域ケアの実践

1 ■ 多資源とともに本人の暮らしを地域で支える

a．ケア職員が取り組む地域ケアのステップ
　1)本人の視点に立って地域での暮らしを支える多資源を知り、つながる、つなげる
ⅰ)本人の「今の暮らし」を共に支える多資源を知ろう

　日々のケアは、本人とケアをする人との1対1の関係を築きながら進んでいきますが、本人の暮らしを支えていくために、自分以外にほかにどのような介護・医療・福祉などの専門職、そして地域の人々がかかわりをもっているのか、改めて確認してみましょう。
　図3のように本人を中心につながりのある人と場を書き出していくと、本人を取り巻く関係者の存在が確認しやすくなります。ケアをしている本人一人ひとりのこうしたつながりのマップをつくり、自分自身、そしてそれぞれのメンバーが本人の生活のどの部分を支えているのか、役割と位置づけを整理してみましょう。
　図3の例のように、本人が自宅で暮らしている場合、自宅以外の場で暮らしている場

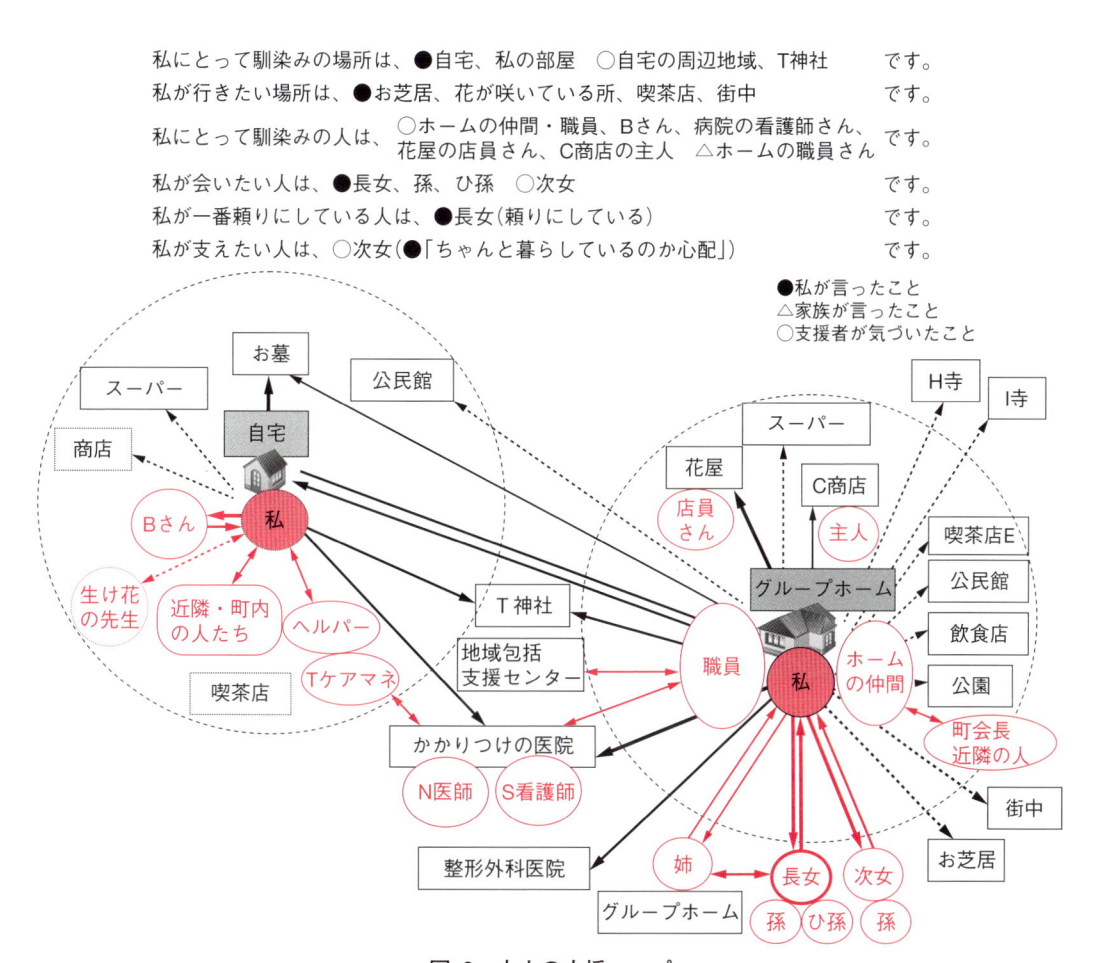

私にとって馴染みの場所は、●自宅、私の部屋　○自宅の周辺地域、T神社　　　です。
私が行きたい場所は、●お芝居、花が咲いている所、喫茶店、街中　　　　　　です。
私にとって馴染みの人は、　○ホームの仲間・職員、Bさん、病院の看護師さん、　です。
　　　　　　　　　　　　　花屋の店員さん、C商店の主人　△ホームの職員さん
私が会いたい人は、●長女、孫、ひ孫　○次女　　　　　　　　　　　　　　　です。
私が一番頼りにしている人は、●長女（頼りにしている）　　　　　　　　　　です。
私が支えたい人は、○次女（●「ちゃんと暮らしているのか心配」）　　　　　です。

●私が言ったこと
△家族が言ったこと
○支援者が気づいたこと

図3●本人の支援マップ
左：自宅で暮らしていた頃、右：グループホームに入居後
（参考：センター方式「私の支援マップシート」）

　合、いずれの場合も、漠然と捉えていた他の専門職や地域の人たちの存在が浮かび上がり、想像以上に多種・多数の人たちが自分以外にも本人を支援していることが確認される場合が少なくありません。

　日頃は本人と自分との関係や支援の在り方のみに意識がいきがちですが、こうした確認作業を通じて、本人の生活を支えている関係者の全体を知り、自分は本人の地域での生活を支えるチームの一員であること、力を合わせて一緒に支援していける（いくべき）パートナーがいることを確認することが、地域ケアの連携や協働を進めていくうえでの基礎になります。

　本人がよりよく暮らしていくために、誰ともっと情報を共有したり、本人の支援のための方針や内容をどの人たちとすり合わせる必要があるか、具体的な確認や見直しが必要です。

ⅱ）本人の暮らしの経過を共に支える多資源を知ろう

　本人の現在だけでなく、本人の暮らしのこれまでをどんな専門職や家族・親族、地域の人たちが支えてきているのか、本人のこれまでの経過全体に視野を広げて関係する多資源を確認してみましょう。

　①本人の暮らしの継続を支えてきている本人固有の資源

　自分がかかわりをもった認知症の人一人ひとりは長い年月をかけて地域とのつながりを築き、そのつながりを通じて衣食住や健康を保ち、楽しみや張り合いをもちながら暮らしてきた人たちです。認知症の人一人ひとりも本来、その人ならではの豊富な地域とのつながりをもっています。

　しかし発症して以降、つながりが一つひとつ切れかかり、「地域とのつながりがまったくない」「孤立している」とみなされている人も少なくありません。サービスを提供する側の視点で判断してしまわず、本人の視点に立ち戻って、「本人は地域でどのようなつながりをもって暮らしてきた人なのか」「本人は誰に会いたいのか、どこに行きたいのか」、本人の過去と現在の暮らし、そして本人の意向を確認しながら、本人と地域とのつながりを一つひとつ見つけていきましょう。

　本人の生活歴や日々の生活情報をもっていながら、地域とのつながりという点から情報を活かし切れていない場合も多く、「本人と地域とのつながりがないか」、今ある情報の見直しが必要です。見つかった資源の一つひとつは、地域にある何気ない資源ですが、本人にとっては、眠っている記憶を呼び戻す引き金であったり、安心感や喜び、意欲の源泉となるかけがえのない存在です。日常の中でそれらの資源とのつながりが弱まったり途切れてしまっていることが、本人の不安や孤独感、意欲低下や自立度の低下、ひいては認知症の行動・心理症状（BPSD）の誘因になっている場合がしばしばあり、アセスメントの際に欠かせない情報です。

　医療や介護保険サービスの利用も必要ですが、それらを利用し始めたことで、地域の人たちが本人とかかわる場面が減ったり離れていってしまうという残念なケースも少なくありません。必要なサービスを利用しつつ地域の人たちともつながり続けられることを重視し、ケアプランや支援計画の立案の際には、地域の人たちや場、機会などを活かした計画をつくっていくことが重要です。

　特に、介護支援専門員（ケアマネジャー）や計画作成担当者がつくるケアプランに地域とのつながりが盛り込まれていないと、本人を日常的に支える現場のケア職員が地域の人とつながった支援をできずじまいになってしまうことがあります。計画をつくる立場の人は、まずは本人が地域とのつながりでどんな願いや意向をもっているのか本人の声

事例：日中独居。往復1時間かかる神社に掃除に行くが、行ったことを忘れて、1日に何回も出かけるケース。ケアマネジャーが対応に困り、地域包括支援センター（包括）に、介護保険サービスのみでは、体調の悪化や行方不明の危険があると相談。
ケア関係者と地域の人のつながりを増やしながら、本人が安心・安全に地域に出かけながらそれまでの生活を続けられるように支援している。この1例からほかの人に関しても地域の協力が広がる。

ケアマネジャー、包括職員、家族で話し合う。
本人が安全に出かけられるよう、家族も安心して送り出せるよう地域の協力を得る方針を合意。

↓

【日常の見守り支援の体制をつくる】
本人が歩く経路を丁寧に確認。経路上で本人に接する商店、自動車会社、神社、その他地域で理解し協力してくれる見守り手を一人ひとり増やす。
ケアマネジャーが家族の了解を得て、地域の協力を求めるチラシを作成（右）。

↓

【本人のためのSOSネットをつくる】
いざというときに備え、本人が見あたらないときや行方不明になったときの、具体的な連絡方法や連携して探す流れや方策を関係者で話し合って決める。

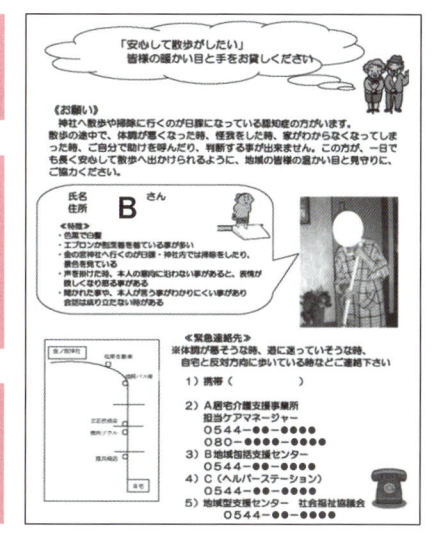

図4●本人が地域で暮らし続けることを地域で支える取り組みの例（静岡県富士宮市報告資料より）

に耳を澄まし話し合ってみること、そして本人の家族や日々を支えているケア職員などと、本人が会いたい人に会え、地域の行きたいところに行け、やりたいことを続けられるために専門職と地域の資源とがつながってできることがないかを話し合い一緒に考え、一つひとつ実際に動いてみることが大切です（**図4**）。地道な取り組みですが、本人と地域の人や場を一つひとつつないでいくことが、「本人が地域で暮らし続ける」ための実質的な支えになっていきます。

②本人の暮らしの継続を支えてきている地域の多様な専門職

認知症の発症前後からそれまでの経過の中で、本人がかかわりをもった専門機関を一覧にしてみると、（複数の）相談機関や医療機関、介護サービス事業所など、かなりの数に上る専門機関の支援を受けてきており、介護職のほかにも、医師や歯科医、看護師、薬剤師、臨床心理士、理学療法士（PT）や作業療法士（OT）、言語聴覚士（ST）、栄養士、ソーシャルワーカー（SW）や医療ソーシャルワーカー（PSW）、福祉機器関連の専門職、法律関係者など、多種多数の専門職と接点をもってきている人が少なくありません。

介護職は、本人の長い経過のある一時期の支え手であると同時に、その前後の時期を支える他の専門職同士をつなぐ役割ももっています。認知症によって自分の状態や生活、意思などを伝えることが次第に困難になっていく本人の生活を支えるために、それまでに関して情報を引き継いだり支援の在り方の相談をし合える専門職や関係者がいない

か、改めて確認してみましょう。それらの人にアクセスすることで、現在の本人の心身状態の安定や自立を支えるための貴重な情報を得られる場合も少なくありません。

　逆に、自分がその人の支援役を終えるときに、自分が有していた情報や支援上の工夫点などを誰に引き継ぐべきか、伝えるべき次の専門職が誰かを確認し、確実に引き継ぐことが重要です。当然のことのようですが、実際には本人の状態や暮らしの維持にとても役立つ情報が伝えられずに、次の支援者がまたゼロから手探りの支援を始め、その過渡期に本人の状態や生活が崩れてしまう残念な事態がしばしば起きており、変えていかなければならない点です。

2）本人の暮らしを支えるために不足している資源を地域で探し、つながろう、つなげよう

　認知症の人の日々の中では、本来は支援が必要であっても、専門職がいない、見守り手や介護する人がいない・足りないといった状況が慢性的に起こっています。本人にもっと支援があれば、状態の維持や改善、今の暮らしの場での生活の可能性もあるのに、いつもの限られた職種や人手で「仕方がない」とやり過ごされている場合がしばしばあります。ないようでいて、地域の中には本人と家族の見守り・支え手になる資源が存在しています。

　どんな専門職、支え手がいるのか、地元の資源を改めて確認したり探してみましょう（地域資源の探索）。市町村のホームページや認知症関連のチラシ、地域資源マップ、地域包括支援センターの通信などの最新情報は貴重な情報源です。研修や会議、地域の集まりなどに参加し、地域にいる多様な専門職や地域で活動している人たちに出会い、顔馴染みになりながら、本人の暮らしを共に支えるつながりを増やしていきましょう。

3）多資源での情報を伝達し合い、共有しよう

ⅰ）個別具体的な事実情報の重要性

　認知症の人は状態が変動しやすく、また起きている状況（変化）や意向などを自ら的確に伝えることが難しく、本人を支える関係者間での情報の捉え方や判断にずれが生じやすい特徴があります。

　そのため既にみてきたように、現時点を支える多資源間の連携においても、またリロケーション時など本人が居場所を変える際の連携においても、一人ひとりの個別具体的な事実情報の伝達と共有が重要です。その中でも特に重要な事実情報は**表2**のとおりです。

ⅱ）本人にかかわりながら日常的に捉えたありのままの事実の情報化の工夫

　表2に示された情報は、本人の日常に接しながら支援している介護職員にとっては、見たり、聞いたり、触れたりしていることが多い一方、ありのまま・捉えたままの事実

表 2 ● 認知症の人の地域ケアで特に重要な情報

＊高齢者一般で必要になる心身・生活情報に加えて、自分で自分のことをうまく伝えにくくなっていく本人を、地域の関係者が共にケアしていくためには、以下の情報が特に重要

① 「本人にとって大切なこと」に関する情報
　・本人の馴染みの暮らし方(日課や習慣、好み)
　・本人の馴染みの環境(居場所、しつらえ、大事なもの)
　・本人の喜びや元気につながる思い出、得意なこと
② 「本人が大事にしたいつながり」
　・会いたい人、頼りにしている人、自分が支えたい人など
　　(家族・親戚・友人・知人・近隣・地域の人など)
　・暮らしや健康を支えてくれてきた地域の人(専門職も含む)
　　(買い物先、飲食店、理美容店、金融機関、移動の支え手、薬局、医師・歯科医、生活支援や介護の関係者など)
③ 「本人の日々の言動や様子(具体的事実)」

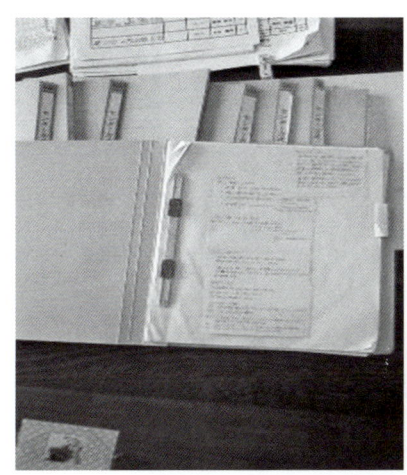

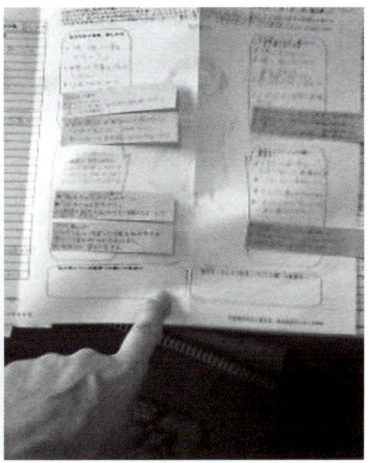

図 5 ● 日常の中で捉えた情報を活かす工夫の例

左：複数のケア職員それぞれが、日常の中で捉えた本人のありのままの言動に関する情報を付箋紙にメモしておき、それらをもとに個別具体的なケース記録を作成。
右：多職種でのカンファレンス時に、付箋紙の具体情報をアセスメントシートで一緒に整理しながら検討。具体情報をもとに本人の生活課題、本人の想いや意向、支援方針、具体的支援策を話し合う。

情報が記録・伝達がされないまま貴重な情報が埋もれていることがしばしばあります。支援している日常の中で捉えた情報を素早くメモしておく工夫(図5)や、もっている情報をコンパクトにわかりやすく集約し、多職種に活かしてもらえるように伝える工夫が必要です(図6)。

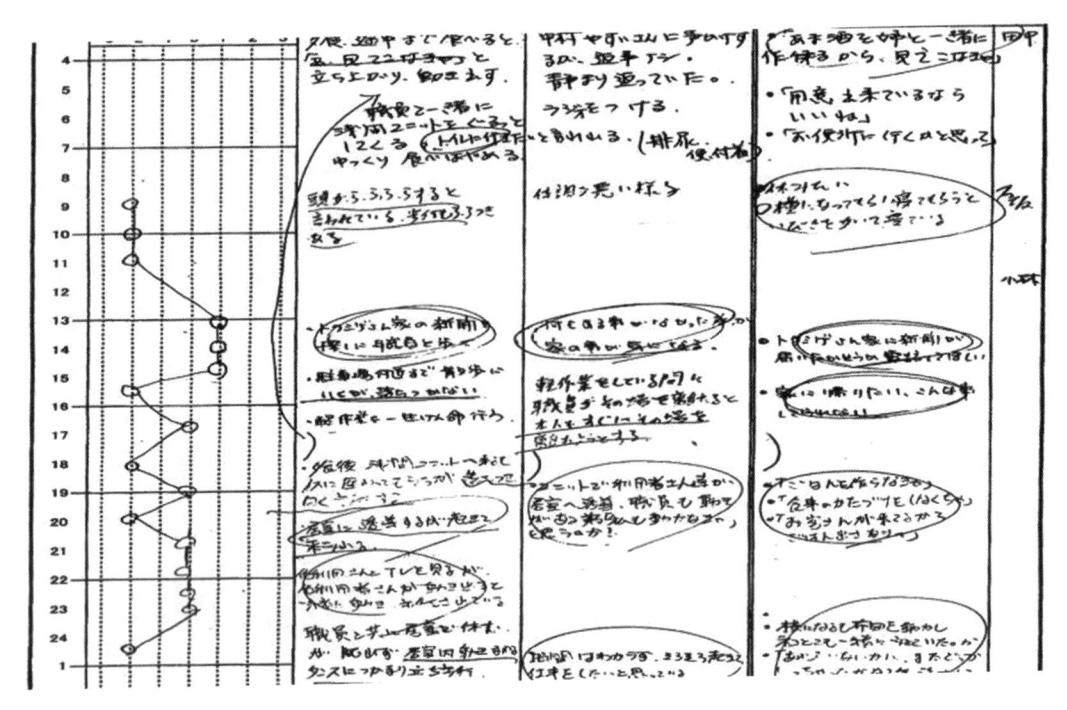

図 6 ● ビジュアルなシートを活かして多職種で支援している例

本人の1日の状態の変化を時間軸に沿って折れ線グラフで記入。変化の前後の時間帯の具体的な事実や、ケア関係者、家族の気づきも記入されている。情報の伝達や共有をしにくい実態や気づきが1枚のシートで表され、ケア職員、医師、家族での話し合いや服薬調整などに活かされている。

（参考：センター方式「24時間生活変化シート」）

4）多資源で本人にとっての生活課題と支援の在り方について話し合おう

i）「本人にとっての生活課題」の検討

　集めた事実情報を伝達・共有すること自体が、協働した支援の基盤になります。そして、情報共有で終わらずにそれを一歩進めて、集めた情報をもとに、「本人にとっての生活課題」は何かについて支援関係者が話し合うことが重要です。支援する側にとっての問題や対応策の検討に終始せず、まずは「本人は日々の暮らしの中でどんな不自由や不安を抱えているのか」「本人はどんな力や意向をもっているのか」、徹底して本人視点に立ちながら「本人にとっての生活課題」を話し合いましょう。本人がよりよく暮らしていくために何をすべきで何ができるのか、異なる職種の専門性を活かして多角的に話し合い、支援の共通方針を確認しながら、統一的な支援の内容や職種別の役割について話し合うステップを大切にしましょう（図7）。

　ケース会議や担当者会議など、本人を中心に関係者が集まって話し合える機会を意識的につくりましょう。忙しい、時間がないから無理と思っていると、いつまでも多職種がバラバラのままの非効率なケアが繰り返され、お互いの負担が強まる一方です。短時

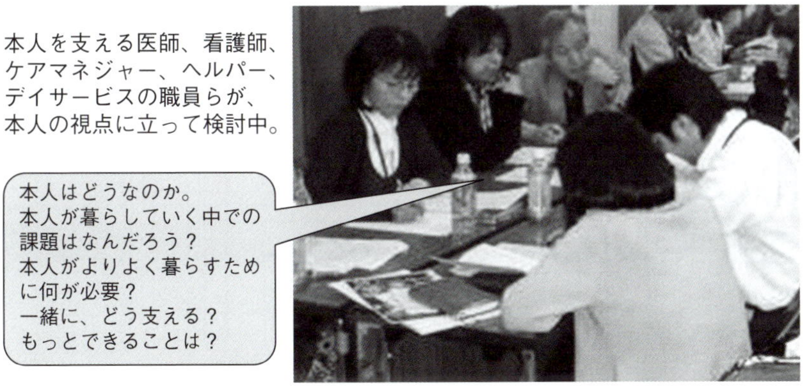

本人を支える医師、看護師、ケアマネジャー、ヘルパー、デイサービスの職員らが、本人の視点に立って検討中。

本人はどうなのか。
本人が暮らしていく中での課題はなんだろう？
本人がよりよく暮らすために何が必要？
一緒に、どう支える？
もっとできることは？

図7●多職種で、「本人にとっての生活課題」と支援を検討

間でもとにかく集まり、1回1回を通じて、地域で本人を共に支えている多資源が、具体的な情報を持ち寄って率直に話し合える関係を育てていきましょう。

ⅱ) 介護職による意見や気づきの重要性

いずれにしても、認知症の人の意向や生活課題は捉えにくく、ややもするとケアを提供する専門職、あるいは家族の見方や意向に基づくケアの方針や内容になりがちです。話し合いや協議の場で、介護職が日頃の生活支援の過程で捉えている個別具体的な事実をもとに「本人にとっての」意向や生活課題について、意見や気づきをしっかりと伝える役割が重要です。

5) 多資源で生活支援の実践過程を見直そう

協働での支援の実際、その中で起きている変化をモニタリングし、取り組みの見直しをしながら、本人にとっての生活支援の最適化を図っていくことが必要になります。支援当初にその人にとって課題となっていたことが、支援をしながらどう変化したのか、関係者が本人の具体的な事実を記録・共有しながら変化を細かく共有し、成果と課題を具体的に明確にしていくことが基本です。その積み上げがその後のケアの具体的な手がかりとなるとともに、見えにくいケアの成果を浮かび上がらせ、関係者の共通の達成感やチームの一体感を高めていくことにつながります。

なお多資源で支援をした場合、本人の変化は支援直後から比較的短期間に起きてくることが多くみられます。協働での支援スタート直後から本人の細かな変化に注目して、成果や課題をその後の支援に反映させていきましょう（**図8**）。些細なことでも、プラスの変化を把握・共有することが、関係者の喜びややりがいにつながり、職種を越えて一体的・継続的に支援を進めていくための大きな原動力になります。

41

3日目　　　　　　　　　　　8日目　　　　　　　　　　　17日目

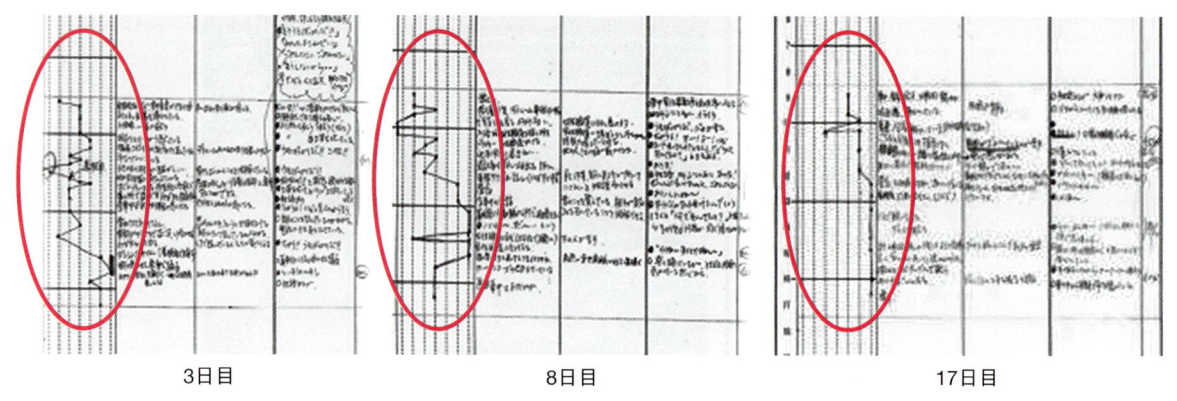

図 8 ● 協働での支援のスタート後、本人の経過をモニタリング

日中の状態の変動が激しい本人を、多職種(介護職、ケアマネジャー、看護職、医師)と家族が、本人の細かな変化に注目しながら、情報共有と話し合いを行う。かかわり方や薬の微調整を集中的に行うことで、比較的短期間に本人の状態が安定し、活き活きした姿がみられるようになったケース。
(参考:センター方式「24時間生活変化シート」)

■ b．認知症の初期から最期まで、本人の経過に沿った地域ケアの実践

　認知症を発症してから最期の刻を迎えるまで、本人は長い経過をたどりながら1日1日を暮らしています。認知症の原因疾患によって、発症の様相や現れる症状、進行状況はさまざまであり、原因疾患の特徴を踏まえたケアが必要です。と同時に、どんな疾患や症状、障害の程度であっても、本人が少しでも安心してよりよく暮らせるように支えることがケアの役割です。その役割を実際に果たしていくために、初期段階から最期まで、すべてのステージで地域ケアが不可欠です。

1) 医療や介護につながる前段階を地域で支え、つなげる――初期のダメージを最小限に

ⅰ) 認知症の初期段階で起きていること

　認知症を発症すると、本人は家族や周囲の人が気づく前のごく初期の頃から、疲れやすい・もやもやするなどの違和感や変調を感じたり、日々の生活の中で自分でも思いがけない大小のミスを体験しています[3)-5)]。家族や地域で接する人たち、働いている場合は職場の人たちなど、周囲との些細なトラブルが徐々に増え、本人も周囲の人も不安やストレスを次第に強め、本人がさらなる不安や混乱、生活障害を増大させてしまうという悪循環に陥りがちです。

ⅱ) 初期段階の地域の理解・支援・つながりがその後の経過を大きく左右

　医療や支援につながる前の時期を、いかに本人が不安や混乱、生活障害を最少に暮らせるか、いかに早く適切な医療や支援につながれるかがその後の経過を大きく左右します。
　現状では、「ごく初期段階での周囲の無理解のために本人も家族も傷つき、不安や混乱を強めてしまっている」「地域の人に隠していて、誰にも相談できずにいた」「地域の人が

一生懸命見守ったり支えているけれど、医療や介護につながらず、本人も家族も、地域の人も疲れ切っている」といった、残念なケースが跡をたちません。「なんでもっと早く相談に来なかったのか」「もっと早く出会えていたら、本人も家族もこんなに状態を悪化させたり苦しまずに済んだのに…」といったケースにしばしば遭遇し、複雑化した障害の対応に苦慮したり、つくられてしまった障害の軽減(緩和)や改善を図るためにケア関係者が多大な労力を費やしています。

iii）地域の多様な人たちの理解と支援が不可欠

現在、各自治体で認知症の啓発や健診、相談、初期集中支援チームなど、初期段階からの支援の充実が図られつつありますが、医療や介護につながるのは、認知症の症状がある程度明確になってからです。それまでの前段階でいかに早く本人の変化に気づけるか、(超)初期段階の本人と家族がダメージや状態悪化を強めないように見守り支えつつ、できるだけ早期に医療や介護につなげることができるか、その鍵を握っているのが地域の人たちです。

地域の人といっても実に多様であり、家族や身内の人、ご近所や町内会の人、民生・児童委員、知人や友人、職場の同僚、買い物をするお店の人や金融機関、交通機関、警察や消防の人たち、通学する子どもや学生など、普段地域の中で本人に接する機会のある幅広い領域・立場の人たちです（図9）。

これら地域の人が認知症について正しく理解し、本人や家族を温かく見守り支えてくれたり、医療や介護への橋渡しをしてくれるか否かで、本人・家族の状態やその後の経

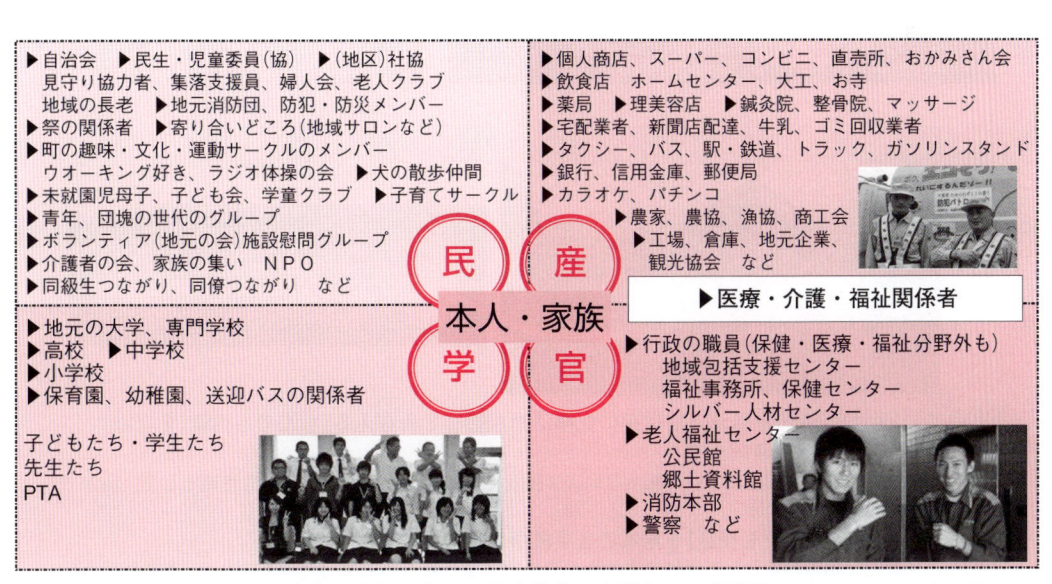

図 9 ● 認知症の本人・家族を地域で支える民産学官の多様な人々（資源）（富士宮市の図を一部改変）

過が大きく左右されます。

iv）地域の人たちの理解と支援力を高め、つなぐ――すべての事業者・ケア関係者の役割として

　これからは、ケア関係者が、自分の職場や業務の中だけで「認知症の人が来るのを待って、（状態が悪化してしまった人を後追い的に）介護する」発想や在り方を変えていかなければなりません。職場のある地域の人たちと積極的につながり、認知症についての理解や適切な接し方、医療や介護の利用の仕方などを伝えていく、必要な医療や支援につなげていくことがすべての介護サービスの事業者やケア関係者（地域密着型サービスはもちろん、居宅サービスや施設サービス）の大きな役割です。

　新たなことをするというより、ケア関係者がもっている認知症やケアに関する基本的な知識や情報、技術を地域の人たちにわかりやすく伝えることを通じて、地域の中で本人・家族を見守り、支える人が増え、それらの人たちが本人・家族の安心や生活の維持の実質的な力になっている成果が各地から報告されています（図10、11）。

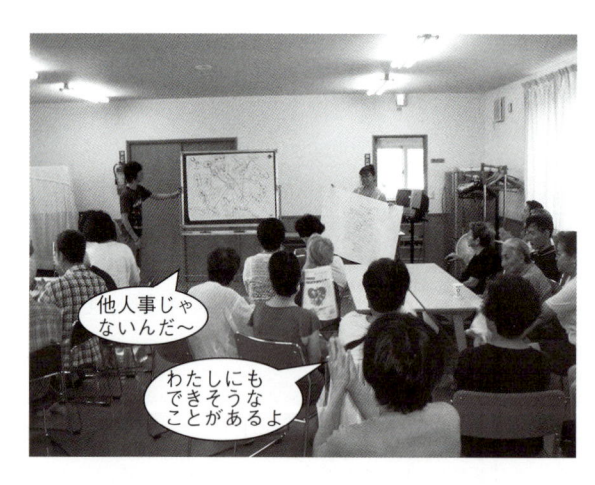

図 10 ● 介護職員が近隣住民に呼びかけて認知症の人の支援講座を継続的に開催
地域の人たちの関心は高い。講座を通じて、地域の理解者・支え手が着実に増えている。

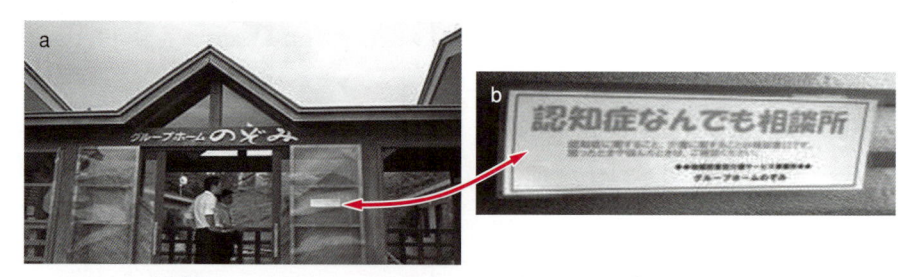

図 11 ● 介護職員が近隣住民に気軽に立ち寄ってもらえる「なんでも相談」を実施
a：地元の介護職員同士で
　　地域では、認知症について知らない人、困っている人がたくさんいる。介護職として、何かできることがないか。
b：【認知症なんでも相談】を地域の各事業所で始めてみよう！
　　身近な相談の場として地域の人たちが立ち寄るようになる。やってみたことで、事業所間や行政・地域包括支援センターとのつながりが強まり、普段の業務にもメリットが生まれている。

v）地域の人に向けた活動による事業者・職員にとってのメリット

　地域の人に向けた活動を通じて、地域の人とのつながりや信頼が伸びていきます。

　また、こうした活動は、職員が普段のケアや利用者への理解の在り方を見直す機会としても役立ちます。活動を通じて、「認知症の人は、サービスの対象者である前に、地域の中で暮らしている人である」という気づきを実感的に体験し、普段のケアを地域を意識した発想や取り組みに自発的に変えていくようになった介護職員も少なくなく、事業所全体としてのケアの質の確保・向上を図る大きな推進力になります[6,7]。

　同時に、「地域の中には、専門職以外に（専門職以上に）本人や家族の安心や生活の安定に貢献してくれる地域の人がたくさんいる」ことを職員が知ることで、「自分たちでなんとかしなければならない」という職員の負担感やストレスを減らしていくことにもつながります。

　地域の人の理解や支援を広げる活動が、本人・家族がよりよく暮らしていけることを間接的に下支えする意義は大きく、今後、地域・社会の人たちの介護への理解と評価を高めていくために大きな可能性をもっています。

１）本人や家族が安心・納得して早期に受診できるよう地域で支える

　本人が早期に受診し、鑑別診断と適切な治療ができるだけ早く受けられるための支援が必要です。一方で、受診することについての本人の理解や納得が得られないまま、家族や周囲が受診させることを急いでしまうと、本人の不安や不信、怒りを招き、その後の受療のみではなく介護の拒否も招いてしまいます。

　認知症の自覚がないとみなされている人でも、自分の変調やその後について不安を感じつつ、誰にも相談できない、家族や周囲にわかってもらえていない、といった悩みや孤立感を感じている人が少なくありません[3-7]。本人を脅かすような一方的な受診の勧めではなく、本人が自分の状態や受療をどう感じているのかよく話を聴き、不安を和らげながら、本人にとってメリットに感じられる説明（これからも本人が元気さを保って、地域の中でしたい〇〇を続けられるように、など）を、時間をかけながら一歩一歩進める必要があります。

　家族やケア関係者が直接受診を勧めるよりも、本人が信頼を寄せている人の力を借りて、本人が前向きに受診する気になれるような勧め方を相談し、声かけをお願いしてみることも一策です。

　家族が受診をためらったり拒む場合もしばしばみられます。その理由も、本人の変化を受け入れられない、認知症と診断された場合の先行き不安、医療の必要性について理解していない、医療への不信があるなどさまざまであり、本人と同様に家族の話をまず

はよく聴いて、家族の思いや理由に沿った説明をし、家族にとってのメリットを提案しながらの受診の勧めが必要です。

2）告知後のダメージを防ぎ、これからの新しいスタートを切れるように地域で支える

鑑別診断はその後の適切な治療や支援に必要ですが、診断を告げられること（告知）は、想像以上に過酷な体験です[3)8)]。本人や家族が絶望してひきこもってしまったり、体調や精神症状が急速に悪化してしまうことも稀ではありません。かかりつけ医や専門医につなぐ支援（後述）が不可欠であるとともに、本人・家族の変化を注意深く見守りながら、心身両面の基本的なケアを初期段階でしっかりと行い、心身や生活の崩れを防ぐことが重要です。本人・家族の落ち込みが強い場合は、介護職員のみで対応しようとせずに、ケアマネジャーに状況を具体的に伝え、診断を受けた医療機関や地域包括支援センター、行政などの心理の専門職や精神保健福祉士、保健師などによる支援を受けられるように相談を勧めたり、本人や家族が相談しやすいような場面づくりやつなぎが必要です。

また、診断を受けた後に、病気の面だけではなく、（高齢であっても）仕事の継続の問題、経済的な問題、運転（免許）の問題、相続や後見の問題などの悩みを抱える本人や家族も多くみられます。これらの問題を見過ごしたり先送りにしたまま、本人と家族が不安や混乱、トラブルなどを強めてしまわないよう、地域包括支援センターや地元の権利擁護の機関など、地域にある資源に関する情報を伝えたり、必要な支援が受けられる援助が必要です。

いずれにしても、告知されたことで本人と家族が地域の人の目を気にしてひきこもったり、逆に地域の人による偏見によって孤立してしまっていないか、地域とのつながりに注意深い見守りが必要です。

診断はこれからよりよく暮らしていくスタートラインであり、本人と家族が認知症とともにこれからの１日１日を有意義に楽しく過ごしていける可能性を知り[8)]、具体的なイメージをもてるかが重要です。介護職は、「これからの日々がある。本人ができること、したいことを続けながら、日々を有意義に楽しく過ごしていこう」「これからの経過を私たちが一緒に支えていきます」といった前向きなメッセージを繰り返し伝えながら、本人と家族が先行きの希望をもてるように話を聴き、語り合うことが求められています[3)9)]。

本人と家族が告知のショックから立ち直り前向きに暮らしていけるようになるためには、専門職以上に同じ立場の本人・家族とのつながりが重要です。最近は、本人・家族が他の当事者に出会えたり、話し合える場や機会が各地域で増えてきています（**図12**）。地元情報を集め、本人・家族に伝えたり、一緒に参加してみましょう。それらの場では、

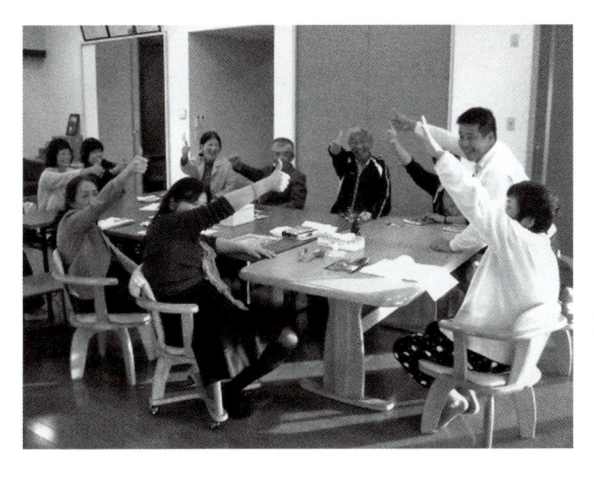

図 12 ● 地元の認知症の本人同士が集い活動する場
仲間がいる！　これからを元気で楽しく暮らそう！
（大牟田市：ぼやき・つぶやき・元気になる会）

本人・家族の思いがけない一面や本音に触れることができ、専門職にとっても貴重な学びやつながりが得られる場でもあります。

3）本人が有する力を保ち、活かしながら、自分らしい生活を送ることを地域で支える

かつて認知症の人は、「次第に認知機能の低下が進み、生活障害が増えて仕方がない」とみなされがちであり、「本人はわからない、できないから、介護してあげなければならない」など、中核症状や生活障害そのものへのケアに関心を払わないまま、表面的な問題に対処するケアがなされることが多くありました。しかし近年は、中核症状や生活障害の実際を生活の中で詳細に把握し、本人のわからない・できない点をカバーしながら、有している機能（力）を活かして、本人が自立した生活を続けられるように支えていくことが、認知症ケアの中心的な役割となっています。その役割を各専門職が個々のかかわりで実践していくことが必要なのはもちろんですが、本人を支えている地域の他の専門職と情報や気づき、アイデアを共有すると、普段見落としていた本人の力を発見し、本人の力を活かしながら生活の安定や継続を支えていける場合が少なくありません（**図13**）。

漠然とした情報交換や話し合いではなく、本人の生活の場面や流れに沿って、「どうしたら本人が有する力を活かしながらよりよく暮らせるか」に焦点を当てた話し合いが必要です。

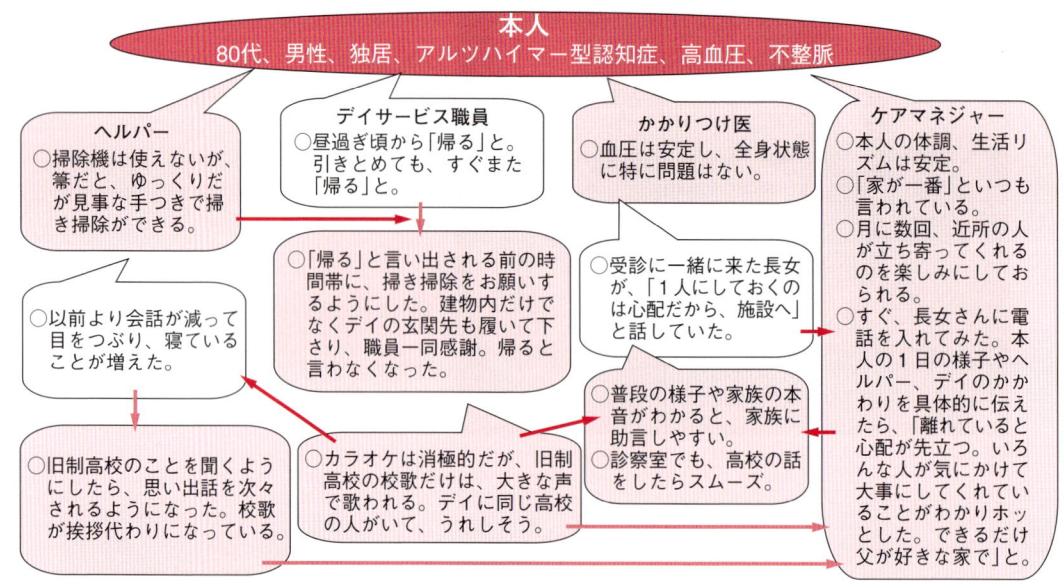

本人
80代、男性、独居、アルツハイマー型認知症、高血圧、不整脈

ヘルパー
○掃除機は使えないが、箒だと、ゆっくりだが見事な手つきで掃き掃除ができる。

デイサービス職員
○昼過ぎ頃から「帰る」と。引きとめても、すぐまた「帰る」と。

かかりつけ医
○血圧は安定し、全身状態に特に問題はない。

ケアマネジャー
○本人の体調、生活リズムは安定。
○「家が一番」といつも言われている。
○月に数回、近所の人が立ち寄ってくれるのを楽しみにしておられる。
○すぐ、長女さんに電話を入れてみた。本人の1日の様子やヘルパー、デイのかかわりを具体的に伝えたら、「離れていると心配が先立つ。いろんな人が気にかけて大事にしてくれていることがわかりホッとした。できるだけ父が好きな家で」と。

○以前より会話が減って目をつぶり、寝ていることが増えた。

○「帰る」と言い出される前の時間帯に、掃き掃除をお願いするようにした。建物内だけでなくデイの玄関先も履いて下さり、職員一同感謝。帰ると言わなくなった。

○受診に一緒に来た長女が、「1人にしておくのは心配だから、施設へ」と話していた。

○普段の様子や家族の本音がわかると、家族に助言しやすい。
○診察室でも、高校の話をしたらスムーズ。

○旧制高校のことを聞くようにしたら、思い出話を次々されるようになった。校歌が挨拶代わりになっている。

○カラオケは消極的だが、旧制高校の校歌だけは、大きな声で歌われる。デイに同じ高校の人がいて、うれしそう。

図 13 ● 多職種で情報や気づきを共有し、本人の力を活かした生活の継続を支えている例

4）変化の徴候に早期に気づき、地域の多資源とともにダメージを最小にする、危機を防ぐ

　認知症の人は、ちょっとした心身の変調や生活上の変化が引き金になって、体調や生活状態が連鎖的に悪化しやすく、家族やケア職員の負担増とも相俟って、自宅や入居の場での生活の継続が困難になってしまう場合が少なくありません。

　本人の心身や生活上で起きている変化を早期に発見し、本人に生じているダメージを最小にすること、それまでの生活継続の危機を防ぐことは、ケア関係者の大きな役割です。

　外見上の目立った変化や本人の明確な訴えがない場合でも、表情の豊かさや眼の光の強さ、言葉や動作の量やスムーズさ、食欲や排泄、睡眠リズムなどが「いつもと違う」といった変化の兆し段階を捉える観察力が求められます。そのためにも、本人が安定して過ごしている普段の様子や1日の過ごし方をよく把握しておくことが大切になります。

　と同時に、捉えた徴候を自分だけの気づきや心配として抱え込まずに、ケアマネジャーや医師、看護師などに事実情報を具体的に伝達し、多職種の目で見極めや対応策を話し合うことが必要です。

　「特に問題ない」「心配ないだろう」という判断が（医師、看護師などから）なされた場合でも、本人に接していて「（普段と違って）おかしい」という気づきが続く場合、躊躇しないで観察情報をもとに他の関係者に再度の伝達・相談が必要です。本人の傍らでケアをしている職員だからこそ、見落とされがちな癌などの疾患や栄養障害、薬剤の副作用などを早期に発見できた場合も少なくありません。

表 3 ● 生活面の変化に早期に気づき、地域の多様な人たちと共に本人のダメージや危機を防いだ例

変化に気づいた人	気づいた内容	相談・協働した人→対応
ケアマネジャー	【消費者被害】訪問した際、新しい家電製品が増えている。本人は使っていない。	本人、ヘルパーに確認後、地域包括支援センター（包括）に相談。包括が市の権利擁護関係者とともに対応。消費者被害に遭っていることがわかりクーリングオフ。成年後見人が付くことになる。
ヘルパー	【金銭搾取】訪問時、ごちそうを食べた後のゴミが増えた。1人暮らしの本人に聞くと「やさしい人たちが時々来てくれるようになった。一緒にご飯を食べたり遊びに連れて行ってくれる」と。	ケアマネジャーに相談。ケアマネジャーが本人に再確認後、包括に相談。包括と市の行政担当者が調べたところ、このケース以外でも地域の独居者を狙って本人に支払わせて飲食・飲酒、遊びに行く集団が見つかり警察に通報。民生委員や近隣者と見守り体制をつくる。本人の話し相手や楽しみ相手を増やす。
ヘルパー	【行方不明、事故の危険】日中独居の男性を訪問しても、家にいないことが重なる。	ケアマネジャーに相談。ケアマネジャーが本人宅を訪ね、日中の過ごし方を丁寧に聴き取る。一緒に出かけて行き先を確認。本人がかなり遠くまで1人で行き、帰れなくなっていることもあることがわかる。本人、日中働きに出ている娘、包括と相談。SOSネットワークに事前登録。ヘルパーの利用を増やす。ケアマネジャーと娘で近隣や本人の行きそうな経路を回り、見守り・声かけしてくれる人を増やす。
デイサービス職員	【金銭管理】独居の女性が、職員に「お前がお金を盗った」と頻回に訴えるように。デイでの食事やおやつを必死に食べる（家で食べていない？）。	ケアマネジャーに相談。ケアマネジャーが本人宅を訪問。同じ食品の腐ったものが大量に見つかる。年金が入ると、連日スーパーや店でお金が続く限り同じものを買い、お金が少なくなると不安になって近所ともトラブルを起こしていることがわかる。ヘルパーの利用を開始。ケアマネジャー、デイサービス職員、ヘルパー、銀行、スーパーや店の職員と、本人へのかかわりや対応方法、連絡方法について話し合う機会をもつ。成年後見の手続き。

　なお、特に在宅の場合、心身の変化と同時に、生活面の変化について普段の日常での注意深い観察をしながら、保健・医療・福祉関係者以外の他職種とも早期に連携・協働して、本人の生活を守る支援が必要なケースが増えています（表3）。自分が働く地域での高齢者を取り巻く現状や、多様な専門職種との連携の実例の情報にアンテナを張りながら、自分がかかわっている人の生活面の変化を見落としていないか、日常的に注意を払い、なんらかの気になる変化があった場合には、事実確認をしながら地域包括支援センターなどに速やかに相談することが必要です。

5）リロケーションダメージを地域の多職種と防ぐ、緩和する

　本人が転居したり、施設や病院に入所・入院する（リロケーション）際の連携の強化が非常に重要な課題です。現状では、認知症の人が転居したり入所・入院すると、一気に状態が悪くなるリロケーションダメージが頻発しています。この深刻な問題が「やっぱ

り悪くなったね」などとやり過ごされていたり、「認知症だから仕方がない」とみなされている残念な状況が繰り返されています。自分がかかわりをもった1人から、リロケーションダメージをつくらない・防ぐことに注力しましょう。

　リロケーションの際は、移り住んだ当日やその夜、その後の数日の生活や支援の在り方が、本人のその後の状態や経過を大きく左右します。入所・入院先の職員がコミュニケーションをとりにくい本人の生活や意向を短時間で捉えることは非常に困難であり、それまでの支援者からの情報不足が、本人の不安や自分なりの生活の混乱、状態の悪化、支援する職員や家族の負担増大などの引き金になっていきます。

　次のケアの担い手の人に、それまで支援していた中でつかんでいた本人の心身状態とともに、**表3**に示したような本人固有の暮らし方の特徴と意向、受けていた支援に関する情報やかかわりの工夫などを確実にバトンタッチすることが極めて重要です。

　画一的な情報ではなく、本人が安心して暮らすための鍵となる情報を具体的に伝達し、次の場での環境づくりや会話、生活の仕方に活かしてもらいましょう。それまでの本人の日々の暮らしを支援しているからこそ知っている、些細で個別具体的な情報がリロケーションダメージを防ぐ大きな手がかりになります（**図14**）。職員の負担軽減や家族との信頼関係が育っていく大事なきっかけにもなります。

　なお、リロケーションによって、本人にとっての大切なつながりが断ち切れてしまうことは、心身上に深刻なダメージをもたらします。**図3**のような支援マップをつくり、会話や支援に活かしましょう。

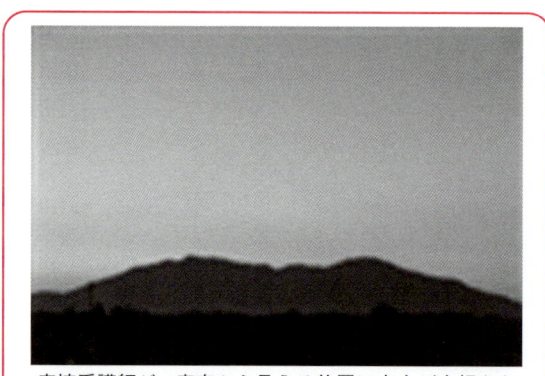

病棟看護師が、病床から見える位置に本人が大好きな写真を貼る。入院初日からの安眠、点滴や処置前の言葉かけ、早期退院への意欲喚起に大いに役立った。

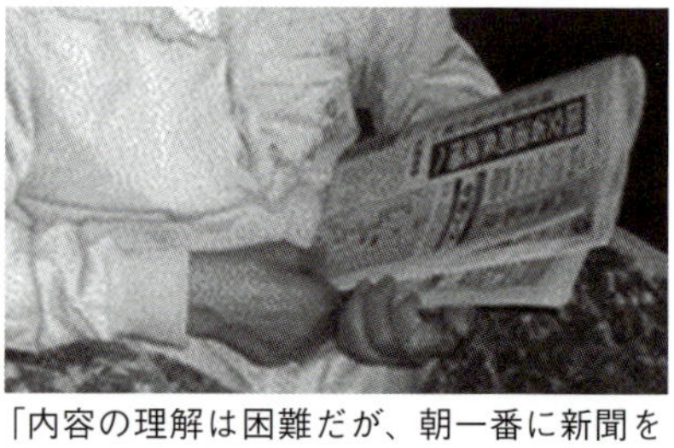

「内容の理解は困難だが、朝一番に新聞を手に取るのが長年の習慣」という在宅ケアチームの情報をもとに、入所の翌朝から施設の早出職員が本人に新聞を届ける。本人が喜び、職員といい関係に。1日のリズムが早期に安定。

図14 ● ケアマネジャーや介護職員の情報が入所・入院時に活かされた例

6）早期の退院を地域の多資源で支援する

　認知症の鑑別診断や服薬調整のための入院や、認知症以外の疾患や骨折などの治療のために入院した際、必要な検査や治療が終了したら速やかに退院できるように、入院後のできるだけ早期から本人・家族と病院の看護師や連携室などのスタッフとの話し合いが必要です。本人・家族によっては、病院側の説明がよく理解できていなかったり、必要な情報や支援が得られないまま退院後の不安を膨らませ、入院前の生活の場（自宅やグループホーム、施設など）への退院は無理と諦めてしまっているケースが多数みられます。

　現在、厚生労働省は在宅療養体制を拡充する方針を掲げており、訪問診療を手がける医師や在宅医療チームが各地で増えつつあります。また、病院のソーシャルワーカーや医療スタッフが、地域のケア職員や近隣の人たちと共に早期退院を積極的に支援する動きも活発になってきています（**図15**）。

　ケアマネジャーやケア職員が、自地域の新しい在宅療養に関する情報を集め、かかわった1人を通じて「住み慣れた場への早期退院を支援する」実践体験を積み上げていきましょう。

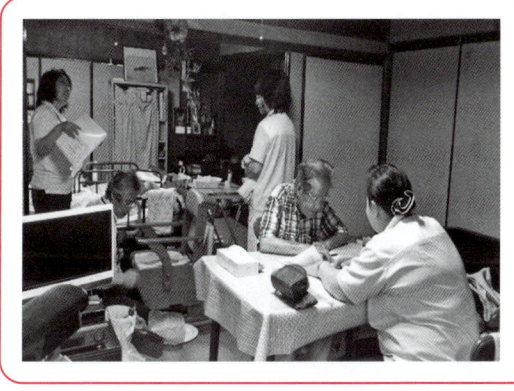

> 退院当日。ケアマネジャー、医師、訪問看護、訪問介護、福祉機器の職員が本人の自宅に結集。
> 退院後、本人の食事摂取量が増え、褥瘡が治る。
> ADLも向上し、体調良好に。本人は「台所に立ちたい」と。

図 15 ● 本人・家族が諦めかけていた退院を、多職種で支援
急性期病院から他の病院への転院を勧められていた本人・家族の率直な気持ちをケアマネジャーが尋ねたところ、「無理だと思うけど、本当は自宅に戻りたい」と。自宅周辺で訪問してくれる医師、看護師を探し出し、介護職員と共に在宅生活をチームで支えている。

7）安らかで自分らしい終末期の日々を地域の多資源で支える

　終末期のケアの要点やその実際は、第11章「認知症の終末期ケア」（246頁）に詳しく記されています。本人が生きている延長線上に終末期と死が訪れます。息を引き取るその時まで、終末期の1日1日を本人がどうよりよく生きるか、あくまでも主体は本人自身であることを、ケア関係者全員で何度も確認することが大切です。

　立ち上がる、排泄する、飲み込む、体温を維持する、呼吸するなどの機能が低下して

いく過程では、本人自身を置き去りにした処置や介護に陥りがちですが、本人自身の意向や生活の在り方を無視したケアは、弱まりつつある本人が生きる力を一層低めてしまいます。

　終末期こそ「本人はどうなのか」「本人は何を好み、望むのか」、本人の意向や生活をよく知るというケアの基本を徹底して活かす時です。日々のケアの中で捉えてきた本人の暮らし方・生き方、そして本人が示す（微細な）反応の手がかりを、医療者や他の介護者にも具体的に伝えましょう。本人の意向はどうか、ケアの共通方針や具体的なケアをどうするか、関係者が一緒に話し合える場や機会を繰り返しつくることが必要です。

　そうした話し合いの根拠とするために、どういう日々を過ごしたいか、本人との普段のかかわりの中で聴き取り、本人のありのままの言葉や声なき声（表情、眼でのサイン、身振りでの反応）に関する事実情報を記録しておく取り組みも広がってきています。

　なお、本人が安らかな日々を送るためのケアを共に行ったり助言してくれる人材（訪問してくれる医師や歯科医、看護師、栄養士、薬剤師、入浴介護や必要時に応じてくれる介護人材など）が自地域にいないか、よく探してみましょう（図16）。

　終末期を過ごすのが自宅であっても、グループホームや施設・病院であっても、本人が会いたい人（家族、親戚、友人など）に会え、いてほしい人にそばにいてもらえる支援をすることがこの時期の大事な点です。家族・親戚や地域の人もそれを望んでいても、かかわっていいのか、いつ行っていいのかわからないままタイミングを逸していたり、医療・介護職にお任せするしかないと諦めている場合も少なくありません。

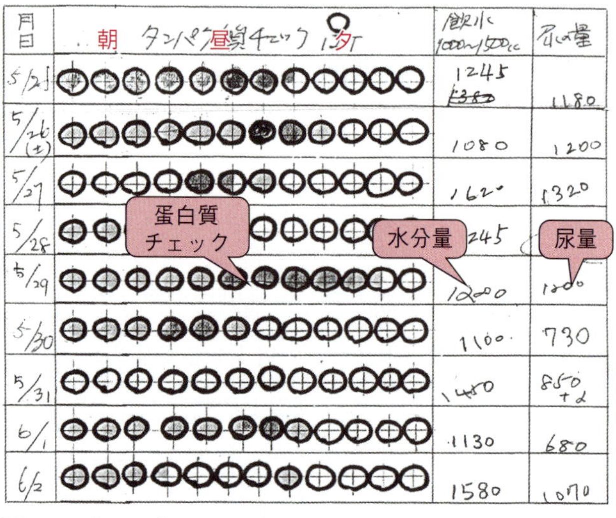

図 16 ● グループホームの職員が行政の栄養士のバックアップを受けながら、終末期の人の食事の支援を行った例

それらの人と時間を共にすることで、専門職では引き出せない本人の安らかさや思いがけない言動が見られる場合がしばしばあります。また、本人に会う機会をつくったことで、親戚や友人、近隣者などから「葬式のときに呼ばれても無念。今会えて、本当によかった」という声が聞かれたり、その後の本人の見守りや家族の協力をしてくれる人が現れたりすることもあります。

　いずれにしても認知症の人の終末期は、最期の予想がつきにくく、長期化する場合も多く、家族やケア関係者の疲弊やストレスが溜まります。その点からも、一部の家族や専門職のみでの閉ざされたケアではなく、地域の多様な人たちと専門職が力を合わせて共に支え合う実践が求められる時代になりました。今現在も多数の認知症の人が終末期を生きています。自分がかかわる「1人」からでも、地域の人たち、専門職とのつながりをつくり、終末期の新しい暮らし方・支え方を実践していきましょう。

2　地域包括支援センターと連携した地域ケア

a．認知症の人を地域で共に支えていくためのパートナー

　地域包括支援センター(以下、包括)は、「高齢者が住み慣れた地域で安心して過ごすことができるように、包括的および継続的な支援を行う地域包括ケアを実現するため」[10]に各市町村が設置した地域の中核機関です。保健師、主任ケアマネジャー、社会福祉士が配置され、専門性を活かして連携しながら、**表4**のような多彩な機能を担っています。

　これらの一つひとつは、介護職が認知症の人を地域で支えていくうえでの大きな後押しになります。また同時に、介護職による日々の一つひとつの実践が、地域包括ケアを実現していく基礎であり、介護職は包括の機能を高めていくための大事な一員です。こうした意味で、包括と介護職員は、互いに力を合わせながら高齢者、そして認知症の人

表 4● 地域包括支援センターの基本的な機能

①介護予防ケアマネジメント業務
②総合的な相談、権利擁護業務
　　＊以下を含む
　　　・多様なネットワークを活用した地域の高齢者の実態把握
　　　・虐待対応
③包括的・継続的ケアマネジメント支援業務
　　高齢者の状態の変化に対応した長期継続的なケアマネジメントの後方支援

上記に加えて、市町村によって独自の機能を併せ持っている場合も多い。自地域の地域包括支援センターの機能を確認してみよう。

が安心して過ごしていける支援や地域を一緒に築いていく地域の大切なパートナーといえます。

　また近年、認知症の人を地域で支えるネットワークづくりや医療・介護の連携を推進する役割をもつ認知症地域支援推進員が配置された包括も増えています。

　関係や連携がまだまだ図れていないという地域も少なくありませんが、今後は、普段から介護職と包括とのつながりを強めていくことがお互いにとって不可欠です。自分が働くエリアの包括が開催する会議や事例検討会、さまざまな集まりや催しに積極的に出向いたり、逆に、介護職員や事業所が開催する会議や集まり、小地域の催しなどの際に包括の人に声かけをして参加してもらうなど、介護職の方から包括の職員とつながる機会を普段から積極的につくっていきましょう。

　なお、認知症の人のよりよい暮らしを地域で支えるための人材やチームを育てる研修を、身近な地元で、包括と介護職員が一緒に開催する地域も各地で増えてきています（**図17**）。地元で出会い、継続的に学び合いながらつながりや支援力を高めていく地域に密着した研修を地元で開いていきましょう。

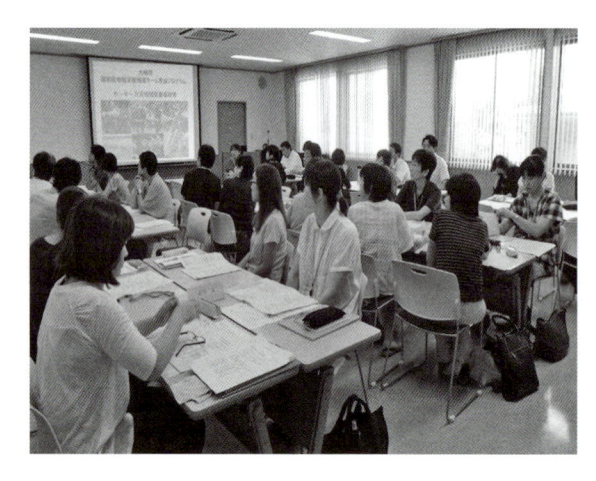

図17● 認知症の人のケアを地域で共に推進する地域人材・チームづくりの研修
地域包括支援センターの呼びかけで多職種が継続的に集まり、支え合う仲間を増やしながら、認知症の人を地域で支えるための自主企画や地元での人材育成に一緒に取り組んでいる。

b．認知症の全ステージで求められている包括との相談・協働

　介護職が担当している認知症のケースについて、包括との相談や協働が必要なケースは、初期から終末期まですべての時期でみられます。ややもすると、包括と介護職とのかかわりは在宅の時期のみとみなされがちですが、今後はグループホームや施設から自宅に戻るための支援や、入居・入所中のケースの地域生活の拡充、適切な医療の利用や終末期ケア、権利推進など、包括と連携を強めながら認知症の人の地域生活の継続を守り支えていけるかが、大きな課題です。

c．包括への相談・連携のタイミング

　問題が大きくなってからの包括への相談では、受けた包括の職員が状況や課題を把握したり、支援策・改善策を見い出していくことが難しくなり、解決に多大な時間を要したり、支援が困難になるケースがしばしばみられます。

　担当しているケースの問題が複雑化する前に、まずは包括に一報を入れ、気がかりなケースの存在を包括に伝え、地域の中でできる支援の相談と多様な資源の力を借りた支援を早めにスタートさせることが必要です（**表4** 参照）。

d．介護職が担当するケースの中での支援困難ケースの洗い出しと包括への相談

　認知症の人が暮らしていく中では問題が慢性化しながら複雑になっていく場合が多く、介護職が懸命に支えているつもりがいつの間にか抱え込み状態のまま、本人・家族の生活上の問題が深刻になってしまっている場合が少なくありません。

　また、普段介護をしている中で、家族による虐待が疑われる状況や本人が戸外に出て行方不明になるなどのリスクにうすうす気づき心配をしながらもやり過ごしてしまっている場合もしばしばみられます。

　介護職や現在の関係者のみの支援では問題解決が困難になっている状況やリスクの見落としがないか、常に新鮮な確認が必要です。ケアマネジャーが中心となって本人・家族の生活の実情を知っている介護職が捉えた具体的事実や気づき・意見を出し合い、支援困難や地域での支援が必要なリスクを抱えたケースについては、包括に速やかに相談を入れましょう（**図4** 参照）。これは、自宅の場合はもちろん、グループホームや施設の場合も同様です。

　なお、包括への相談が、包括に支援をお任せしたり丸投げしてしまうものであってはなりません。あくまでも包括は、ケアマネジャーや介護者が本人・家族らをよりよく支援していくための後方支援が主であり、1例1例の協働支援を通じてお互いが支援力を伸ばしていくことが大切です。

e．支援の方針の確認と地域資源を活かした協働での支援

　相談や検討を行う場合、問題点を中心にしがちです。しかし、問題点のみに焦点を当ててしまうと、支援困難なケースやリスクを抱えたケースの場合は、問題が山積して解決策が見い出せず、「現在の生活の場（自宅、グループホーム、施設など）での生活の継続は無理」「施設か病院へ」という選択になってしまう状況がしばしばみられます。

包括との相談や連携の際にも、**表1**の地域ケアの基本方針を関係者が確認し、共有することが重要です。支援困難やリスクを抱えたケースでこそ、見失われやすい当事者の力、希望を最大限に引き出しながら、地域で暮らしていく可能性に焦点を当てて支援の手立てを工夫したり、探し出していくことが必要です。

f．1例1例を通じて地域ケアと地域包括ケアを強めていこう

近年、地域の専門職や多様な人々の中に「認知症の人が地域で暮らせるように」という意識を高め、支援を共に行っていきたいという人たちが増えています。包括や介護職員が地域で暮らし続ける方針をしっかり打ち出すことで、それらの人たちから協力の声があがり、以前なら地域での生活継続が困難とみなされていた人が地域で暮らし続けられるケースが増えてきています。

介護で疲弊し（社会的な）入所・入院を強く希望していた家族も、専門職や地域の人たちの理解や支援の輪が広がることで「本当は（本人と）ここで一緒に暮らし続けたかった」という本音を吐露され、「皆さんがいてくれるのなら、一緒に頑張りたい」と前向きに立ち直られる場合も少なくありません。

包括と介護職が、「本人が地域で暮らし続ける」方針を共有しながら、支援困難なケースへの協働した支援を1例1例積み上げていくプロセスが地域ケアの力とつながりを強め、それらを集積していくことで地域包括ケアの実質や体制が築かれていきます（**図18**）。

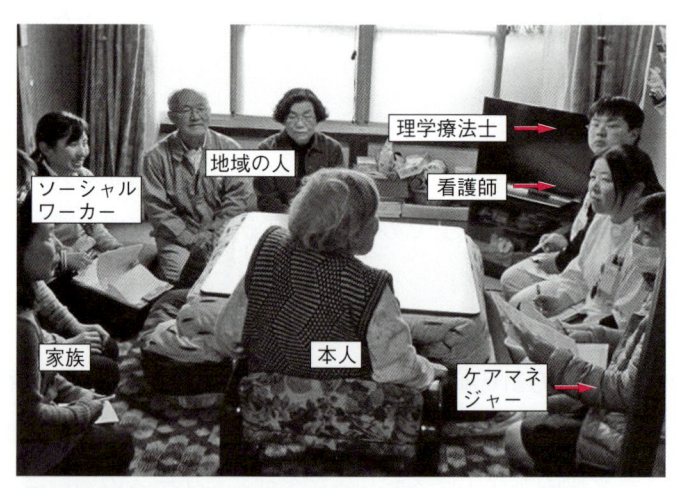

図 18 ● 自宅に戻るための退院前の話し合いを自宅で開く：本人を囲む多様な人々：福岡県大牟田市
（認知症介護研究・研修東京センター：平成25年度認知症地域支援普及セミナー報告資料による）

3 ■ かかりつけ医、認知症疾患医療センターと連携した地域ケア

■ a．地域での生活を共に支えるための医療との連携

　認知症の初期から終末期まで、本人がよりよく暮らしていくためには医療が不可欠であり、介護職が医師と連携しながら本人が適宜適切な医療を受けられるように支援していくことは、介護職の大切な役割の1つです。介護職にとっても医師とのつながりは、日々の中で安心して適切な介護を継続していくための大きな支えです。

　国が示した「今後の認知症施策の方向性について(平成24年6月)」の中で、今後の取り組みのポイントの1つとして「地域での生活を支える医療サービスの構築」が掲げられ、各地域で「かかりつけ医認知症対応力向上研修」や「サポート医研修」、一般病院医療職の研修などが開催されたり、認知症疾患医療センターの設置が進みつつあります。「うちの地域には、認知症の人を支えてくれる医療者が少ない・いない」と決めつけず、進行形で変わりつつある地元の医療職の動きや情報を集めてみましょう。共通の目標である「(本人の)地域での生活を支える」ための医療と介護の協働を真剣に考え、介護職との活動に積極的な医師らが増えてきており、介護職側の意識改革も求められています。

■ b．かかりつけ医と連携した地域ケア

1）まずは、連携の基本から

　認知症の人を支えるための連携以前に、普段医師との連携がとれているかが大きな課題になっています。表5を参考に、地域の医師とのつながりを日常の中で強めていきましょう。

表 5 ● 介護支援専門員と主治医の連携のポイント

○主治医も介護支援専門員との連携を望んでいます。勇気をもって連絡してみましょう。
○主治医に連絡するときには、窓口や連絡方法を確認しましょう。
○診察時間や休診日を確認し、忙しい時間帯は避けましょう。
○まずは電話で相手の都合を確認しましょう。
○自分が担当の介護支援専門員ということを伝えましょう(介護支援専門員の役割も伝えましょう)。
○なぜ主治医と連携をとりたいのか(目的)を伝えましょう。
○サービス調整会議や事例検討会への参加を声かけしてみましょう。
○主治医に連絡後、得た情報をどう活用したか、結果がどうであったか、主治医にフィードバックすることを心がけましょう。

(医療と介護の連携に関する手引き．大阪府，2010による)

2）看護師などの医療関係者、事務職員とのつながりを活かす

　医師とのつながりの中継ぎ役や相談役として、外来や病棟の看護師や訪問看護師、薬剤師やリハビリテーション専門職（PT、OT、ST）、栄養士、相談援助職（SW、PSWなど）などの力を借りることも検討しましょう。また、医療機関の事務職員も、受診する認知症の人をさまざまな形でバックアップしてくれる存在です。担当する認知症の人が受診している医療機関にいる多様な人々に視野を広げ、つながりを1つずつつくっていきましょう。

3）医師が診断や治療に役立つ情報をわかりやすくコンパクトに示す

　介護職にとっての問題や困りごとを伝えるのではなく、医師が診断や薬の処方などの治療のために必要としている本人の心身状態に関する事実情報を伝えることが必要です。医師の限られた時間の中で、今、何を伝えるべきか、家族や他のケア関係者と一緒に事実情報を集めて話し合い、ポイントを絞ったわかりやすいメモを用意するなどの工夫をしましょう（図19）。こうしたメモがあると、家族も医師と事実に基づいたやりとりがしやすくなります。

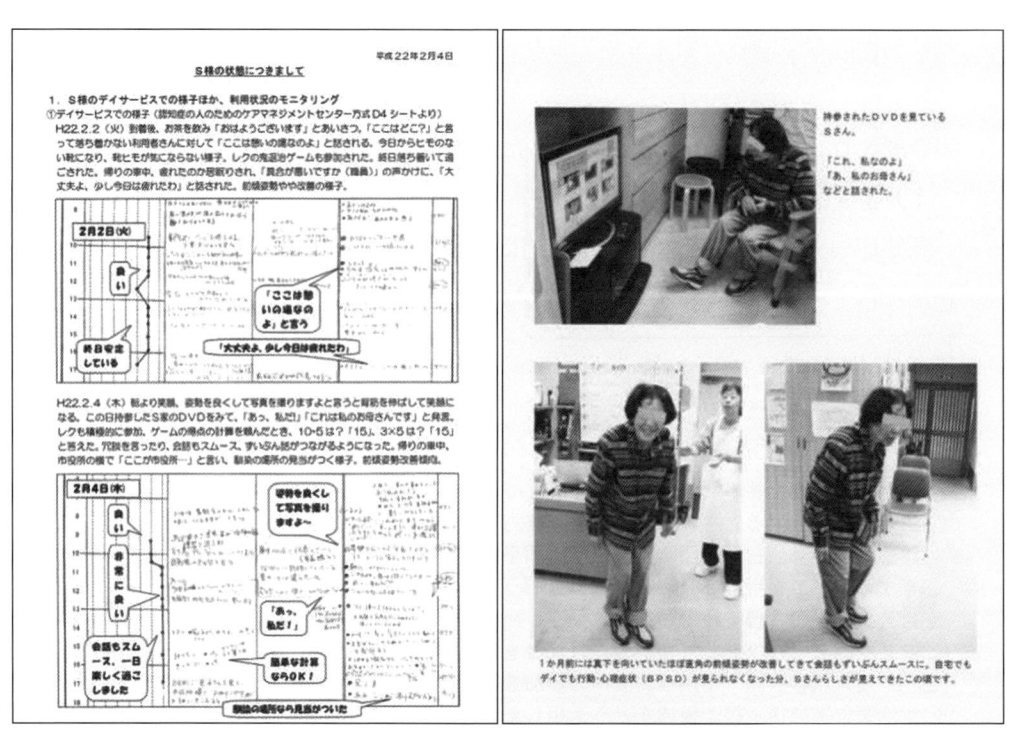

図 19 ● 医師らとの情報共有用に作成した「1分レポート」
デイサービス職員が、医師やケアマネジャー、家族に、本人の状態の特徴や変化、相談したい点を一目で見てもらえるように、日常の記録をもとに作成している。伝わりにくい状況の情報共有、方針合わせや、服薬調整、モニタリングなどに役立っている。医師からも好評。
（鎌倉市：稲田秀樹氏作成）

4）本人の生活や意向・希望に関する情報提供

　本人の心身の状態像には、普段の生活の仕方や環境が大きく作用しており、医師が診断や治療の方針や内容を検討していくために、心身に関する情報に加えて**表3**で示したような本人にとって大切な生活関連の情報を医師に伝えることが必要です。

　また、認知症の本人や家族自身が伝えにくくなっている生活上の意向や希望を日常の中で捉え、わかりやすくまとめて医師に伝えていくことも必要であり、これらを重視して介護職からの情報提供を待っている医師も少なくありません。

　以上の情報は、診察場面では捉えることが難しく、本人・家族の日常生活に接している介護職が捉えて、本人・家族自身が医師に伝えられる支援をしたり、それが難しい場合は代わりに伝えていく必要があります。

　一方で、長年にわたって本人やその家族を診てきた医師の場合、介護職以上に本人・家族の生活や意向・希望を捉えていることもあり、以下のような話し合いの機会を活かして、医師が知っている事柄を介護職が教えてもらうことも必要です。

5）本人の地域での生活を支えていくための話し合い

　認知症の人の場合は、特に普段の介護の中で気づかずにいる身体的な変化や医療面からのケアの配慮が求められることもあり、本人が安定しているようでも、医師と短時間でも定期的に会い助言をもらったり、話し合いをもつことが必要です。

　また前述したように、認知症の人の初期から終末期まで、本人の状態の節目節目でケアの方針について医師と家族、ケア関係者で話し合いや合意をつくっていくことが欠かせません。本人抜きの話し合いにならないよう、本人の同席や本人の意向・希望の確認をしながらの話し合いが求められます。

　担当者会議に医師の参加をお願いしたり、医師の都合のいい時間に合わせて医療機関に家族や関係者が集まり話し合いをもつなど、タイミングを捉えた話し合いを重ねていくことが大切です。医師とのつながりのある包括職員や行政関係者などに仲介を依頼し、同席してもらうことも一策です。

6）本人の変化や急変時の連絡や対応についての事前の話し合い、合意

　上記とも関連し、本人の変化や急変時の連絡や対応について事前に話し合い、方針や方法について具体的に決めて関係者が合意しておくことも欠かせません。一度決めても、本人・家族の変化によって見直しをしながら、更新していくことも必要です。

7）かかりつけ医と連携した地域ケア推進のための地域のネットワークづくり

　現在、全国各地で認知症の人の地域生活を支えるために、医療・介護・地域支援の関係者が専門や立場を越えて集まりネットワークをつくる動きが活発になっています（**図7**

参照)。身近な地域の動きや情報を捉えて、こうした集まりに積極的に参加し、地元のかかりつけ医や専門医、医療関係者との顔の見える関係を少しずつ育てながら、地元でのこれからの協働に向けた取り組みを一緒に盛り立てていきましょう。

c．認知症疾患医療センターと連携した地域ケア

1) 地元の認知症疾患医療センター、連携担当者を知ろう

現在、全国の都道府県に認知症疾患医療センター(以下、センター)が設置され、地域の保健医療・介護機関などと連携を図りながら、認知症疾患に関する鑑別診断、周辺症状、身体合併症に対する急性期治療について、専門医療相談を実施するとともに、地域保健医療・介護関係者への研修などを開催しています。

都道府県によって設置状況や利用や連携のシステムが異なる点があり、ホームページなどを通じて地元のセンターについての情報を捉えておきましょう。

各センターには、連携の窓口やコーディネート役となる担当者がいます。できるだけセンターが開催する研修などに参加して、担当者を直に知っておきましょう。

2) センターを受診する目的を明確に

センターの受診は、原則的にかかりつけ医を通じてということになります。かかりつけ医がいない場合やかかりつけ医を介せない事情がある場合は、連携担当者に電話を入れてまずは相談をしましょう。

いずれにしても、何のために受診をしたいのか、受診目的を明確にしておく必要があります。本人・家族によっては、「センターを受診すると認知症を治してもらえるのでは」と過剰な期待を抱いてしまったり、介護疲れのために「(長期)入院をさせてもらいたい」といったセンターの役割と外れた意向をもっている場合もあり、冒頭に挙げたセンターの役割をよく伝える必要があります。

3) 受診・治療、入退院の経過を通じて本人・家族を共に支える

実際に受診や治療、入院をする際には、かかりつけ医、センター側の医師や連携担当者などと連絡を取り合いながらの支援が必要になります。特に、馴染みのないセンターへの受診やそこでの検査・受療、入院をスムーズに行うには、本人の安心や納得の確保、実際に受診するための移動手段や同行者についての打ち合わせが不可欠です。本人への説明の仕方や利用にあたっての配慮について、介護職から本人の普段の生活や意向、生活習慣、好みなどに関する具体的な情報提供をしながら、関係者間で話し合い、一貫した説明や支援を行っていくことが必要です。

入院の場合は、退院の見通しや退院後の在り方について、入院直後から関係者間での話

し合いが必要です。入院は本人がたどる長い経過の一部です。本人が退院後をよりよい環境で暮らしていくために、何が必要で、地域の多資源を活かしながら何ができるか、1人の利用者についてセンター側の職員とともに介護職が具体的な情報やアイデアを出し合いながら（早期の）退院や本人が生活を続けるための支援の実例が積み上げられつつあります。

4）専門医療相談を利用する

センターの連携担当者などの専門スタッフが、認知症の人の医療や介護、地域支援に関する相談を電話や来所で受け付けています。担当するケースについて、ケア関係者や包括との連携では解消しない課題やより専門的な助言などについて、専門医療相談を利用してみましょう。この場合も、事前に相談の内容を整理し、目的を明確にしたうえで相談をすること、そして本人の日常生活の具体的な情報や本人固有の暮らしや意向についての情報をわかりやすく伝えることが大切です。

5）これからの新しいケアの流れをつくるために

センターは、認知症の人が地域での生活を続けていくための新しいケアの流れをつくり出すための拠点となる場所です。研修や検討会などを通じて最新の知識や方策を学び合うとともに、地元での認知症の人の暮らしの現状や支援の課題、新しい動きについて、介護職側からセンターに積極的に情報提供していくことが必要です。センターによっては地元に出向いて、介護職とともに市民向けの講座や相談会の開催、地元の人材育成などに取り組んでいます。センターの関係者が、当事者により身近な地域でつながりながら活躍できるような機会や場面を、介護職が共につくっていくことが求められています。

（永田久美子）

◆文献

1) 佐藤アキ：まちづくりに必要なことを認知症の人が教えてくれる．平成25年度第3回認知症地域支援体制推進全国セミナー，認知症介護研究・研修東京センター，東京，2014．
2) 認知症サービス提供の現場から見たケアモデル研究会：平成23年度老人保健健康増進等事業「認知症サービス提供の現場から見たケアモデル研究会報告」．ニッセイ基礎研究所，東京，2012．
3) クリスティーン・ブライデン：【改訂新版】私は私になっていく；認知症とダンスを．馬篭久美子，桧垣陽子（訳），クリエイツかもがわ，京都，2012．
4) ダイアナ・フリール・マクゴーウィン：アルツハイマー病患者の手記；私が壊れる瞬間（とき）．中村洋子（訳），DHC出版，東京，1993．
5) 水木理：ブログ認知症一期一会；認知症本人からの発信，社団法人認知症の人と家族の会（編），クリエイツかもがわ，京都，2005．
6) 白藤香代子：認知症の人の声に耳を澄ます⑦「おまけしときます」．特集：おはよう21(4)，2011．
7) 桜井記子：認知症の本人と共に生きるケアの実践．特集「認知症の当事者研究のために」，看護研究46(3)，2013．
8) 中村成信：ぼくが前を向いて歩く理由（わけ）；事件，ピック病を越えて．中央法規出版，東京，2012．
9) NPO法人認知症当事者の会（編）：扉を開く人クリスティーン・ブライデン；認知症の本人が語るということ．クリエイツかもがわ，京都，2012．
10) 一般財団法人長寿社会開発センター：地域包括支援センター事業マニュアル．2011．

生活障害の理解と支援

1 | 生活障害としての症状　chapter 4

● はじめに

　認知症はさまざまな原因で起こりますが、ここでは認知症を起こす4つの代表的な病気を取りあげて説明します。4つの病気とは、①アルツハイマー型認知症（アルツハイマー病と同じ意味です）、②前頭側頭型認知症（ピック病ともいいます）、③レビー小体型認知症、④血管性認知症（脳血管性認知症ともいいます）、です。①〜③の3つの認知症は、脳の中に異常な成分が溜まる病気で、①アルツハイマー型認知症では老人斑（アミロイド蛋白）や神経原線維変化（タウ蛋白）が、②前頭側頭型認知症ではピック球が、③レビー小体型認知症ではレビー小体（α シヌクレインという蛋白）が脳に溜まります。溜まった成分の毒性のために脳細胞が障害されます。そして溜まる場所が違うために症状も違ってきます。なぜなら脳は場所によって働きが違うからです。一方、血管性認知症は血管の異常で起こる認知症です。脳出血の後になることもありますが、脳梗塞が原因であることが多いとされています。また、半身が麻痺するような大きな脳梗塞が起こっても認知症になるとは限りませんが、小さな脳梗塞でも多数が広範囲に発生すると認知症になります。

　しかし、認知機能障害をきたす疾患は上記の疾患ばかりではありません。例えば、進行性核上性麻痺、大脳皮質基底核変性症、ハンチントン病、クロイツフェルト・ヤコブ病といった疾患があります。また、特に治療すれば改善する認知機能障害は見逃さないことが重要で、歩行障害や尿失禁を伴う正常圧水頭症や、麻痺や頭痛などを伴う慢性硬膜下血腫などがしばしば認められるものです。その他にも、認知機能に影響を及ぼすために認知症と間違える可能性があるのが、うつ病などの精神障害とせん妄などの意識障害です。

　うつ病の症状は、本来気分の落ち込みや意欲の低下ですが、頭の回転が悪くなると物覚えや会話に支障が生じて認知症のように見えることがあります。しかし時間をかけて話を聞けば、物忘れや会話の障害はさしてひどいものではなく、頭が悪くなったと思い込んでいたり、考えることを諦めたりしていることがわかります。特に時間経過が認知症とは異なり、数週間から2、3ヵ月の経過で、年単位にわたるものではありません。

せん妄は、意識障害とはいってもその程度は軽く、挨拶や簡単な会話は可能ですが、やはり意識のレベルは低下しているので、記憶力をはじめ理解力や判断力が低下して認知症のように見えます。多くの場合、症状が日によって変動し、1日の中でも状態が変わります。時間経過はうつ病よりもさらに短く、数時間から数日の経過である点が認知症と大いに異なるところです。

1　アルツハイマー型認知症

1 ■ 症状の分類：中核症状と行動・心理症状（BPSD）

　アルツハイマー型認知症の症状は、認知機能の低下である「中核症状」と、その他の症状である「認知症に伴う行動・心理症状（behavioral and psychological symptoms of dementia；BPSD）」に分けられます。この BPSD と似た用語に「周辺症状」がありますが、これは「せん妄」（混乱のある軽い意識障害で、幻視や興奮を伴うことがあります）を含みます。BPSD は「せん妄」を含まないので、用語の違いに注意してください。

　中核症状は、脳細胞の障害が直接引き起こす症状で、病気の進行に伴って強くなります。これは神経細胞の働きが失われた結果で、治療によって回復させることが今はまだできない症状です。中核症状には、記憶障害（物忘れ、健忘）や見当識障害（失見当識ともいい、時間や場所、人について見当がつけられなくなります）、失語（言葉が出にくくなったり、人の話についていけなくなります）、失行［筋力低下や振戦（震え）などの運動の症状はありませんが、目的に合った動作ができません］、失認（見聞き自体はできますが、見聞きしたことの意味がわかりません）、実行機能障害（遂行機能障害ともいいます、家事や仕事の手順がわからなくなり、手順を間違えます）などがあります。

　一方、BPSD とは、認知症にみられる中核症状とせん妄以外のすべての症状です。これらは、中核症状によって引き起こされたり、環境の変化や人間関係によって引き起こされる症状です。病気の進行とともに悪化するとは限らず、病気が進行して目立たなくなることもあります。①間違った思い込み（妄想）、勘違い（誤認）、疑い深い（猜疑的）といった思考内容の障害、②不安、抑うつ、焦燥、易怒、情緒不安定といった感情の障害、③無関心・無気力といった意欲・関心の障害、④衝動を抑えられないという衝動制御の障害、⑤幻覚や錯覚、⑥日中の居眠りや夜間の不眠などの睡眠・覚醒リズムの障害、な

どさまざまです。

2 ■ アルツハイマー型認知症の中核症状

■ a．記憶の障害（近時記憶障害、近接記憶障害）

　記憶は、出来事から経過した時間の長さで分類します。数秒から十数秒の記憶を即時記憶（短期記憶）と呼び、聞いた話の内容をその場で繰り返すようなとても短い時間の記憶です。数十秒以上の記憶は長期記憶と呼びます。この長期記憶は、数十秒から数日（2〜3日程度）までの近時記憶（近接記憶）と、数日より長く何十年に至る遠隔記憶に分けることができます。これらの記憶のうち、殊に近時記憶の障害がアルツハイマー型認知症では病気の初期から目立ちます。

　同じことを何度も話したり尋ねたりします。既に話したことが記憶に残らず、あたかも初めて話しているつもりです。同じ内容を同じ順番で同じ調子で話したりします。聞き手が不思議な顔をしたり、怪訝な顔をすると、同じことを話してしまったことに気づくことがあり、恥ずかしい思いをしたりします。

　薬をしまった場所を忘れたり薬をなくしたりします。この後に説明する時間の見当識も障害されているため、正しい時間に服薬することは困難です。服薬を忘れることが続くと受診日に薬が余りますし、既に服薬したことを忘れて何度も余計に服薬すると薬が足りなくなります。残っている薬の数がだいたい合っていても、服薬を忘れることと余計に飲むことが繰り返されている場合があります。薬が2つ以上ある場合、服薬の途中で声をかけられるだけで、どこまで飲んだかわからなくなります。

　冷蔵庫に消費期限を過ぎた物も含めて同じ物がたくさん入っているのは、買うべき物を理解してはいても、既に買っていることを忘れ、冷蔵庫の中を見たときのことも忘れて買ってしまうためです。食べないうちに消費期限が過ぎてしまうのも買ったことを忘れているためです。近時記憶の障害は健康の維持に関しても重大です。例えば腹痛があると、ふつう、この数日に変わったものを食べたか？　普段と違う薬を飲んだか？　お腹を冷やしたか？……など私たちは考えますが、近時記憶の障害があると、これらのことをまったく振り返ることができません。どうしてよいかわからずただ痛みを我慢するだけです。

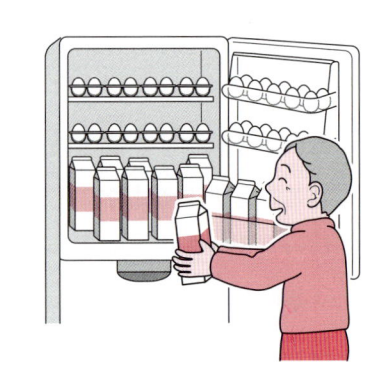

b．失見当識

　見当識障害があると、現在の時刻や自分がいる場所(状況)、一緒にいる人のこと(自分との関係など)がわからなくなります。失見当識は、失見当、見当識障害などともいわれます。認知症の進行に伴って、時間の失見当識は、ふつう、時刻→日付→年→月の順に、場所の見当識は、遠方→隣近所→屋内の順に、人の見当識は、友人・知人→より親しい人→家族の順に、障害されることが多いようです。

　習慣のなかった人が深夜に飲食に出かけたり、せっかく旅行に行ってもすぐに帰ろうとしたり、尋ねて来たばかりの客を「遅くならないように」と帰そうとするのは、時間の見当識障害と関係しています。

　約束や通院日をカレンダーに書くように周囲から勧められても、今日がカレンダーのどの数字なのかわからなければ、やりようがありません。毎日カレンダーに印を付ける方法もありますが、その日に既に印を付けたのか、まだ印を付けていないのかわからないため難しいのです。日めくりカレンダーも同様です。

c．失語

　健忘失語(語健忘、喚語困難)のために、使い慣れた言葉も出にくくなり、「あれ」や「それ」といった代名詞を使うことが多くなります。

　人の話についていくのが難しくなるのは了解の障害(超皮質性感覚失語)です。会話の理解が難しくなり、それまで以上に話し手の表情や態度に敏感になります。相手が自分に怒っているのか、それとも親しみをもっているのか、表情や態度から読み取ろうとするからです。話の具体的な内容よりも、声のトーンや口調によって本人が受ける印象が左右されます。

　また、生活動作に失敗した経緯を説明したり、言い訳をすることができないため、苦労や苦悩を理解・同情してもらうことができません。

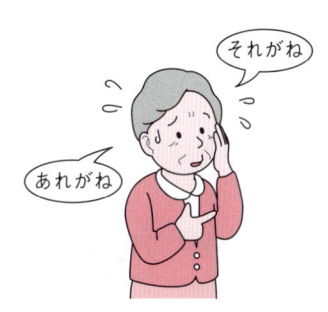

d．失行

　上・下肢の筋力低下や震え(振戦)などの運動面の症状がないのに、目的に合った行動ができない状態です。道具や家電製品を使えなくなり(観念失行)、また、言葉で動作や行動を説明されても行動に移すことができません(失語の影響もあります)。具体的には、次項の失認も影響して、部屋を片づけられない、タンスの中身を整理できない、服を着

るのに時間がかかる(着衣失行)、ボタンやチャックを閉めることができない、などの困難が増えます。失敗を繰り返すうち、自分のやろうとしていることがわからなくなり、戸惑いから行動が止まってしまうこともあります。

e．失認

見たり聞いたりするなど知覚に異常がないにもかかわらず、見たり聞いたりしたことの意味がわからない状態です。例えば、自分と物との位置関係や、物と物との位置関係がわからなくなるのは視空間失認です。慣れた場所で道に迷うのも、建物や道の位置関係がわからなくなっていることが関係します。

f．実行機能障害(遂行機能障害)

実行機能とは、必要な道具や材料を揃えて順番に手順をこなす能力です。料理を例にとると、作るメニューを決めて、必要な材料を買ってきたりストックから出して揃え、正しい手順で調理をする能力です。実行機能に障害があると、手順がわからなくなり、手順の一部を抜かしたり、順番を間違えたりします。例えばカレーを想い浮かべても、どこから手をつければよいかわからず、じっとしていたり、野菜を切らずに丸ごと炒めたり(手順を抜かす)、煮る前にカレー粉を入れたりします(順番を間違える)。動作が止まってしまう状態では、考えが止まったように感じたり、頭の中が真っ白になったように感じているのではないでしょうか。失敗を指摘されても、どうして自分がそのようなことをしてしまったのか振り返ることはできず、混乱します。

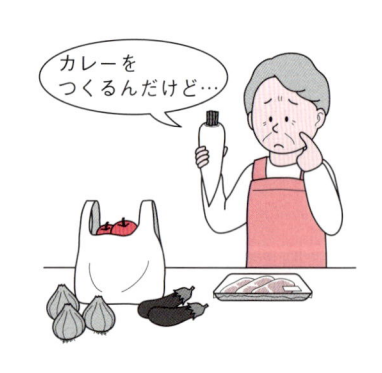

3 ■ アルツハイマー型認知症の行動・心理症状(BPSD)

a．思考面におけるBPSD

「妄想」や「誤認」は、どちらも事実を間違って捉えている状態です。「夫が自分を裏切っている」とか「自分は家族から見捨てられる」といった人の考えや行動についての思い込みが「妄想」で、娘を母親と間違えたり、自宅を知人宅と間違えるような、単純な事実の誤った思い込みは「誤認」です。「疑い深さ(猜疑的)」とは、内容は妄想と似ていますが、妄想ほど強く信じ込んでおらず、周囲が何度も訂正すると、「もしかしたら、そうではな

いかも知れない」と確信が揺らぐ状態です。「妄想」の内容としては、「財布や通帳を誰かが隠した」（物盗られ妄想）、「ここはわが家ではない」「娘と顔が似ているが偽者だ」「妻は自分を裏切っている、浮気をしている」「自分は家族から見捨てられる」「(死んだはずの)夫が生きている」などがあります。

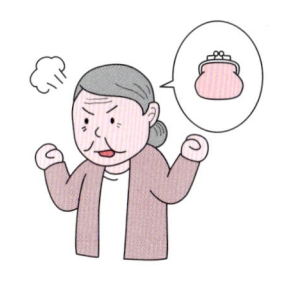

b．感情面におけるBPSD

「不安」とは漠然とした恐れの気持ちです。心配の種がはっきりしている場合は不安とはいいません。不安とは漠然とした対象のない恐れです。

抑うつ気分とは、"哀しい""悲しい""寂しい""虚しい"といった悲哀感です。うつ状態には、よく意欲の低下が起こりますが、抑うつ気分は意欲低下とは別の症状です。意欲の低下があっても抑うつ気分があるとは限らず、抑うつ気分がなければうつ状態ではありません。

情緒不安定とは、些細なきっかけで強い喜怒哀楽が起こる状態です。些細なきっかけで怒りが生じるのは易刺激性と呼びます。アルツハイマー型認知症そのものは感情が不安定になる病気ではありませんが、失敗が続いたり周囲の非難によってストレスを受け、精神的に追い込まれた結果、感情的に不安定になることがあります。

c．意欲・自発性に関するBPSD

意欲や自発性の低下や無気力などが起こります。認知症が直接引き起こす症状の場合と、二次的に起こる場合とがあります。日常生活で失敗が続いた結果、自信をなくしたり、周囲からの非難を恐れ、周りに迷惑をかけないように余計なことをしない生活態度が、本人を消極的にさせるものと考えられます。その結果、意欲の低下に見えることがありますが、意欲低下とは、それまでしていたことをする能力が残っているのにしなくなる状態です。また、仕事一途で人づきあいが不得手だった人は、デイケアを勧められてもその気になれません。これも意欲低下ではなく、従来のライフスタイルや性格によるものです。

d．衝動コントロールの障害

たまたま注意が向いたことや、関心をもったことに向かって、その場の状況を踏まえずに行動してしまう状態です。衝動が行動に直接結びつく状態といえます。結果的に周囲を無視してしまうため、"自分勝手""マイペース"などといわれてしまいます。

e．幻覚と錯覚

　知覚とは、視覚、聴覚、嗅覚、味覚、体性感覚(皮膚感覚)の五感ですが、認知症の場合は、視覚と聴覚に関する症状が周囲からわかりやすいようです。それらの障害は幻覚(存在しないものを見聞きする)と錯覚(間違って見聞きする)です。例えば、存在しない人や物が見えるのは幻視、していない音や声が聞こえるのは幻聴、ないにおいを感じるのは幻臭です。錯覚とは、何もないわけではありませんが、誤って見聞きするもので、天井の染みがオバケの顔に見えたり、屋根を叩く雨の音が話し声に聞こえたりします。

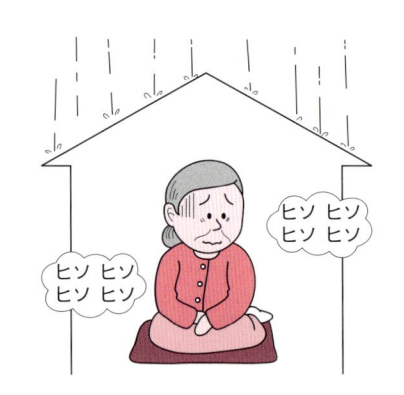

f．睡眠・覚醒リズムの障害

　ヒトの身体はおおよそ１日を周期とする睡眠と覚醒のリズムをもっています。日中の傾眠や夜間の不眠は、このリズムが障害された結果です。また、健常者であれば夜間に中途覚醒が起こっても、行動を抑えることができますが、アルツハイマー型認知症の場合は、見当識障害やBPSDのためにしばしば行動にブレーキをかけられません。しばしば深夜の食事や外出に至ります。

g．行動面の症状

　ここまで述べてきた心理・精神症状が行動面の症状を引き起こすことがあります。拒否、拒絶、攻撃性、徘徊、不穏、多動といった症状です。心理・精神症状が増悪したり、複数の症状が相互に影響した結果が行動に現れたものです。

h．病識・病感の獲得の難しさ

　「病感」とは、心や身体の感覚が元気なときと違うというものです。病気に罹っているというはっきりした気づきはありませんが、気分や体調が以前と違うというわけです。それに対して、「病識」とは自分の病気に対する理解です。病名そのものを知っているかどうかは必ずしも問題ではありません。例えば、「自分の物忘れは年のせいではなく病気で、放っておいてはいけない。薬を飲んだりデイケアに行くのはよいこと。急に悪くなったりしない」などといったことを理解していれば、病識があるといえます。なお、本来病識とは病気の人がはじめからもっているものではなく、周囲が支援して芽生えさせるも

のです。

i．人格の変化

認知機能障害のために、場にそぐわない態度になったり、自分の失敗が及ぼす周りへの影響がわからないため深刻さがなく、人格の変化といわれます。とりわけ記憶の確かさに関する自己認識は早期の段階から障害され、想い浮かんだことが自分にとって確かな記憶(知識)なのか、どこかで耳にした曖昧な記憶なのか区別がつきません。そのため間違ったこと言ってしまったりすると、「平気な顔をしてデタラメなことを言う」「平然とウソをつく」と言われてしまうことがあります。本人は想い浮んだことを話しているだけですが、周囲が上記のように受け止めると、人格の低下や人格崩壊とみなされることがあります。症状が進行しても、元来の礼節や対人関係のもち方は保たれます。

4 ■ アルツハイマー型認知症の進行

病気の進行の速さは人によって違います。人によって、早期に目立つ症状も違います。ただ、日常生活活動(activities of daily living；ADL)については、まず仕事や家事などの手続き的ADL(道具的ADL)の失敗が起こり、続いて、着替えや入浴、食事や排泄などの基本的ADLの失敗に進行するのが一般的です。

脳細胞の障害が広がるスピードは速くなったり遅くなったりしないと考えられますが、生活上の失敗は目立って増える時期と、あまり変わらない時期があります。失敗が次々と増える時期に、本人の表情が悪くなり、強い戸惑いや混乱が観察されます。今までできていたことができなくなるという変化を、アルツハイマー型認知症の人が経験しているのではないでしょうか。また、病状の評価やアセスメントが病気の進行についていけなくなり、不適切なケアになることがあります。

病気の進行を7つの段階に整理したのが、Functional Assessment Staging(FASTと略)[1]です(**表1**)。各段階の特徴を簡単に説明します。

FASTステージ1：認知機能の低下がなく正常範囲です。5〜10年前の認知機能と比べても変化がみられません。

FASTステージ2：非常に軽度の認知機能の低下だけで、年齢相応と判断されます。物忘れもわずかで、変化には周囲の人もほとんど気づきません。

FASTステージ3：軽度の認知機能の低下です。仕事やこみいった家事で失敗することもありますが、日常生活ではほとんど失敗がありません。

表 1 ● アルツハイマー型認知症の臨床経過（FAST）

FAST1：正常…認知機能低下なし
　　　　主観的および客観的機能低下は認められない。
FAST2：年齢相応…非常に軽度の認知機能の低下
　　　　物の置き忘れを訴える、喚語困難
FAST3：境界状態…軽度の認知機能低下
　　　　熟練を要する仕事の場面では機能低下が同僚によって認められる。
　　　　新しい場所に旅行することは困難。熟練を要する仕事で支障、初めての場所への旅行が難しい。
FAST4：軽度のアルツハイマー型認知症…中等度の認知機能低下
　　　　夕食に客を招く段取りをつけたり、家計を管理したり、買い物をしたりする程度の仕事でも支障をきたす。
FAST5：中等度のアルツハイマー型認知症…やや高度の認知機能低下
　　　　介助なしでは適切な洋服を選んで着ることができない。入浴させるときにもなんとかなだめすかして説得することが必要なこともある。
FAST6：やや高度のアルツハイマー型認知症…高度の認知機能低下
　　　　(a)不適切に着衣
　　　　(b)入浴に介助を要する。入浴を嫌がる。
　　　　(c)トイレの水を流せなくなる。
　　　　(d)尿失禁
　　　　(e)便失禁
FAST7：高度のアルツハイマー型認知症…非常に高度認知機能低下
　　　　(a)最大限約6語に限定された言語機能の低下
　　　　(b)理解しうる語はただ1つの単語となる
　　　　(c)歩行能力の低下
　　　　(d)着座能力の喪失
　　　　(e)笑う能力の喪失
　　　　(f)昏迷および昏睡

（文献1）による）

FASTステージ4：中等度の認知機能の低下で、軽度のアルツハイマー型認知症と診断されます。来客の接待や家計の管理、買い物などで失敗しますが、自分の身の回りのことをするうえでは失敗がありません。手続き的ADL（道具的ADL）のみで障害がみられる状態です。

FASTステージ5：やや高度の認知機能の低下で、中等度のアルツハイマー型認知症と診断されます。入浴や服選びなど、基本的ADLに障害が生じます。気分や情動における変化もみられます。

FASTステージ6：高度の認知機能の低下で、やや高度のアルツハイマー型認知症と診断されます。服を出しておいても着れず、風呂の準備を整えても入浴できず、トイレを流し忘れたりします。この段階の後半では尿失禁や便失禁が起こります。

FASTステージ7：非常に高度の認知機能の低下で、高度のアルツハイマー型認知症と診断されます。話す文章も途切れがちで、質問には文節や単語でしか答えられず、

使える言葉の数も減ります。徐々に歩けなくなり、続いて座っていられなくなり、やがて笑えなくなり、最終的に反応がなくなります。

5 ■ 治療

　アルツハイマー型認知症に使われる治療薬は大きく2つに分けることができます。一方は、病気の進行を遅らせる効果を期待するもので、コリンエステラーゼ阻害薬とNMDA受容体拮抗薬があります。コリンエステラーゼ阻害薬は、記憶や学習に関係するアセチルコリンを補う働きをもち、ドネペジル（アリセプト®）、リバスチグミン・パッチ（イクセロン・パッチ®、リバスタッチ・パッチ®）、ガランタミン（レミニール®）があります。NMDA受容体拮抗薬は、過剰に作用して神経細胞に悪影響を及ぼしているグルタミン酸を抑えるもので、メマンチン（メマリー®）があります。どちらの薬剤も認知機能やADLの低下を遅らせて、多少なりともBPSDを減少させ、その結果、認知症の人と介護者のQOLを高め、認知症の人が自宅で生活する時間を引き延ばすことが期待できます。ただ、それぞれの治療薬は認知症の人にすべて同じように作用するわけではないので、ADLやBPSDへの効果をみながら、その人に合った治療薬になるように調整する必要があります。

　もう1つの薬剤は、BPSDを減らすことを目的に使われる薬剤で、抗精神病薬（統合失調症の治療薬）が代表的です。但し、副作用としてパーキンソン症状（錐体外路症状）や過鎮静、眠気などが出現する可能性があり、また服用している人は服用していない人に比べて死亡率が高いという報告もあるので、やむを得ない場合にのみ使用し、使用する場合もできる限り短期間で止める必要があります。その他、抗うつ薬、抗不安薬、睡眠導入剤、感情調整薬（抗てんかん薬）、漢方薬（抑肝散）についても、できる限り少量で、できる限り短い期間の使用が望ましいとされています。

2　前頭側頭型認知症

　前頭葉と側頭葉が障害される病気にはいくつかの種類がありますが、それらをまとめて前頭側頭葉変性症と呼びます。このグループの中には、前頭側頭型認知症（ピック病とも呼ばれます）、言葉が正しく発音できなかったり、スムーズに言葉が出なくなる進行性非流暢性失語、使い慣れているはずの言葉の意味がわからなくなり、物の名前も出てこ

なくなる意味性認知症などが含まれます。同じ前頭葉と側頭葉の障害でも、目立って障害される脳の場所が違い、症状も異なります。前頭側頭型認知症（ピック病）では前頭葉の前方が、進行性非流暢性失語では前頭葉の後方が、意味性認知症では側頭葉が目立って障害を受けます。ここでは前頭側頭型認知症を説明します。

1 ■ 症　状

■ a．行動の単純化・時刻表的生活・常同行動

　前頭葉の働きは行動を起こすだけでなく、いったん起こした行動を止めたり、周囲の状況に合わせて行動の内容を調節する働きがあります。ふつう、天候が悪ければ日課の散歩を早めに切りあげたり、天候がよければ遠くまで足を延ばしたりするかも知れません。私たちは状況に合わせて行動を調節します。しかし、前頭葉に障害が起こると行動を調整できず、天候が悪くても普段と同じ時間に散歩に出かけ、同じペースで歩き、同じ時間に帰ってきます。行動のパターンに変化がなくなり単純化するため常同行動と呼ばれたり、異常な規則正しさから時刻表的生活とも呼ばれます。

　食事で、甘いものや味つけの濃いものを好むだけでなく、特定の食品にこだわって毎日同じものを食べるようになるのも常同的な行動といえます。

■ b．衝動の突出や抑制を欠いた行動

　アルツハイマー型認知症ではBPSDに分類されていましたが、この前頭側頭型認知症では中核的な症状です。ある事に関心が向くと、行動にブレーキがかけられず、周囲の制止を振り切って行動化します。"万引き"や"無賃乗車"、"信号無視"はこのためです。結果的に社会のルールを破ることはあっても、反社会性や攻撃性が備わってきたのではなく、自分の関心に向かって猪突猛進してしまう結果です。

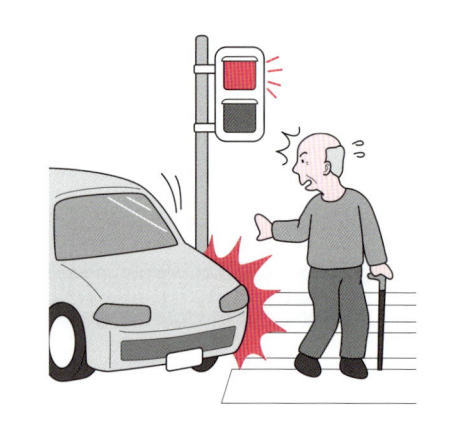

2 ■ 治 療

　前頭側頭型認知症の場合は、病気がある程度進行するまで、物忘れや会話の困難は目立たないのですが、常同行動や抑制を欠いた行動は、それまで築いてきた本人の信用を失うものですし、周囲との関係を悪くして暮らしにくくなります。こうした症状に対して、アルツハイマー型認知症のような治療薬はありませんが、一部の抗うつ薬に効果がみられることがあります。但し治療薬だけでは不十分で、介護保険のサービスを利用した介入が必要となります。例えば、お店に行って盗み食いをする人の場合は、その時間に合わせてデイケアのプログラムに参加するのも１つの方法です。本人がやろうとしていることにブレーキをかけるだけでは反発が生じます。やろうとしていることを止めさせるのではなく、ほかのことに注意を向けさせるところがポイントです。また落ち着きがなく気が散りやすいので、日課やプログラムの開始や継続には、本人が昔から好きだった自然に関心が向くものを利用します。意味性認知症の場合も、前頭側頭型認知症と似た行動面の変化が出ますので、上記の支援が効果的です。

3 レビー小体型認知症

　レビー小体型認知症はパーキンソン病とともにレビー小体という成分が脳に溜まる病気で、共にレビー小体病と呼ばれます。但し、パーキンソン病ではレビー小体が中脳という部位を中心に溜まるのに対して、レビー小体型認知症では大脳皮質にも溜まるため認知症の症状が出るわけです。

1 ■ 症 状

a．症状の変動と意識障害

　具合のよいときと悪いときの差が激しいのが特徴です。具合のよいときには会話をしたり家事の手伝いや散歩をしたりする人が、いったん具合が悪くなると、身体の動きが悪くなりほとんど動けなくなることもあります。頭の回転も悪くなります。そして、よくなったときには「今まで自分はいったい何をやっていたのだろう」と気づいたりするそうです[2]。失神や一過性の意識障害といった突然の変化が起こることもあります。

b．幻視、誤認

　その場にいない人や動物が見えたり（幻視）、間違えたりします（誤認、錯視）。レビー小体型認知症の幻視は、リアリティがあって生々しく、繰り返し起こります。自分にしか見えないことを本人が自覚することができ、不気味に感じます。また見える人たちは危害を加えないことを知っていたりします。

　誤認や錯視では、カーテンが人の姿に見えたり、炊飯器やポットが人や動物の顔に見えたりします。夕方の灯りがともる前の薄暗くなりかけた頃、誤認や錯視が起こりやすいといわれます。また「後ろに人がいるような気がする」といった気配を訴えることもあります。

c．パーキンソン症状

　広く認められる症候として、手首や肘など関節がこわばったり、動きに引っかかりが出たりします（鉛管様筋強剛、歯車様抵抗）。身体の動きがのろくなり（動作緩慢）、前かがみの姿勢になり（前屈姿勢）、歩くときの歩幅が狭くなります（小刻み歩行）。このようなパーキンソン症状が認知症の症状より先に出る場合と、認知症の症状が先に出る場合があります。

2　治　療

　現時点（平成26年4月）でまだ認可を受けていませんが、アルツハイマー型認知症の治療薬であるコリンエステラーゼ阻害薬とNMDA受容体拮抗薬による薬物療法に効果が期待できます。心身の状態を安定させ幻視を軽減する作用が期待できます。病気の進行を遅らせる効果も期待できる可能性があります。それ以外に、パーキンソン症状に対しては抗パーキンソン薬が、幻視に対しては抗精神病薬が用いられることがありますが、抗パーキンソン薬はうつ状態や幻覚・妄想を引き起こすことがあり、一方、抗精神病薬はパーキンソン症状を悪化させる危険があるため、できる限り使用を控えることが望ましいとされています。

　また、幻視や妄想があっても、せん妄とは違って不安や混乱がさほどでもなく、"それは実在しない"という周囲のアドバイスを聞き入れることができる場合もあります。幻覚であることを理解しつつ、見えている人に声をかけたり手を伸ばして消してしまうことができれば、副作用の危険のある抗精神病薬などを使う必要はなくなります。

4　血管性認知症

　血管の異常には、血液が血管から漏れてしまう脳出血や、血管が詰まって血液が流れなくなる脳梗塞があります。脳出血に続いて認知症が起こることもありますが、血管性認知症の場合、数が多いのは脳梗塞による認知症です。また、大きな脳梗塞(脳の広い範囲に梗塞が起きる)に続く認知症もありますが、一方で、脳卒中を起こした様子がないのに、いつの間にか認知症の症状が目立ってくることもあります。その場合、脳の奥の方(深い部位)に小さな脳梗塞が多数発生しており、多発梗塞性認知症と呼ばれます。

1 ■ 症　状

a．症状の変動と注意・集中力の低下

　症状の強さは時間とともに変わります。家族や介護者は「よいときはしっかりしているけれど、悪いときは何もわからなくなってしまう」と言います。傾眠(ウトウトする状態)に至らなくても、覚醒のレベルが不安定なため、注意力や集中力が変動し、記憶が断片的になり混乱します。1日の中で症状が変動することを日内変動、日によって変動することを日差変動といいます。

b．混乱と不安

　聞いた覚えがあることと聞いた覚えがないことが交錯して混乱します。ただ、物忘れや失敗を苦にしたりひがんだりする人は、アルツハイマー型認知症に比べて、病感や病識が保たれているといえるかも知れません。自分の不安定な状態に自信をなくして不安になり、しばしば気持ちが落ち込んでうつ状態になることも少なくありません。

c．断続的な病気の進行

　病気の進行は断続的で予測することは困難です。アルツハイマー型認知症は緩やかではあるものの、止まることなく進行しますが、血管性認知症は何年か進行せずに安定していると思ったら急に悪化したり、このまま悪くなっていくと思ったら何年か安定して経過したりします(断続的な悪化、階段状の悪化)。脳への酸素供給に悪影響を及ぼす心臓・血管系の病気や、肺・気管支の病気などが悪化すると、病状に悪影響を及ぼします。

d．身体症状

通常の脳梗塞や脳出血よりも身体の症状は軽いものの、なんらかの身体の症状がみられることが多いといえます。飲食でむせたり（嚥下障害）、呂律が回らなかったり（構音障害）、歩行が不安定になり足を左右に広げて歩きます（肩幅歩行、幅広歩行）。高血圧、糖尿病、高脂血症、喘息などの身体の病気があれば、その症状もみられます。

2 治療

血管性認知症の原因となる血管の異常は認知症の人によってさまざまに異なりますが、細い血管の流れが悪くなっている場合が多いので、脳細胞への酸素やブドウ糖の供給を改善するため、脳循環改善薬（血液循環を改善する薬剤）や、抗血小板薬（血液を固まりにくくして血液の流れをよくする）などの治療薬が用いられます。また血管の障害を悪くするような、高血圧や糖尿病、脂質異常症（善玉コレステロールが低い、悪玉コレステロールが高い、中性脂肪が高い、など）、心臓疾患があれば悪くしないように正しい治療を継続する必要があります。

また、血管性認知症ではリハビリテーションの観点から心身の活動が特に勧められます。この認知症では、前頭葉の働きが低下する結果、物事に対する意欲や関心を失っていることが多いのです。その結果、まだ活動を行う能力があるにもかかわらず、やろうとしない結果、廃用性にその能力も失っていきます。リハビリなどの心身の活動や脳血液循環を改善する治療薬によって、能力を維持する効果が、他の認知症以上に期待できます。

（繁田雅弘）

◆文　献

1) Reisberg B：Functional Assessment Staging（FAST）. Psychopharmacology Bulletin 24：653-659, 1988.
2) 小阪憲司, 羽田野政治：レビー小体型認知症とアルツハイマー型認知症の主なちがい. レビー小体型認知症の介護がわかるガイドブック, p 19, メディカ出版, 大阪, 2010.

◆参考文献

1) International Psychogeriatric Association：認知症の行動と心理症状 BPSD. 日本老年精神医学会（監訳）, アルタ出版, 東京, 2013.
2) 小阪憲司：知っていますかレビー小体型認知症. レビー小体型認知症家族を支える会（編）, メディカ出版, 大阪, 2010.
3) 池田　学：認知症；専門医が語る診断・治療・ケア. 中央公論新社, 東京, 2010.
4) 長濱康弘：レビー小体型認知症のBPSD. 老年精神医学雑誌 21(8)：858-866, 2010.
5) 繁信和恵, 池田　学：前頭側頭型痴呆のケア. 老年精神医学雑誌 16：1120-1126, 2005.
6) 飯島裕一, 佐古泰司：認知症の正体. PHP研究所, 東京, 2011.
7) 繁田雅弘（編）：実践認知症診療〈第1巻〉認知症の人と家族・介護者を支える説明. 医薬ジャーナル社, 東京, 2013.

生活障害の理解と支援

2 認知機能障害をもつ人への介護の基本

chapter 4

● はじめに

　認知機能には、知覚、記憶、判断、推論、予測、注意、言語、計画、遂行など実にさまざまな要素が含まれます。したがって、どの要素が障害されるかによって、生活上の困難もさまざまに異なります。障害された認知機能の要素を明らかにするには複数の詳細な神経心理検査が必要になりますが、一般の医療やケアの現場で行えるものではありません。そこで本稿では、それぞれの認知機能障害が日常生活にどのように影響するかまず事例を挙げ、続いて具体的な支援の例とその考え方について述べました。

1 易疲労性（疲れやすさ）

▶事例◀　寝てばかりいる栄子さん（88歳、女性、仮名）

　約2年前にアルツハイマー型認知症との診断を受けた栄子さんが、小規模多機能ホームを利用し始めて1年になります。ホームの雰囲気に慣れ、職員と馴染みの関係もでき、週3回の泊まりを利用しながら在宅生活を続けています。元来、世話好きで活発な人でした。そしてホームのプログラムに積極的に参加していたのですが、この1ヵ月は自室のベッドで寝ていることが多くなりました。最初は職員も「疲れる日もある」と気に留めませんでしたが、徐々に食事中の姿勢が悪くなり、長時間座っていられず、うつ伏せになったり、さらに自室で横になっていることが増えました。夜間の睡眠は良好で、朝はすっきりとした表情で起床しますが、昼間は活動に誘っても目を閉じたまま「眠い」「頭と身体が重くて動かない」と言って起きようとしません。

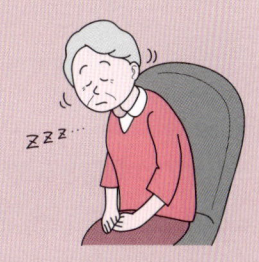

"疲れやすさ"とは身体的な意味だけではありません。軽度の認知症ではまだ日課やADLの能力を失うわけではなく、軽度の認知機能の低下ですが、簡単な用事でも大きな努力を必要とするようになります。その結果、精神的にも疲れやすく、短時間の作業で集中力を失くし、あくびや居眠りが出ます。ぼんやりと遠くを眺めたり「頭に靄がかかっている」と言います。

　ケアの実際として、普段から疲労のサインを見逃さないようにし、サインがみられたら覚醒させようと無理強いはせず、その後の動作の質を上げるために短時間休んでもらい、活動と休憩のメリハリをつけるようにします。栄子さんの場合は、買い物が好きなのでドラッグストアに職員と一緒に買い物に出かけ、身体を動かすことを1日1回、所要時間30分程度で行い、その一方で、職員と一緒に体操やマッサージをしたり、好きな歌を聞いたりするリラックスする時間もつくりました。

　周囲からの刺激（情報）が多い場合も、脳が処理し切れずに疲労してしまいます。不必要な刺激で認知機能を消耗しないように、テレビやラジオのつけっ放しを避けることも大切です。

2　失見当識

▶事例◀　**自分がどこにいるのかわからない志保子さん（74歳、女性、仮名）**

　約3年前にアルツハイマー型認知症との診断を受けた志保子さんが小規模多機能ホームの利用を始めて1年になります。志保子さんは夏場でも毛糸のセーターや厚手の靴下を履き、季節を無視した格好をしています。季節を尋ねると考え込んでしまい、8月だとわかると驚いて自分の恰好がおかしいことに気づきます。また、頻繁に息子に電話をかけ「私はどこにいるの」「なぜ私はここにいるの」「今はいつなの？　昼なの？」と何度も聞きます。自分のいる場所や、現在の時間、自分自身の置かれている状況がわからず、自信を失って「私はおかしくなってしまった」と涙を流します。

　ケアの実際として、まず失見当識が本人の体調や気候などの影響を受けたものでないか確認したうえで、低下している見当識を補う工夫を施します。志保子さんの場合は、季節感のある絵が描かれている大きいカレンダーを本人の専用とし、今日の日付に目印

を付けて使ってもらいました（外的補助手段）。また、時計をいつでも確認できるように本人の視線の高さに合わせて取りつけました。さらに季節を感じるために1日1回外出をしました。気温や湿度や風といった気候の指標だけでなく、外出中に季節と関連する風景や行事を目にすると、さらに見当識の助けになります。

　答えることの難しい「今日は何日ですか」といった質問は避け、反対に季節を象徴する挨拶を心がけます。例えば「今日も蝉の声がしていますね」「今日は雪が降るって天気予報では言ってました」などです。すると自分から「今は夏？　今日は何月何日かしら」と本人による確認につながることもあります。

3　記憶障害

▶事例◀　朝食後の薬を余計に服用する直人さん（78歳、男性、仮名）

　約1年前にアルツハイマー型認知症との診断を受けた直人さんが小規模多機能ホームの利用を始めて半年になります。直人さんは独居で、朝晩の服用薬も自分で管理していました。3日に一度、息子さんが家族と訪問していましたが、最近になって「残っている薬の数が合わない」「一度にたくさん飲んでいるようだ」との連絡がありました。様子を観察すると、1回の服薬量は正しいのですが、一度服用した後に飲んだことを忘れ、初めて飲むかのように再び服用していることがわかりました。また、1週間後の受診の予定を聞くと「今、息子はなんて言ったかな？」と何度も職員に尋ねます。受診のことがわかると、今度は「いつ行くの？」と何度も尋ねます。同時に複数のことが覚えられず、処理しようとすると混乱する様子で、頭を抱えます。しばらくすると「私はバカになってしまった…」と独り言を言い、沈んだ表情で自室に閉じこもります。

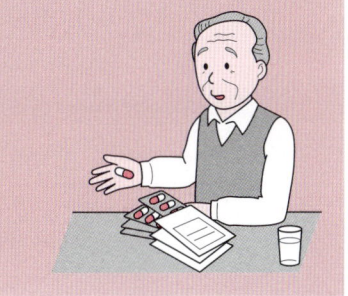

　忘れることや失敗を自覚することが、自信喪失や意欲低下につながる可能性があります。したがって、まずは忘れても困らないようにする工夫を試みるべきです。例えば、若い頃から長年続けてきた家事や仕事に関係する身体に染みついている動作や手技（手

続き記憶)を活かす場面をつくることです。

　職人だった直人さんの場合は、本人と一緒に薬入れ(ケース)を作成し、その日飲む分だけの薬を前日の夕方に入れる作業を習慣化すべく、毎日繰り返しました。約束事や予定などは本人専用のカレンダーを準備し、色マジックで色を替えながら目立つように記入し、いつでも何度でも確認して思い出せるきっかけになるようにしました。また、本人にとって大切な物(直人さんの場合は、腕時計、被り慣れた帽子、目薬、財布など)は置く場所を決め、職員もそれを憶えて、違った場所に置かないように注意しました。

　また、一度にたくさんの情報を提供すると記憶障害のために情報の一部は失われますが、残る情報もあります。その結果、断片的で不完全な情報をもとに考えることになり、却って混乱します。支援者は、すべてを忘れるわけではないことも理解しておかなければなりません。

4 失 語

▶事例◀　**レクリエーションでうまく発話できない幸恵さん(64歳、女性、仮名)**

　　約10年前に脳梗塞を発症し、最近物忘れが目立つようになった幸恵さんが小規模多機能ホームを利用し始めて3ヵ月になります。元気なときに比べると言葉数が減り、スムーズな発話ができませんが、今ではホームに慣れ、他の利用者や職員と頑張って会話をしています。ホームではレクリエーションにゲームを取り入れたグループ活動があり、幸恵さんも積極的に参加して楽しんでいます。しかし、グループ活動の最後に参加者が感想を述べ合う時間があり、そこでメンバーを前にすると急に言葉が出てこなくなります。頑張って話そうとしても、ひどくたどたどしい話し方しかできません。緊張すると普段以上に言葉数が減り、発話ができなくなります。「いつもはもっと喋れるのに」と悔しそうに涙を流します。

　失語の種類によって、幸恵さんのように言葉数が減ってスムーズに話ができなかったり(運動性失語)、本人は流暢に話しているつもりでも周囲からすれば意味不明の言葉を話していたり、また、使い慣れたはずの言葉が出なかったり(語健忘、喚語困難、健忘性失語)、簡単な言葉の意味が理解できなかったり(語義失語)、人の話についていけなかっ

たりします(超皮質性感覚性失語)。本が読めない(読解の障害)、字が書けない(書字障害)といった症状が出ることもあります。

まずはできる限り本人にとって親しみのある言葉を用いて、日常的に使う自然な口調で語りかけてみます。会話の理解が困難な人には、単純でより短い文章やフレーズで語りかけるようにします。また言語のみによるコミュニケーションではなく、五感を活用し、身振り手振りや表情をコミュニケーションに使うことも効果があります。

言葉が出ないことを指摘するのは逆効果です。焦らせないように時間を十分にとって話せる場の雰囲気をつくるように心がけます。発話が困難な人に質問をする場合は「はい・いいえ」で答えられる質問を心がけると、うなずいて意思表示をすることもできます。一方、難聴は理解力と別の問題ですから、失語に対して声を大きくする必要はありません。

幸恵さんの場合、日常では発語がみられるのに、人前で話そうとすると言葉が出なくなってしまうのは、自分に注目が集まることで緊張が高まって症状を悪化させていると考えられます。会話以外の書くことやジェスチャーや指差しなど、いずれの方法でもよいので、コミュニケーションをとるように促しました。すると、自分から画用紙に感想を書いて、職員に読んでもらうという方法を提案しました。職員による代読後、参加者全員から拍手が沸き、幸恵さんに笑顔がみられました。

5 失行

▶事例◀ **好きだった入浴ができなくなった淳子さん(69歳、女性、仮名)**

5年前にアルツハイマー型認知症との診断を受けた淳子さんが小規模多機能ホームを利用し始めて1年になります。娘さんの話では、好きだった入浴が数ヵ月前から自分でできなくなり、ホームでの入浴を楽しみにしていました。しかし、衣服を脱衣所で脱いで「さぁ、入りましょう」と意気込んで浴室まで行くものの、裸のままじっと立ちすくんでしまいます。シャンプーを持ったり、蛇口を触ったり、風呂桶を持ってウロウロするものの、身体を洗ったり浴槽に入ることができません。しばらくすると、入浴しないまま脱衣所に戻り、脱いだ衣服をまた着始めます。そして「いいお風呂でした」と職員に笑顔で話します。

失行があると、運動障害や感覚(知覚)障害がないにもかかわらず目的に合った行動がとれません。淳子さんの場合、一つひとつの運動に障害はないのですが、入浴という一連の動作ができなくなっています(観念失行)。このほかに手先の細かい運動や慣れた運動がぎこちなくなる肢節運動失行や、身振り動作を求めたときに手の位置、動かす部位やリズムが不自然になる観念運動失行などが起こることがあります。「したいことはわかっているのに身体をうまく動かせない」という、思いどおりにならない強いストレスにさらされています。

　支援の具体策として、動作に集中してもらうため、周囲からの刺激をできる限り減らすように努めます。例えば、浴室の手入れ用品など本人が使用しない物品があると混乱するので、使用するもの以外は片づけます(目に入らない場所にしまいます)。また、動作を開始するときの最初のきっかけは、職員が提供します。言葉での指示だけでなく、実際に手を添え、同時に身体を動かして、動作の手がかりを提供します。道具の使用に戸惑ったり、間違った動作をした場合は、初めからやり直してしまう方が本人の混乱も結果的に少なくて済みます。淳子さんの場合は、大きく深呼吸をしてもらうことで、最初から動作をやり直すことができました。職員は、常に指示が過剰にならないように注意して、一つひとつの指示を区切って与えます。急かさず、時間はたくさんあることを告げつつ、一つひとつの動作を着実に行っていくことを目指します。

6　失認

▶事例◀　**ゴミ出しに行けなくなった孝二さん**(86歳、男性、仮名)

　約6年前にアルツハイマー型認知症との診断を受けた孝二さんが小規模多機能ホームを利用し始めて1年になります。孝二さんは10年前から独居ですが、週3日の泊まりを利用しながら在宅生活を継続しています。娘さんから、最近になって今までできていた朝のゴミ出しができなくなったとの話があり、職員が状況を観察しました。ゴミを入れた袋を持って自宅前まで出てくるのですが、ゴミ収集所まで行こうとしたそのとき、キョロキョロと辺りを見渡し、「あの桜の木のある家の角を曲がって…あれ？　こっちにクリーニング屋があるからこっちは西か？」など独り言を言いながら、どの方角に行ってよいのかわからなくなっていました。

また、娘さんの声を聞くと娘さんだとすぐにわかるのに、顔を見ただけではわからないことが時々あるとのことでした。

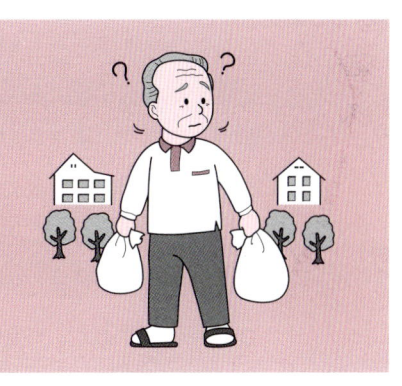

　失認は、感覚(知覚)障害がないにもかかわらず、見たり聞いたりしたことの意味がわかりません。例えば、視覚失認があると、目の前にあるコップを見てもそれが何なのかわからなかったり、何のために使うものかわかりません。よく知っている人の顔なのに誰かわからない、あるいは笑っているのか怒っているのか表情がわからないということもあります(相貌失認)。ほかに聴覚や触覚刺激の失認もあります。

　孝二さんの場合、ゴミ収集所の近くまで行きますが、そこからどの方角に向かえばよいのかわからなくなり、本人が目印としている「桜の木のある家」や「クリーニング屋」も認識できるのに、位置関係がわからなくなっています。支援の原則は、本人の注意喚起ではなく、環境を整えることで本人の混乱を避けることです。孝二さんの場合は、職員と一緒に目標物を一つひとつ確認しながら収集所にたどり着くことをしました。

　また、整容や入浴の場面では、物品(例えば歯磨き粉やシャンプー、石けんなど)の置き場所を決めておくことも必要です。また形や色の大きく異なった容器に入れて区別する工夫も有効です。容器の違いを目で見てわからなくても、触ることで容器の形の違いに気づけば、シャンプーだと認識することもできます。

7　注意障害

▶事例◀　食事中に注意散漫でむせる博さん(80歳、男性、仮名)

　約3年前にアルツハイマー型認知症との診断を受けた博さんが小規模多機能ホームを利用し始めて1年になります。逆流性食道炎の既往があるとのことです。昼食を他の利用者と一緒に摂りますが、同じテーブルの方たちが楽しげに会話を始める

> とそちらに気が向いてしまいます。それでも箸で口に料理を運び続けるので、食べ物が喉を通過せず嘔吐してしまいます。本人も食べ物を詰め込むためにむせることを理解しており、またむせることは大変苦しいことだと身に染みて感じているため、ゆっくり食べるように心がけているのですが、それが続かずついつい食べ物を口に運び続けてしまいます。職員がゆっくり食べるように声をかけると、今度は注意が職員に向いて食事動作が止まってしまいます。

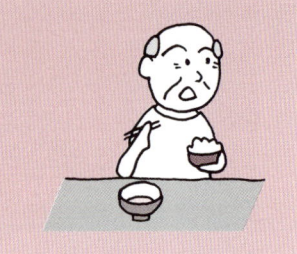

　認知症における注意の障害には、必要な刺激に注意を向けられなかったり（選択的注意の障害）、すぐ気が散ってしまったり（持続的注意の障害）、別の大切なことに注意を向けられなかったりします（転導性の障害、分割的注意の障害）。

　支援の考え方としては、環境を調整することで本人が必要なことに注意が向けられるようにすることです。つまり、必要なことに注意が向けられない場合や、いったん向けた注意が持続しない場合には、注意が向きがちな他の事柄を隠す工夫が必要です。特定の事柄に注意が向いたままになってしまう場合は、必要な事柄に注意を向け直すような誘導が必要になります。また、本人と環境だけでなく、支援する介護者やスタッフに不必要な注意が向いてしまう場合もあります。介護者やスタッフも本人にとっては環境の一部であることは常に意識しておく必要があります。

　具体的な支援として、まず周囲から聞こえてくる音がたくさんあればあるほど注意散漫となるため、テレビやラジオをつけっ放しにしないようにし、食事中はテレビを消しました。部屋が広過ぎたり机の上に物がたくさんあったり、周囲が明るく照らされているために、集中できないこともあります。博さんの場合は、周囲の明かりを少し落とし、外から入る光も減らしたところ、食事に携わる時間が延長しました。注意散漫になったときは注意を向き直させるために、背筋を伸ばして深呼吸をしてもらいました。周囲の複数のスタッフがむやみに声をかけて、注意を散らさないようにもしました。

　スタッフだけでなく優しく声をかけてくれる仲間や、本人を理解し「ゆっくりね」と声をかけ合う他の利用者と同じテーブルで食事を摂るといった、心地よい状況を整えることも不必要な注意の転導を避けることにつながります。

8　実行機能障害

▶事例◀　みそ汁しかつくらなくなった和子さん（62歳、女性、仮名）

　約2年前にアルツハイマー型認知症との診断を受けた和子さんが小規模多機能ホームを利用し始めて約3ヵ月になります。和子さんは夫と娘との3人暮らしで、娘は仕事のため家事の大半を和子さんが担っていましたが、この1～2年は徐々にできなくなっていました。以前は調理が得意で、家族の食事や弁当だけでなく、家業の総菜屋の料理もつくっていました。しかし今では冷蔵庫の材料を見ても、何をつくったらよいのか、どこから手を付けたらよいのかわからず、いったん動作が止まってしまうとそこで動けなくなってしまいます。夫の声かけで具材を切り、みそ汁からつくることにしましたが、おかずのために切った具材も、すべてみそ汁に入れてしまいます。夫と一緒に料理を始めますが、みそ汁ができると、今度はその次に何をしたらよいのかがわからず、夫のすることを眺めているだけになってしまいます。しかし台所を出ていくことはありません。

　実行機能の障害があると、結果を考えつつ、少し先のことを予想しながら、起こった問題を解決しつつ、手順を踏むといったことができません。2つ以上のことを並行して進めたり、すべきことの優先順位が付けられません。予定外のことが起こったり、普段と違う状況になると混乱してしまいます。要点を絞り込んだり、作業の切り替えもできません。しばしば行動が止まってしまいます。

　こうした状況で介護者が一緒に作業をしたり助けたりする場合、まず本人に伝える情報の要点を絞ること、わかりやすく端的に伝えることが大切です。曖昧な言葉を避け、できるだけ具体的な指示をすることで本人の見通しを立ちやすくし、動作を誘導できる可能性が高くなります。

　和子さんにとって大切な場所である台所で、料理をしやすくする環境を整えることが大切です。夫や介護者と一緒にできるだけ献立を具体的に考え、材料や調理の方法を決めます。準備の時間は十分にあることを実感してもらいつつ、焦らせず余裕をもって取り組むことを目標にします。続いて実際の調理に必要な動作を、ふせん紙などのメモに書き出します。端的にかつ具体的に書き出します。例えば「カレー　ジャガイモ・人参・

玉ねぎ　切る」「サラダ　レタス　洗う」などと書きます。書き出したふせん紙を台所の壁など、できれば本人の真正面に動作の順番に貼りつけ、それぞれの動作が終わるたびに1枚ずつ剥がします。次の動作が目に見えてわかると精神的に余裕と安心感が生まれ、動作のスムーズさも増します。また書いた動作を本人と一緒に声に出しながら確認できると、動作のつながりが実感できます。

9　生活の質

　認知機能の高さ(障害の程度)と生きがいや幸福感といった主観的な生活の質(QOL)の高さとは、必ずしも一致するものではありません。もちろん、障害があることやそれが高度であることは生活の質を下げやすく、生きがいや幸福感を低下させる可能性が高いといえます。しかし高度の障害があっても生きがいと幸福感を維持し、高い生活の質を維持している人もいます。大切なことは、行おうとするケアやリハビリテーションが、その人の生きがいや幸福感に対してどのような好ましい影響を及ぼすかを考えて介入することだと考えます。

　すなわち、ケアやリハビリテーションなどの支援が、本人にとって精神的な負荷を伴うだけの義務にならないように配慮し、本人ができることの発見や、できるようになりたいこと、やってみたいことの発見につなげることを目標にすべきと考えられます。認知機能やADLを維持・向上するためだけの介入は不適切といえます。私たちは障害に対応しているのではなく、障害をもつ1人の人間を支援しているのですから。

(宮原栄子、繁田雅弘)

◆参考文献

1) 山田　孝(編)：高齢期障害領域の作業療法. クリニカル作業療法シリーズ, 中央法規出版, 東京, 2010.
2) 奥村典子, 藤本直規：藤本クリニック「もの忘れカフェ」の実践から；認知症ケアこれならできる50のヒント. クリエイツかもがわ, 京都, 2013.
3) 朝田　隆, 堀田英樹, 中島　直：精神疾患の理解と精神科作業療法. 改訂第2版, 中央法規出版, 東京, 2012.

生活障害の理解と支援

3 行動・心理症状をもつ人への介護の基本

chapter 4

● はじめに

　認知症では記憶などの認知機能の低下において、周囲の環境に適応する能力が低下していきます。認知症の人は、これらの機能低下に伴って喪失感や焦りを感じ、日常の中でさまざまな"わからなさ"を抱えながら生活し、"わからなさ"によってさまざまな行動・心理症状(BPSD)がみられます。しかしそれらの行動は、彼らなりになんとか一生懸命生きようと努力している姿、あるいはそれができず困惑している姿なのです。私たちが認知症の人を支援するためには、認知症という"病い"を生きる人の生き方、それまで生きてきた人生、現在の暮らしの様子が把握できるようなまなざしが必要です。BPSDには認知症の人の"わからなさを生きる"姿が表現されているのです。

1 妄想（物盗られ妄想、見捨てられ妄想など）をもつ人

▶事例◀ 大切なものを"盗られた"と思ってしまう英子さん（70歳、女性、仮名）

　英子さんは夫と2人暮らしでしたが、5年前に夫が他界した後は1人暮らしです。息子夫婦は英子さんの自宅近くに住んでいて、時々家事を手伝ったり食事を差し入れたりしていました。あるとき、英子さんが引き出しを開け、「私の通帳がない」「ここにあったのにおかしいわ」と言い出しました。息子が通帳を探し出すと、「あんたが盗ったのかい！」と怒り出します。その後も通帳やお金、指輪など、自分でしまったものがわからなくなり、「息子と嫁に盗られた」と近所の人に言っています。

　認知症の障害の初期では物盗られ妄想がみられます。認知症の初期は記憶障害を自覚できませんので、忘れたことや忘れた自分を認められません。ですから、英子さんにとっ

ては"なくした"ではなく"盗られた"という被害的な表現となります。英子さんの状態は、大切な何かが失われていく不安による周囲に対しての不信感や疑い深い状態なのです。

　認知症が進行すると、自分の置かれた環境がますますわからなくなり、周囲の世界から取り残されたような見捨てられた感覚が増しますが、さらに認知症が重度に進んでいくと被害妄想は消失していきます[1]。自分の身近なものが"盗られた"という認知症の人の訴えや、男性に多いとされる嫉妬妄想は、個人の所有物(人)の喪失が関係しています。また、自分自身の記憶の曖昧さ、現実のわからなさとともに、確かにあるはずの自分(残っているはずの記憶のようなもの)が奪われてしまったような感覚が背景にあります。自分が現実の世界から取り残されてしまったように感じることで、見捨てられ妄想として表現されることもあります[2]。

　認知症の人は、記憶障害や見当識障害によって現実の世界が不確かになっています。そして、周囲の環境の変化や身近な人間関係に関連する被害的訴えを通して、自分自身の存在を現実の世界につなぎとめています。つまり、妄想は危機状態にある自分自身の存在に対する反応なのです。

　したがって、私たちは認知症の人の何かが失われてしまった状況に寄り添うことを目的に、妄想の背景にある不安や恐怖を理解することに努めます。明らかに事実とは違った内容があっても、話の腰を折らないように訴えに耳を傾けます。その際、"盗られた"と表現している人の"盗られたことで困っている"という気持ちに関心を向けます。英子さんの場合も、困っている気持ちに理解を示して「一緒に探しましょう」と声をかけ、本人自身が見つけられるようにします。他の人が先に見つけてしまうと"盗られた"と確信してしまうからです。

　しかし、物が見つかっても納得できないことがあります。その場合、本人の表現である"盗られたもの"についての思い出話などを引き出しながら"大切なもの"として本人と共有し、その背景にある本人の"なくしてしまった大切な何か"に働きかけます。しばらくしてから関心のあることに誘ってみて気分転換を試みることも有効です。また、特定の人を敵対視してしまいトラブルに発展する場合もあるので、普段から他者との人づきあいについてもよく観察します。

2 不安をもつ人

▶事例◀ 何度も同じ訴えを繰り返す美智子さん（71歳、女性、仮名）

農業を営んでいた美智子さんは、家業が多忙な中で子育てや夫の親の介護などを経験してこられた方です。2年前に夫が緊急入院し、その2ヵ月後に亡くなってしまいました。夫が入院した時期に美智子さんも足の骨折で入院し、車いすを使用することになりました。その頃から物忘れや「自宅に帰ります」との訴えがみられ始め、1年後の現在も「自宅に帰る」という訴えを繰り返します。辺りをキョロキョロと見回していて、近くを通る人を呼び止めて「私はなんでここにいるのかしら」「ここにいていいのでしょうか」と訴えています。トイレの促しや入浴の勧めにも応じなくなってしまいました。

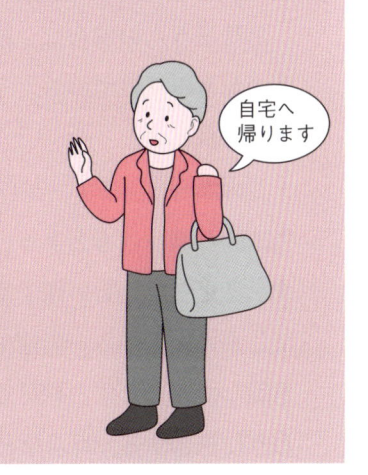

「自宅へ帰ります」

　認知症の人はその症状の重症度によらず、さまざまな状況で不安があると考えられます。例えば、記憶障害によって自分の体験したことを思い出せない、言葉がうまく出てこないなどを経験し、自分の能力が徐々に低下していくという感覚をもっています。また、普段の生活の中で物忘れを自覚させられることで、"私"が"私"でなくなっていく感覚、確かにあった"私"がなくなってしまう感覚が強い不安や焦りにつながります。つまり、自分の存在の危うさを感じながら現在の時間の曖昧さと未来への時間を生きることに自信がもてない状態なのです。

　認知症の初期には記憶がないことを隠したり、否認したりすることがあります。記憶をなくすことで強い不安が生じるためです。記憶障害が進むにつれて、否認し切れない場合には恐怖の状態になります。認知症の人は、自分の捉えている世界と現実が乖離していき、慢性的に不安な状態に陥っていくと考えられます。さらに、場所の見当識、人への見当識に障害が進むと、自分の居場所がわからず見知らぬ人の中で過ごしている不安や居場所のなさを感じます[3]。"帰りたい"と繰り返す訴えも、不安や寂しさが背景にあることが考えられます。

自分自身の捉えている世界が記憶や見当識の障害により変化する一方で、現実のケアに伴う環境の変化（自宅から施設へ入所する、トイレへの移動、活動のための場所移動）によっても不安は増強します。また幻視・妄想による不安や恐怖に陥っている場合もあります。このような不安な状態では、何度も同じことを繰り返して事物を確認したり、不安が高じて恐怖になると大きな声で助けを求めたりします。不安な状態にある人は、安心できる環境を求めてさまよい歩く、ぬいぐるみや人形などを抱えて過ごす、過去の世界で生きている様子などがみられます。それは、多くの不安や恐怖から逃れようと行動して、懸命に自分自身で不安に対峙している状態なのです[4]。

　美智子さんの場合は、繰り返される訴えや行動の様子からわかるように、自分の居場所のなさを感じているようです。また、足の骨折に関連した身体的制限も感じていると考えられます。

　この場合は、まず、安心して生活できるように環境を整えます。安心できる環境とは、物理的な環境はもとより、私たち一人ひとりからつくり出される人的なものでもあります。私たちが忙しい様子や険しい表情であると、不安をもつ人はますます不安定になってしまいますから、表情や行動に気をつけ、笑顔でゆったりとした雰囲気であることを意識して接します。不安でパニックになっている状態（落ち着かない、焦っている、かかわりに拒否する、叫ぶなど）では、何に不安であるのかを把握したうえで、馴染みのある人や場所、または一時的に場所を移動して落ち着いてもらえるよう保護します。

　そのほかにも、私たちの行うケアが認知症の人の生活している世界と時間を中断させ、不安に陥ってしまうことがあります。それが繰り返されることで、ケアそれ自体に不安が生じてしまうので注意が必要です。

　例えば、入浴や更衣で衣服が剥がされてしまうことで生じる不安や恐怖があります。身に着けている衣服には、自分自身の存在を守っている意味があります。周囲の世界に不安や恐怖を感じる人は、衣服で守るだけではなく、被り物を被る、柔らかいタオルを離さないこともあります。脱衣させようとすると、拒否や抵抗、叫ぶなどの行動で自分自身を守ります。更衣や入浴の目的が伝わらない場合に抵抗がみられますが、その場合、入浴直前まで身体の全体を柔らかいタオルで包み込むなどして安心させ、どうしても抵抗が強い場合には時間をずらし、日を改めてもよいでしょう。

　また、時間ごとに行っている排泄のケアは、認知症の人が存在している世界と時間のつながりを中断させ、不安につながってしまいます。排泄のためにトイレ移動やベッド上で交換した後、それまで自分が何をしていたか、排泄後に移動して戻ってきた場所がわからなくなるのです。排泄のケアの後には、認知症の人がまたもとの世界に戻れるよ

うな声かけや、もとに戻った場所に安心していることができるよう配慮します。

3 抑うつ気分をもつ人

▶事例◀ **周りの人から離れて過ごす口数の少ない美代子さん**（72歳、女性、仮名）

> 上品さの漂う美代子さんは、周りの人や介護者が話しかけると穏やかな笑顔をみせる控えめな方です。普段はテレビを見て過ごしており、廊下を歩いて窓の外を見ている姿もみられます。自ら他人に話しかけることは少ないのですが、話を聞いて笑ったり、周囲の方が近寄って話しかけられたりするなどの交流はあります。1ヵ月前、普段よく話をしていた人が急逝してしまいました。その後、美代子さんは、ソファに横になってウトウトと昼寝をしている姿や人の少ない場所で過ごす姿が目立ち、夜間に目覚めることが多くなりました。

　美代子さんは普段から控えめな印象でしたが、自分から人に話しかけることや、自分から起きて活動に参加するということが少なくなっていました。

　抑うつ気分の原因は多岐にわたります。身近な人の死、環境の変化、健康上の問題、孤独などが背景となって、自信を失っていたり、生きる意欲がわかなかったりしていることがあります。また、我慢することや感情の抑えが効かなくなると、イライラしていたり文句を言ったりすることもあります。気分の切り替えもうまくできなくなっていくことによっても悲観的で抑うつ的となります。そうした状況にあって、なお自分が思うようにいかないことが増えているため、相手のせいだと取り繕って考える場合もあります。

　抑うつ状態は身体症状と精神症状がみられます。身体症状には、不眠、食欲低下、頭痛などの症状がみられ、精神症状には不安な表情、疲労感、無気力な状態、不安や悲観的訴えが聞かれることなどがあり、それらがあるかどうかを把握します。美代子さんに対しては、訴えに十分に耳を傾け、つらさの背景にある言葉にならない想いを汲み取り、本人に寄り添います。気持ちを表出できるよう表現を助けながら声をかけ、活動は無理せずに本人のペースに合わせます。また、美代子さんは睡眠・覚醒のリズムも崩れてきましたので、声かけや寄り添う時間を増やし、生活リズムを整えていくようにしました。

身体のつらさや症状を繰り返し訴えることが多い人は、身体症状のつらさの訴えを通じて言葉にすることができない、生きるつらさを訴えている場合があります。私たち側がケアすることばかり考えるのではなく、その人が今の生活において、他者の役に立っている感覚をもってもらうことも重要です。その人のもっている力を把握して、その力を存分に発揮してもらうことを考え、自尊心の回復につながるようその人らしい生き方に向けた支援を考えましょう。

4　混乱や戸惑いが目立つ人

▶事例◀　わからないことが多くなった加代子さん（70歳、女性、仮名）

　元来、本が好きな加代子さんですが、読んでも理解できないことが多くなり、手紙を書いても文字が書けなくなりました。そこで夫が本を読み聞かせるようになり、それが日課となりました。しかし、夫が本を読んでも「まだ読んでいない」と言うので、何度も読み聞かせることが増えました。また、加代子さんは箪笥の引き出しから衣類を出したりしまったり、家の中をあちこち歩き回ります。あまり尋ねると怒り出すので様子をみて声をかけていますが、加代子さんは「わからなくて。どうしたらよいのか…」と小声でつぶやいていました。

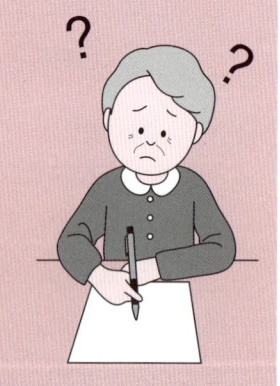

　認知症の人は、記憶障害が進行していく中で、自分自身の物忘れがひどくなっている感覚、今までしてきたことができなくなる感覚が生じます。今までできていたことでも何をしてよいかがわからず戸惑い、焦って辺りをウロウロする、逆に動きがとれなくなる場合もあります。衣服の着脱の混乱やトイレの場所がわからなくなるなど、毎日の生活でさまざまなわからなさに直面し、失敗を繰り返す中で自信が喪失してしまいます。記憶障害とともに、時間、場所、人の順に障害されていく見当識障害も加わることで、時間や自分の居場所や出会う人々がわからなくなり混乱します。情報処理力がさらに低下した状態では、食事時に食卓に多くの物があると、どうすればいいのかわからず混乱してしまい、食事を摂取する行動がとれなくなることもあります。

私たちは、加代子さんのように周りの環境や人がわからなくて、焦ってしまう場面に多く出会います。急がせてしまうと、余計に焦って行動できなくなるので、本人のペースを尊重しながら行動します。ゆっくりと行動することで、記憶をたどりながら行動できることもあります。

　私たちは混乱や戸惑っている人に対して、できないことを指摘してしまったり、大きな声になっている場合があります。できないことの指摘は自尊心を低下させますし、言葉でのコミュニケーションが伝わらない場合でも、そのときの雰囲気や感情は本人に伝わりますので、大声や命令口調になってしまわないよう穏やかに声をかけましょう。

　加代子さんは数時間の記憶は保たれている方でしたので、「さっきはごめんなさいね」と謝ります。このように、戸惑いや混乱した体験と本人の罪悪感が積み重なると本人の自信をなくしてしまうので、混乱させない方法を検討して支援することが重要です。毎日生活する環境に馴染めるよう、親しい仲間をつくってレクリエーションに参加を促し、ほかへ関心を向ける方法も考えていきましょう。

5　衝動性が目立つ人

▶事例◀　**不機嫌でイライラしている勝男さん**（75歳、男性、仮名）

　農家を営んでいた体格のよい勝男さんは、自分のことはなんでも自分で行ってきた人です。普段は笑顔もみられますが、「さて、仕事に戻らないと」と言って、あちこち移動して過ごしています。最近、「あれだ…あれは無理だ」などと、言葉がうまく出てこなくなり、会話がかみ合わないこともあります。会話のやりとりの中で「いいから！」「なんで言うことを聞かない！」「まったくもう！」など、声を荒げることも度々あります。

　内服薬を飲むように伝えると「さっき飲んだからいい」と言うので、もう一度促すと、「いいんだ！　うるさいなあ！」とこぶしを振り上げて怒り出してしまいました。

　毎日の生活の中で自尊心を傷つけられたり、他者との考えの違いなどの不快な気持ちが根底にあると、イライラした表情、行動がみられます。感情を抑える力が弱まることも関係しているので、怒る、叩く、つねる、大きな声を出すなどの行動もみられますが、

不安が背景にあるかも知れません。暴言を吐いたり、叩くなどの行動、怒りや興奮した状態には必ず理由がありますから、「どうして怒っているの？」と具体的に聞いてみます。

　また、普段の様子と違ったこうした行動には身体状態が原因である場合も多いので、身体状態に原因がないかを把握します。毎日の睡眠状態はどうか、排尿や排便はどうか、発熱、痛み・痒みなど身体的に不快な状態はないか、食事や水分は十分摂っているかなどについて把握しましょう。

　衝動的行動の渦中にある場合には本人の身の安全を守り、二次的障害（身体損傷）に注意し、周囲の人への影響も最小限にします。本人への声のかけ方は端的な言葉で、静かな声のトーンで、穏やかに話すことを心がけるとよいでしょう。気分の切り替えがうまくできない場合も多いので、楽しい・嬉しい・面白いなどのポジティブな感情を見つけて共有することも大切です。

　日常の場面では、勝男さんのように内服薬を拒否することも多くあります。怒り出してしまった場合は、気分を切り替えるように場面を変え、少し時間をおいてからかかわりましょう。

　全般に、衝動性が目立つ人は自分の思いを言葉で表現することが難しいことが多いため、焦りやもどかしさを感じています。普段の生活に寄り添いながら本当に求めていることは何なのかを探ります。本人が今、どのような世界で暮らしているのか把握します。私たちの言葉かけや説明が認知症の人の世界に一致していないことがないか、振り返りましょう。また、観察した内容から、その行動にはどんな意図があるのだろう（何か意図があるに違いない）と考え、関心を寄せ、その人の世界に応じた声かけを工夫します。

　例えば、「食事ですよ、こちらの椅子に座りましょう」と声をかけても食事であることがわからないと"何だ？　こっちは急いでいるのに"と考えます。そして再度、「食事ですよ」と声をかけても"何だ？　こっちは仕事で向こうに行かなきゃならないのに"と、すれ違いのコミュニケーションになりますので、「仕事に行くにはしっかり食事をして行きましょう」と声をかけます。

　攻撃性が頻回にみられる場合、普段から不機嫌さや怒り・拒否などの行動のパターンを周囲の環境との関連も含めて注意深く観察します。行動の記録をとって、行動が起きた場所や時間、周囲の環境（音、におい、明るさを含む）などからケアの方法を検討することも有効でしょう。また、認知症が発病した以前のそれまでの人間関係のもち方、本人のとってきた役割が影響していることがありますので、その人の背景からも検討する必要があります。

6 睡眠・覚醒リズム障害がある人

▶事例◀ 夜中に何度も目覚める正和さん（80歳、男性、仮名）

　1人暮らしをしていた正和さんが施設に入所してから3週間が経ちました。最初は自分の部屋を間違えることはありましたが、今は間違えることはありません。毎日、笑顔で周りの人と会話や将棋をして過ごしています。入所してからは夜間に目覚めることが多くなりました。トイレに誘導するとまた眠るのですが、朝4時過ぎには起きています。そのうち、昼過ぎには新聞やテレビを見ながらウトウトと眠っている様子が多くみられるようになりました。

　認知症の人の睡眠障害は非常に多くみられます。まず布団に入っても眠りにくくなる入眠困難がみられ、途中で覚醒する回数や時間が増え、早朝覚醒時間が早まります。
　睡眠・覚醒リズムは、日中はウトウトしているのに夜間になると眠れないという状態がみられます。
　まず睡眠状態を観察し、睡眠障害の原因の除去または緩和することが優先されます。同時に日中の活動状況と休息（昼寝）時間の観察も必要です。
　睡眠・覚醒への支援は、就寝時の環境（騒音や採光、室温など）を整えます。夜間の十分な睡眠のためには、日中の覚醒をいかに行うかが重要ですから、日中の過ごし方の工夫としてレクリエーション活動を取り入れることが必要です。特に日光を浴びることができる活動は、睡眠・覚醒リズムが改善されやすくなります。日中の昼寝も大切ですが、何時間もしてしまわないよう短時間にとどめ、離床を促しましょう。
　脳血管疾患による認知症では、身体疾患の症状の経過を観察します。就寝前に水分を摂取することを調整して夜間の覚醒や失禁を防ぎます。もし内服薬の必要な場合は最小限度での服用を支援します[5]。
　環境が変化することによって睡眠バランスは崩れやすくなりますが、正和さんの場合は3週間も経過しており、施設の環境や周囲の人にも慣れて生活していると考えられました。しかし、これまでの1人暮らしの活動状況と現在を比べると、活動量が少ない状態にありました。そこで正和さんの希望を聞き、週に3回ほど買い物や散歩に出かけるようにしました。その後、正和さんは徐々に夜間の睡眠時間が延長し、よく眠ることが

できるようになりました。このように、環境調整と活動量を増加することによって解消される睡眠障害は少なくありません。

7 幻覚（幻視・幻聴）をもつ人

▶事例◀ 小さな子どもが見え、外へ飛び出す玉枝さん（82歳、女性、仮名）

玉枝さんは夫を亡くしてから2年間、1人で暮らしてきました。物忘れがみられ始めてからは、娘さんが玉枝さんの食事の世話や身の回りの世話をしています。あるとき、玉枝さんは「助けて！」と言って、裸足で家の外へと飛び出していくようになりました。

娘さんは玉枝さんを近くの病院に受診させましたが、診察中の玉枝さんは通常どおりに会話しており、まったく問題があるようにはみえません。しかし、早朝や夜間に「小さい子どもが見える」と叫ぶことや、突然に家を飛び出していくことが度々あります。歩行も頼りなくなってきていたので、転倒して顔と手を怪我してしまいました。

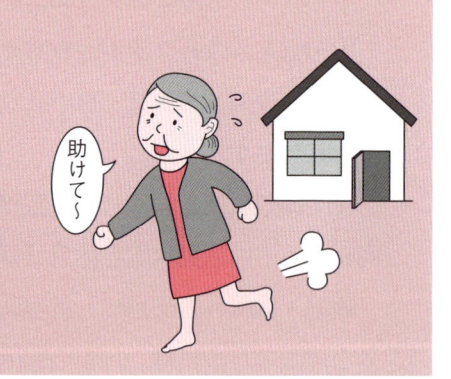

幻覚は、本人にとってありありと感じられている体験です。玉枝さんのように「子どもが来ていて困っている」、ほかにも「自分の家の中に知らない人たちが侵入してさまざまないたずらをする」「壁や天井に虫がいる」といった具体的な内容が聞かれます。また、誰かと話している様子がみられたり、幻聴や幻視による恐怖や不安を感じた結果としての行動（興奮、驚きで叫ぶなど）がみられたりします。玉枝さんの場合は、薄暗い場所や1人でいる環境が不安を生じさせやすかったようでした。また、玉枝さんにとってみれば、突然に現れた子どもに対する驚きや不気味さなどがあり、それが、叫び、飛び出していく行動になったと考えられるのです。

この現象は、現実見当力が低下していくときに伴う切なさや寂しさ、人との交流の願望も関係しています。難聴や視力障害などがある場合には周囲からの孤立を一層強めま

す。そのような状況で認知症の人は精神的緊張や不安によっても感覚遮断に陥っており、周囲のわからなさも相俟って日常の些細な刺激や違和感に対して過剰な意味を読み取りがちになります。また、過去や現在に関係してきた身近な他者が幻覚の対象になっていることもあり、孤独な状況に置かれてもなお対人接触を求めている姿が投影されているとも考えられます[6]。

　幻視や幻聴は認知症の人が実際に体験している世界なのですから、まずは本人が感じていることを否定することのないように話を聞きます。話を聞く際には"いつ・どこで・誰が・どのように・どうやって"を活用して、認知症の人に見えている世界を理解することに努めます。本人に聞き出そうとする態度ではなく、本人の話に耳を傾ける程度がよいでしょう。そのように認知症の人に見えている世界につきあいながら、幻視や幻聴による不安や困惑があるのであれば、その原因を取り除くように声かけします。

● おわりに

　認知症の人の行動・心理症状は一様ではありませんし変化していきます。認知症の進行の仕方も本人の反応の仕方もそれぞれの世界があるので、細やかな認知症の進行度の把握および認知症の人それぞれの状況に応じた観察・判断が求められます。それには、身体能力、日常生活行動、社会的関係性、コミュニケーション、感情の動きというおおよそ5つの領域に目を向けていくことが大切です[7]。さらに、認知症の人がもっている力と生活背景の情報を得ながら、認知症の人のBPSDをさまざまな角度から捉えられるよう本人とご家族、支援者間での話し合いを重ねることでケアを創造することができます。

（宮地普子）

◆文　献

1) 室伏君士：認知症の行動・心理症状の発症要因とその対応．認知症高齢者のメンタルケア，pp 245-282，ワールドプランニング，東京，2008．
2) 浅野弘毅：認知症の人のこころの病理；もの盗られ妄想．メンタルヘルスライブラリー20 ゆらぐ記憶，pp 115-136，批評社，東京，2008．
3) 坂田三允（監）：精神疾患・高齢者の精神障害の理解と看護．中央法規出版，東京，2011．
4) 宮地普子，阿保順子，渡邊智香，ほか：変容した生活世界に対峙する認知症高齢者の防衛の形．日本赤十字看護学会誌11(2)：11-19，2011．
5) 中村　祐：認知症高齢者の睡眠障害．認知症ケア学会誌6(1)：9-19，2007．
6) 浅野弘毅：認知症の人のこころの病理；「幻の同居人」症状．メンタルヘルスライブラリー20 ゆらぐ記憶，pp 104-114，批評社，東京，2008．
7) 阿保順子：認知症ケアの可能性；患う人をトータルにみる．認知症ケアの創造；その人らしさの看護へ，阿保順子，池田光穂，西川　勝，ほか（編），pp 175-198，雲母書房，東京，2010．

自立支援とリスクマネジメント

1 転 倒

chapter 5

1 認知症の人の転倒の特徴

　認知症の人は、複数の転倒リスクを抱えています。そのため、1つの予防対策を講じるだけでは十分に対応できないため、ケアの難しさを感じることでしょう。また、認知症の人の転倒は発見事故が多い[1]うえ、認知症の人やその周囲にいる人が転倒したときの状況を説明できないことから、どのように転倒したのかがわからず、原因に基づいて対策を講じることが難しくなります。その結果、同じ人が何度も転倒するという状況に陥ります。したがって、認知症の人の転倒を予防することは容易ではありません。また、転倒予防に重点を置き過ぎると、拘束につながるようなケアや高齢者を動かさないケア方法を選択することがあります。この動かさないケアにより、廃用性の障害、例えば、下肢の筋力が低下するなど、別の障害をもたらすこともあります[2]。また、これは生活の質の低下にもつながります。そのため、認知症の人の転倒予防の目標は、万が一、転倒してしまったとしても、重大事故、つまり骨折や頭部外傷に至らないような対策を採ることになります。その理由は、認知症の人は、一般の高齢者よりも危険の認知が遅い、または危険の認知ができないことから、自分の身を守る行動、例えば手をついたり、受け身の姿勢がとれないことで頭部や顔面から着地し、頭部外傷[3]や骨折が多い傾向にあるからです。特に頭部の外傷は生命に直結します。骨折についても同様であり、骨折の治療によって安静臥床になると、高齢者特有の廃用性の障害が生じます。そのため、さまざまな機能が低下し、肺炎など致命的な疾患にかかるリスクが高まり、生命に直結した状況になります。したがって、生活の質だけでなく、生命をも奪う状況にならないようにするための対策が求められるのです。

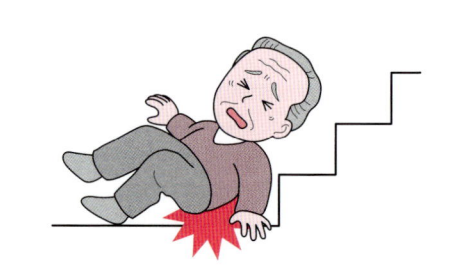

2　認知症の人の転倒の原因とアセスメント

1　原因とアセスメント

認知症の人の転倒の原因として、**表1**のような例が考えられます。

a．加齢に伴う変化

認知症の人の多くは高齢者であるため、加齢に伴う身体の変化について考慮しなければなりません。例えば、下肢の筋力低下、バランスがとれなくなる(姿勢や筋力低下、関節可動域の制限などによる)、視力や聴力の障害が代表的です。また、女性では、骨粗鬆症があることが多いため、骨折のリスクが高まります。

b．認知症

疾患の種類において、血管性認知症では血管性の疾患からくる麻痺や筋力の低下、バランスが崩れることがあります。また、アルツハイマー型認知症は進行すると歩行の機能は必ず低下してきます。レビー小体型認知症では、小刻みな歩行や、バランスを崩しやすい、足が前に出にくいといった状態や自律神経障害の1つである起立性低血圧によって立ちくらみを起こすこともあります。いずれも症状は認知機能の障害の内容や程

表 1 ● 認知症の人の転倒の主な原因(例)

①加齢に伴う変化	運動に関連する機能：姿勢(円背、傾き)、下肢の筋力(立位、歩行)、関節の状況(可動域) 感覚に関連する機能：視力、聴力 骨粗鬆症　など
②認知症	疾患の種類、認知機能(記憶力、見当識障害、理解力、失行、失認)、BPSDの有無や内容　など
③身体疾患	血管性疾患、循環器系疾患(血圧異常、下肢のむくみ)、神経性疾患、治療を伴う疾患、慢性疼痛を引き起こす疾患(関節痛、腰痛など)　など
④薬物	内容(抗精神薬、睡眠薬、降圧薬、利尿薬、抗パーキンソン薬など)、服用時間　など
⑤生活行動	1日の生活リズム、活動時間、活動パターンや内容　など
⑥環境	光、影、周囲の色、座っている場所や周囲の人の状況
⑦その他	転倒経験の有無、転倒経験のあるものはそのときの状況 着用している衣類(特にズボン類のゴムや丈)や履物(サイズが合っているか、靴底はすり減っていないかなど)　など

度(記憶障害、見当識障害など)、疾患の重症度によっても異なります。また、認知症の行動・心理症状(BPSD)が出現することでも転倒のリスクが高まります。例えば、徘徊では、歩き続けることで疲労し、下肢の脱力やバランスを崩すこともあるでしょう。また、暴力行為では、感情が先走り、危険の認知がさらに低下することで危うい行動をとってしまう[4]ことがあり、突発的に転倒が起きる可能性があります。

c. 身体疾患

　身体疾患では、血圧の調整がうまくいかない、麻痺や拘縮などの機能障害を伴う疾患が転倒の原因となることがあります。また、治療を伴う疾患であればその治療そのもの、症状を伴う痛みや不快、違和感が刺激となり、落ち着きがなくなり転倒に結びつくこともあります。排泄に関連した転倒も多いため、排泄状況やパターンの把握が求められます。このほか、疾患をもっていなくても、高齢者に多い慢性疼痛(関節痛など)をもたらす症状や認知症の人に生じやすい便秘には留意していくとよいでしょう。

d. 薬物

　認知症の症状を緩和させるために使用する薬物で、転倒につながるふらつきが出る副作用をもつものがあります。また、血圧を下げる薬物や利尿薬でもふらつきを引き起こす作用があります。内服している薬剤の種類が多いと転倒リスクが上がるという報告[5,6]もあります。疾患からみると、レビー小体型認知症は薬物に過敏に反応するといわれており、量のわずかな変更でも作用や副作用が生じやすくなります。体調の変化でも薬の効き方は変化し、ふらつきが出やすくなることもあります。認知症の人の身体状況と合わせて、薬の内容や量、服用時間を把握しておく必要があります。

　しかし、薬物だけではなく、複合的な原因で転倒することが多いため、"転びそうだから薬の調整をしてもらおう"と安易に考えず、他の原因についても考えること、薬の必要性についてよく理解することが大切です。治療上必要であり、中止によってのリスクが新たに生じる可能性もあるからです。そのため、医師や薬剤師と密な情報交換を行いながら、現状に対応できるようにしていくとよいでしょう。

e. 生活行動

　生活行動では、例えば、認知症の症状によって生活リズムに乱れが生じることが多くあります。しかし、病院や施設のスケジュールに合わせることや環境の変化などで認知症の人の生活リズムのズレが生じ、昼夜逆転から転倒を引き起こすことがあります。ま

た、認知症の人の活動や行動パターン、その人の感情や意思の表現方法を把握することは予防を考える際に参考になります。

f．環境

認知症の人にとって、通常、私たちがなんとも思わない状況が大きな刺激となることも多くあります。それは時間帯、平日か休日かなどでも異なります。理由は、時間帯については明暗、スタッフや業務の流れ、認知症の人が過ごす周囲にいる人の状況や流れが異なりますし、平日か休日かではスタッフの人数や面会の人数の変化などが考えられます。自分のフロアの転倒発生状況を合わせて把握しておくとよいでしょう。また、光や影、色の見え方も異なります。例えば、廊下の色に変化のあるところ、影がはっきりとしているところが、認知症の人にとっては大きな穴であったり、段差であると感じることがあります。そこをまたいだり、避けようとしてふらつき、転倒することも多くあります。また、転倒予防で使用するセンサー類も機器のランプが目に入り、それを取り除こうとしてベッドから転落するといった例もあります。そのため、その人からの見え方、感じ方、聞こえるものは何かという視点をもち、さまざまな状況で情報を得ることが求められます。

g．その他

1）転倒経験

これまで転倒の経験のある人は、再び転倒する可能性が高い傾向がある[7]といわれています。

2）服装や履物

服装や履物では、製品の評判などで選択すると、認知症の人にとって不快をもたらす、また安定感を損ねるものがあります。特にズボンはウエストゴムが合わないことでの不快感や丈が合わなくてつまずくこともあります。靴については、サイズが合っていなかったり、いつもと同じサイズを用意しても日中座って過ごすことが多く、足のむくみによりサイズが合わないことによる苦痛や不快感、また、その状況が続くと皮膚を傷つけたり、生じた痛みが転倒の原因となることがあります。

2　アセスメント方法

転倒を予防するためには、認知症の人の転倒の原因を多面的に考えたアセスメントが

求められます。転倒予防の対策を考えていくときに"このような場合や人にはこのような対応がいい"といったマニュアルはありません。また、できたとしてもそこからさらにその人に合わせた方法を考える必要があります。つまり、認知症の人にこそ個別的な対応が求められます。

　認知症の人の転倒に関するアセスメントでは、認知症の人の転倒の原因は1つと限らないため、さまざまな可能性を考えること、スタッフの視点ではなく、認知症の人の視点で考えること、アセスメントをしたらすぐに対策を考えるのではなく、再度、アセスメントをもとに直接、本人の状況を確認することが求められます。

3　認知症の人の転倒に関するリスクマネジメント

1 ■ 認知症の人の転倒予防ケアの考え方

　認知症の人の転倒に関するリスクマネジメントでは、十分なアセスメントをもとに認知症の人の行動の意味を考えながらケアを考えること、転倒のリスク因子からケアを考えること、認知症の人の生活をできるだけ現状維持しながらリスクを回避する方法を選択することが大切です。

　特に、**表2**のように認知症の人の視点から、転倒リスク要因やその人の行動のアセスメントを行ったうえでケアを考えていくとよいでしょう。できるだけ多くの可能性を考え、根拠に基づくケア方法を考えていきましょう。

表 2 ● 認知症の人の行動と転倒予防ケア（例）

行動（例）	本人にとっての行動の理由	転倒リスク要因から考えられるアセスメント	ケア（例）
・歩くことができないにもかかわらず歩こうとする。 ・椅子からの立ち上がりが頻回。	・トイレに行きたい、お腹がすいた、などニードを満たそうとしている。 ・用事があって出かけないといけない。 ・自分のいる場所がわからない、知らない場所にいる、連れてこられたと思っている。 ・不快な状況にある（失禁で衣類が濡れている、痛み、疲れなど）。	・短期記憶が障害されるため、安静の必要性や介助による歩行の必要性を説明しても覚えていられない。 ・ニードや不快な状況を言葉で表現できず、行動で表している（不快：尿意や便意による苦痛、失禁による不快感など）。	・ニードがないかを本人に確認するだけではなく、予測し、必要なかかわりを行う（可能性のあることを本人に負担のない範囲で行ってみる）。 ・その場で過ごしていいと思えるように、安心できるようなかかわりや関係をつくる。 ・同じ場所で長時間座っていないか確認し、短時間でも臥床する機会をつくる。 ・離床タイプのセンサー類の使用する（見守り対策だけではなく、なぜセンサーが鳴るか、そのときの時間や行動とその理由も一緒に把握していく）。
・落ち着きなく歩き回る。	・出口、トイレ、大切なものや人、そのときに本人が思い出したものなど探している。 ・不快な状況があり、なんとかしたいと考えている。	・見当識の障害（自分のいる場所が認識できていない、必要な場所が見つけられないなど） ・不快な状況を言葉で表現できず、行動で表している（不快：尿意や便意による苦痛、失禁による不快感など）。	・その人が理解しやすく、見やすい表示の工夫。 ・本人の求めていると予測される場所や物への誘導。 ・排泄パターンの把握。 ・いつも探しているものがあれば、その場所を固定の位置に置く。
・歩行はできるが歩き方がスムーズではない（不安定、歩行がスムーズでない）。	・床に穴がある、段差があると認識し、危ないところを避けて歩いている。	・加齢変化による姿勢の保持が難しい。 ・ふらつきをもたらしやすい薬を飲んでいる。また、薬の効果が出やすい時間帯である。 ・白内障や認識の問題によって、光や影の見え方が通常と異なる。	・付き添い歩行や見守りを行う。 ・環境調整を行う（照明の変更やカーテンの変更、可能であれば廊下や壁の色を統一）。 ・不安定な時間帯や光や影が出やすい時間帯に注意を払う。 ・薬物のアセスメントを行い、見守りを強化する。

2 ■ センサー類の使用

　認知症の人の転倒を予防するためのケア方法として、センサーコールを使用することも1つの方法です。センサーコールには、ベッドのマットレスやシーツの下に敷いて離れるとコールが鳴る離床タイプのもの[8]や、床に敷いて着地をするとコールが鳴るマットタイプのもの（着地タイプ、床センサーなど）、ベッド柵に付けて触るとコールが鳴るタイプ（タッチセンサーなど）、赤外線などを用いるものなど呼び方も含めさまざまなタイプがあります。しかし、その人の行動に合ったタイプのものを使用しないと有効に活用することはできません。特に認知症の人の転倒は、下肢の筋力低下やふらつきから生じるため、着地した瞬間に転倒する事例が多くみられます。そのため、着地をするとコールが鳴るマットタイプのものよりも離れるとコールが鳴る離床タイプのものがよいでしょう。但し、高齢者では、わずかな動きや寝返りを打つことでセンサーが反応してしまう人もいます。その場合、何度も患者の様子を観察する必要が出てしまい、患者の睡眠を阻害したり、コールに対応し続けることでスタッフも疲弊し、実際に転倒しそうになったときに対応が遅れるケースがあります。そのため、使用の際には、センサーマットの位置や感度レベルやスピード、その人の動き方やパターン、動きのスピード、ベッドから起き上がる理由を考えて、その人に合った形で調整しましょう。センサーマットの位置や感度のレベルの調整については取り扱い説明書に詳しく掲載されているものもあります。また、センサーが反応し、対応したときには必ずその前後のその人の行動や時間などを記録して、行動の把握も一緒に行うとよいでしょう。センサーを使用しているからといって安心せず、その人の周囲の環境を整えるなど、その他のケアも一緒に行うことで初めてセンサー類は有効に活用できます。

3 ■ フットケア

　転倒予防の1つにフットケアがあります。高齢者の足は爪が厚くなる・脆くなる、足の指が変形する、皮膚の弾力性が落ちる・硬くなる、足が冷たくなりやすく知覚や触覚などの感覚が鈍るなど、転倒と直結する問題が多く生じます。さらに病院や施設では、認知症の人が日常生活を過ごせるように配慮されていますが、欧米型の生活様式から靴下や靴を履いて過ごすことが多くなります。そのため、足の異常の発見が遅れやすくなります。したがって、毎日、意識的に足の観察やケアを行う必要があります。具体的に

は、歩き方、足の状態をよく目で見て、触るという観察を日頃から行います。また、異常を早期に見つけ、対応することが求められます。ケアでは、適切な靴の選択や調整、爪の手入れ（正しい爪の切り方、爪やすりの使用）、足の清潔保持、保温や保湿、足を動かす機会づくりをしていくとよいでしょう。

● おわりに

リスクマネジメントを行ううえで、一人ひとりのスタッフのケアスキルを向上させることはもちろんですが、チームとしてどのように一人ひとりの認知症の人にかかわるかがとても重要になります。1人のスタッフが突出してよいケアを行っても、認知症の人を十分に理解できていないスタッフがいれば転倒の予防は難しくなります。そのため、カンファレンスを行うこと、スタッフ間の申し送りを具体的な表現を用いて行うことが求められます。

転倒予防のケア方法を考える際、転倒予防にだけ目を向けてしまうと、認知症の人の生活という視点が欠けるときがあります。身体機能を維持すること、生活の質を保つという視点をもつことが求められます。すなわち、転倒予防だけにとらわれず、日常行っているケアを丁寧に行うことが重要です。

（杉山智子）

◆ 文　献

1) Kobayashi N, Sugai Y：Witnessed and unwitnessed falls among the elderly with dementia in Japanese nursing homes. Japan Journal of Nursing Science 3：31-41, 2006.
2) 杉山智子：重度認知症高齢者に考えられるリスクとその対応．臨床老年看護 20(3)：28-34，2013.
3) 今井邦英，樋掛尚文，斉藤静香，ほか：高度認知症患者の転倒・転落に伴う頭部外傷症例の検討．老年精神医学雑誌 18(5)：521-529，2007.
4) 杉山智子，湯浅美千代：事例で学ぶ！　認知症特有の事故・トラブルとその防止策；繰り返し転倒する人に対するケア．高齢者安心・安全ケア 14(4)：60-67，2010.
5) 鳥羽研二，大河内二郎，高橋　泰，ほか：転倒リスク予測のための「転倒スコア」の開発と妥当性の検証．日本老年医学会雑誌 42(3)：346-352，2005.
6) 岩田安希子，鳥羽研二：老年症候群に対する薬物療法；転倒を起こしやすい薬剤．Modern Physician 29(1)：65-67，2009.
7) 鈴木隆雄：転倒の疫学．日本老年医学会雑誌 40(2)：85-94，2003.
8) 吉村拓巳，田村俊世：看護・介護支援機器の現状と今後の展望；徘徊・転倒防止機器．Geriatric Medicine 42(1)：93-99，2004.

自立支援とリスクマネジメント

2 食事

chapter 5

● はじめに

　食べる喜びは、生きる喜びにもつながります。しかし、認知症の進行に伴い食べることに支障をきたすようになります。具体的には、「自ら食べ始めることができない」「途中で食べることを中断する」「適量をすくえない」などです。さらに進行すると、介助しても「口を開けずに、食べようとしない」「食べ物を口中に溜め込んだまま、飲み込まない」など、支援する人も対応に悩むことがあるのではないでしょうか。このようなときに、今ある環境が認知症の人の食べる力を最大限に引き出せるように整えられているのかを当事者の視点で見直すことで、認知症の人が再び食べることが可能になります。

　本稿では、認知症の人の食べることに伴う困難の特徴と、食べる力を引き出すための支援について示すとともに、誤嚥や窒息などの食事に伴うリスクと予防策について述べます。

1　食事の自立支援—認知症の人の食べる力を引き出す環境づくり

1　認知症の人への食事支援の考え方

　日常生活動作の中で「食べる動作」は、入浴や排泄などの動作に比べて低下しにくいといわれています。食べることは生命にも直結するため、早々には低下しません。しかし、認知症の人が食事であることを認知しにくい環境や食事への注意を散漫にする環境など、食事環境が整っていない場合には比較的早期に食べることに支障をきたすことがあります。認知症の人は、環境の影響を受けやすいのです。

　ここでの環境とは、人々を取り巻く相互作用を及ぼす外界のことを意味します[1]。すなわち、認知症の人にとっては支援者も「環境の一部」であることを意味します。このこ

とから支援者は、自己の立ち位置や言動が認知症の人に影響を及ぼすことを自覚して支援する必要があります。

また、「介助し過ぎないこと」が大切です。介助し過ぎると、認知症の人の食べる力や楽しみを奪ってしまうからです。まずは環境を工夫し、介助は認知症の人の食べる力を見極めながら徐々に行っていくようにします（**図1**）。

食事支援の大原則は、認知症の人の食べる力を最大限に引き出すために、支援者も環境の一部であるという認識のもと「いかに環境を整えるか」にある、といえます。

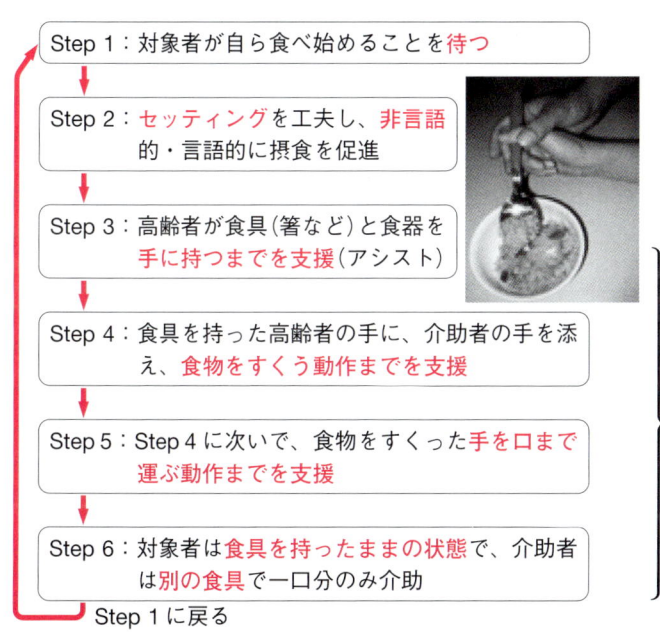

Step 1：対象者が自ら食べ始めることを待つ

↓

Step 2：セッティングを工夫し、非言語的・言語的に摂食を促進

↓

Step 3：高齢者が食具（箸など）と食器を手に持つまでを支援（アシスト）

↓

Step 4：食具を持った高齢者の手に、介助者の手を添え、食物をすくう動作までを支援

↓

Step 5：Step 4に次いで、食物をすくった手を口まで運ぶ動作までを支援

↓

Step 6：対象者は食具を持ったままの状態で、介助者は別の食具で一口分のみ介助

Step 1に戻る

もしも、Step 3～5で、対象者がアシストを拒む場合には、Step 2で食物を1品だけにして勧めるか、Step 6に進み、好みの食物を一口介助

図1● 認知症の人の食べる力を引き出す介助方法
ポイントは、必要最小限の介助で、認知症の人が自ら食べているという感覚（主体性）を引き出すことです。

2 ■ 食事支援の方向性を見い出すための食事場面の観察

認知症の人に対して、実際にはどのように環境を整えていくとよいのでしょうか。その答えは、個々の認知症の人の食事場面を観察することによって見い出すことができます。もしも、個々の認知症の人の食事場面を最初から最後まで観察することが難しい場合には、まずは食べ始めの5分間だけでも観察してみてください。食事開始の5分間で、自ら食べ始めることが難しい「摂食開始困難」が観察されたならば、「それはなぜなのか」を検討します。そして、食べ始めたとしても飲み込む前に次々と食べ物を口中に運び入

れたり、食べこぼしが多かったりといった「食べ方の乱れ」がないかを確認します。但し、食事の途中で食べることが止まる「摂食中断」がある場合には、摂食中断時の対象者の様子と環境との関係についても観察し、何によって認知症の人が摂食を中断したのかを検討します。

以下に、「どのように環境を整えるのか」を、これらの3つの観点から述べます。

3 ■ 認知症の人の食べる力を引き出すための食事支援

■ a．「摂食開始困難」がある場合

摂食開始困難とは、自ら食べ始めることが難しいことを意味します。

認知症という病によって、目が見えていても目の前にある食べ物を食べる対象物として認知できない場合（失認）もあれば、手は口元まで動かすことができる運動機能をもちながら箸などの食具の使い方がわからずに食べ始められない場合（失行）もあります。認知症の人は行為の始まりにつまずきやすいため、行為を開始できるように支援することが重要です。例えば、「食器を手に持って食べる」という日本の文化的習性に習い、お茶碗と食具（箸・スプーンなど）を手に持つといった食べる構えをつくると、まるでスイッチが入ったように食べ始める人がいます。

食卓にさまざまなものが置かれていたり、配膳された食器の数が2つ以上あると、情報量が多過ぎて混乱し、食器の中の食べ物をほかの器の中へ移し替えたり、じっと座ったまま食べることを開始できない人もいます。このような場合には、食卓に食べ物以外は置かず、フレンチのように1品ずつ配膳するコース料理方式や、弁当箱や小どんぶりなどを用いるワンプレート方式だと食べられる人がいます（図2）。すべての食品を1品ずつ配膳しなくても、最初の1品を食べ続けることができると、その後に残りの食事をすべて配膳しても、混乱なく食べることができる人もいます。

また、食器やテーブルクロスの模様が気になって、指でこそげ落とそうと夢中になり、食べることを開始しないような「視空間認知障害」がある人では、模様が描かれていない無地の食器やテーブルクロスの使用が推奨されます。

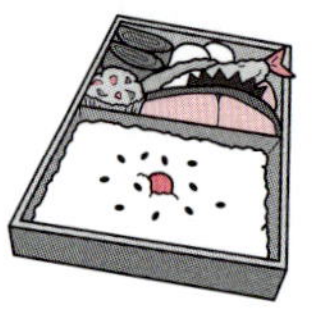

さらに、嫌いな食べ物、便秘や歯痛、かゆみなどの身体的苦痛のために食べたくない状態にある場合もあります。背景に身体

1. **コース料理方式**：1品ずつ料理を出す
2. **ワンプレート方式**：弁当箱の利用、丼物や大皿1つに主食と副食を盛りつける

図2● 配膳方法の工夫

的苦痛などがあれば、それだけで食べることができなくなりますから、苦痛を取り除くことが先決です。

いずれにしても「なぜ食べ始めることができないのか」を、身体状況や環境による影響を踏まえながら認知症の人の視点に立って、その行動の真意を探求し、適切な環境づくりを行うことで、食べる力を引き出すことができます。

b．「摂食中断」がある場合

摂食中断とは、摂食動作がいったん止まると、自ら再開できないことをいいます。

まず、「注意障害」によって摂食中断が生じている場合には、認知症の人の目線で状況を観察すると支援の方向性を見い出せることがあります。例えば、周囲の物音や人の動きに注意が奪われて食事を中断するような認知症の人の場合、過剰な環境刺激がないように調整します。一方、注意は情動による影響も受けるため、食事に専心できるように好物を用意したり、心穏やかに過ごせる人と食卓を囲むなど、本人にとって快適な食事環境を整えることも有効です。

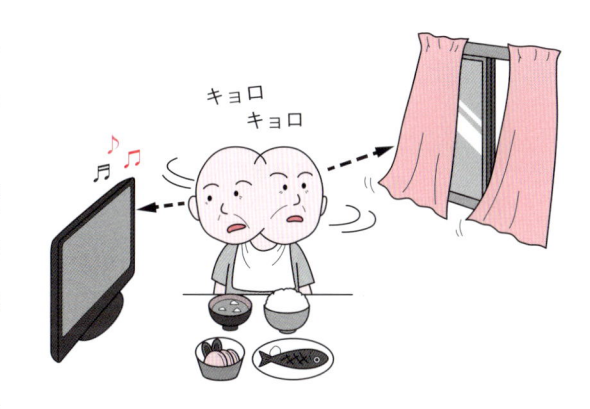

「むせ」による中断もあります。むせると苦しいので食べ続けることができなくなるだけではなく、誤嚥性肺炎につながる危険性もあります。咀嚼・嚥下機能を専門家と協働して評価し、その人の咀嚼・嚥下機能に応じた食形態や姿勢の調整が不可欠です。**表3**に嚥下しやすい食べ物の特徴を示しますので、食形態を選択する際の参考にしてください。誤嚥性肺炎の予防と口腔機能の向上のために、食事前の口腔ケアが必要な人もいます。

食事の途中で眠ってしまう場合には、睡眠・覚醒リズムや活動・休息リズムを見直します。食事直前まで活動していて、食事の途中で疲れて眠る人では、活動と休息のバランスの見直しが必要です。また、毎日のように同じ食事時間帯に眠る場合には、薬が影響している場合もあります。このような場合には、催眠作用のある薬を服用しているか否かを確認し、必要に応じて医師に相談することが必要です。薬を調整することによって、食事時間帯にすっきりと覚醒でき最後まで食べられるようになる場合も少なくありません。

表 3 ● 嚥下しやすい食物の特徴

物性	変形性	変形性が高いもの（多様な形状の咽頭で、形を変え移動できる食塊）。	プリン
	均一性	水分と固形物が混ざっていないもの。均一であるもの。	
	非付着性	付着性が低いもの。べたつかず、のど越しがいいもの。	ゼリー
	湿性	パサパサしていないもの。	
	凝集性	口中でバラバラにならないもの。	
温度		冷たいものは嚥下反射を誘発しやすい（体温と同温では刺激が少なく嚥下反射を誘発しにくい）。	豆腐
好み		患者自身の嗜好を考慮。患者の好まない食品は、むせることがある。	
味		酸味・辛いものはむせの原因になりやすい。	
一口量		2〜10 mℓ（多過ぎると誤嚥しやすく、逆に少な過ぎると嚥下反射が起こりにくい。少量から開始し、その人が嚥下しやすい一口量を探す）	ヨーグルト

　前頭側頭型認知症の人の中には、食事の途中で立ち去る人もいます。その際、例えば食器がいつもと違っている、不用意に話しかけられるなど、その人にとって何か気に入らないことがあると、それが途中で立ち去る原因になっている場合もあり、環境を見直すことが解決につながります。

　摂食中断の1つに「食べ残し」もあります。その原因には、認知症の人にとって見えにくい位置に食器が置かれていたり、食事をすべて認知していないことなどがあります。例えば、図3-a に示すような白い茶碗に盛られた白いご飯は、白内障がある場合には図3-b のように識別しにくく食べ残す人もいます。このようなときに、図3-c のように食器の色を変えて食品（ご飯）とのコントラストを付けることで見やすくなります。また、認知症の人の目線で見たときに、小さい器に盛られた食品が大きな器の影に隠れていたり、血管性認知症で「半側空間失認（無視）」を伴う人では、図4-a に示すように、注視した際の片側半分を認知できていないこともあります。このような場合に、図4-b のように食器を180°回転することで、残りの食事に気づくことができ、再び食べることができます。

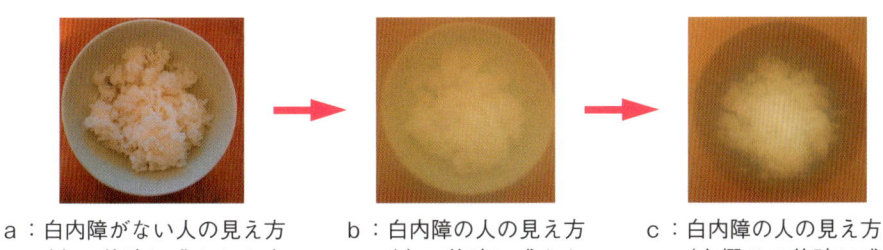

a：白内障がない人の見え方（白い茶碗に盛られた白いご飯）

b：白内障の人の見え方（白い茶碗に盛られた白いご飯）

c：白内障の人の見え方（赤摺りの茶碗に盛られた白いご飯）

図3● 白内障の有無による食事の見え方の違い

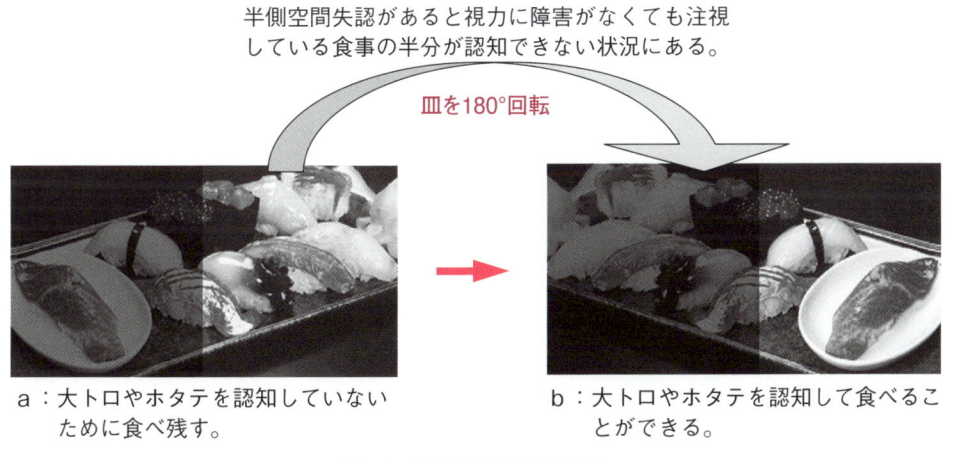

半側空間失認があると視力に障害がなくても注視している食事の半分が認知できない状況にある。

皿を180°回転

a：大トロやホタテを認知していないために食べ残す。

b：大トロやホタテを認知して食べることができる。

図4● 半側空間失認（無視）

c．「食べ方の乱れ」がある場合

　食べ方の乱れとは、食べるスピードや動作などがスムーズに行えないことをいいます。

　例えば、一口量を適量すくえずにこぼす場合、食べ物をすくってから口に運び入れるまでの「どの段階でこぼすのか」を詳細に観察し、状況に応じてすくいやすい食器やスプーンの形状・大きさ、体格に見合った椅子と食卓の高さ、体幹と食卓の距離、姿勢の崩れなどを補正します。

　レビー小体型認知症の人では、時間や日によって食べたり食べなかったりする変動があります。このような場合、食べられるときと食べられないときの認知症の人の食べる力に応じて支援を調整します。なお、食べられない原因が振戦や無動などパーキンソニズムにあり、いつも同じ時間帯に乱れる場合、薬の調整が必要なときもあります。レビー小体型認知症は、認知症の原因疾患の中でも薬物の調整が難しい疾患だけに、医師との連絡・調整が不可欠です。

上述してきた以外にも、さまざまな摂食困難がありますが[2]、大切なことは個々の認知症の人の視点に立って、どのように環境を整えると、その人がおいしく食べることが可能になるのかを考えることです。その際に、多職種からなるチームで考えるとよりその人に見合った環境づくりが行えます。

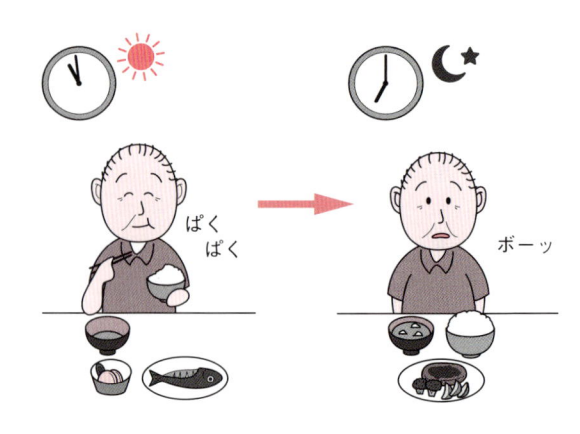

2　食事に伴うリスクマネジメント

1 ■ 誤嚥性肺炎

　誤嚥とは、食べ物などが誤って気道（喉頭から気管）内に入ることをいいます。誤嚥時の「むせ」は、いわゆる食べ物が気管に入ることを防ぐ身体の防御反応であり、身体を守るためにも必要な反応です。

　加齢に伴い咀嚼・嚥下機能が低下し、むせやすくなります。血管性認知症やレビー小体型認知症では、その病態故に嚥下障害を生じている場合があります。加えて、誤嚥してもむせない不顕性誤嚥がみられ、誤嚥性肺炎を発症するリスクが高くなります。一方、アルツハイマー型認知症は運動機能が障害されにくいため、嚥下障害は初期の頃よりも脳の萎縮が進行した末期に出現します。

　いずれにしても、認知症の人の咀嚼・嚥下機能を専門家とともに評価し、機能に見合った食形態や姿勢、食事前の嚥下体操の実施など多職種によるチームケアによって、誤嚥性肺炎を起こすことなく、おいしく食べ続けることができるような支援が必要です。

　誤嚥性肺炎の予防には、専門的な口腔ケアが不可欠です。特に経管栄養などが行われて口から食べていないときには、一層唾液の自浄作用が低下するので、歯科関係者とも協働して専門的な口腔ケアを行っていく必要があります。

　なお、義歯（入れ歯）使用者で定期的に歯科受診していない場合、義歯が破損していたり適合が不良になって義歯が脱落しやすくなっていたりします。脱落した義歯を誤飲して亡くなられた人もいます。日頃の口腔内の点検により、必要に応じて歯科治療につな

げるとともに、義歯を取り外す介助を行う際には誤飲防止のために前傾姿勢で行い、口の中に義歯を落とすことのないように細心の注意を払う必要があります。

2 ■ 異　食

　異食とは、食べ物ではない物を食べることをいいます。認知症の人の立場で表現するならば、"食べ物"と"食べ物ではないもの"との識別ができなかったと捉えることもできます。むしろ「食べる力」があることを評価し、認知症の人が食べ物としては適さないものを食べなくても済むように環境を整えることが必要です。

　また、このような行動の背景に、認知症の人が不安やストレス、寂しさを抱えていないか見直すことが大切です。食べることでストレスを発散したり、口寂しいとガムを噛むなどの対処行動をとる人を想像してみるとよいかも知れません。まして認知症の人は記憶障害や見当識障害などによって不安な状態に陥りやすく、環境からのストレスを受けやすい存在であることを支援者は十分に認識しておく必要があります。

3 ■ 窒　息

　加齢に伴う咀嚼・嚥下機能の低下もあり、特に75歳以上の後期高齢者では「窒息」のリスクが高まります。また、飲み込む前に次々に食べ物を口へ運び入れるような食べ方をする前頭側頭型認知症の人もいます。事前に一口サイズにカットしたり、窒息しにくい食材を用いたり、スプーンや食器のサイズを調整したり、傍らに付き添って食事メニューを説明することで食事ペースを変えつつ食べ方を観察し、窒息のリスクを避ける必要があります。

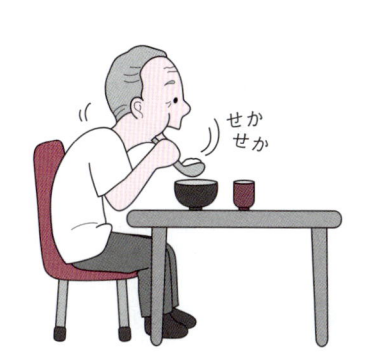

4 ■ 低栄養・脱水

　認知症の人では、低栄養状態や脱水のリスクも高まります。特に高齢者では、人が生きるために重要な栄養素である蛋白質と、活動するために必要なエネルギーの両方が不足した状態である「蛋白質・エネルギー低栄養状態（protein energy malnutrition；PEM, ペム）」に陥りやすいため、好物を取り入れながら良質な蛋白質の摂取を工夫する

必要があります。また、日頃から体重の減少（1ヵ月間で5％以上、6ヵ月間で10％以上の体重減少がないか）や、血清アルブミン値が2.8 g/dl以下になっていないかをモニタリングすることも必要です。低栄養状態になると食べる気力すら失われることもあるため、早期発見・早期対応が重要になります。

　また、認知症の人は必要な水分量を自己管理することが難しいため、食事やティータイムなどの水分を補う機会を上手につくるとともに、嚥下障害がある場合には、ゼリー状にするとのど越しもよく、おやつのようにおいしく水分を補うことができます。

5　やけど（熱傷）

　認知症の人は危険性の判断が低下するため、例えば熱い味噌汁を冷まさずに食べて舌を熱傷したりしますが、そのことを言語化できずに不機嫌という表現形になっている場合もあります。食べる直前に、ちょうどよい温度で配膳するなど危険を予期した予防策が大切です。

6　合併症

　「過食」が出現する認知症の人もいます。特に前頭側頭型認知症の人に多くみられます。過食でも活動量が多い場合には体重が増加しない人もいますが、時に糖尿病などの認知症以外の疾患によって合併症のリスクがある場合には、低カロリーで満腹感が得られるような食べ物を管理栄養士と協働して支援していくことも必要です。

（山田律子）

◆文　献

1) 山田律子：認知症の人の生活・療養環境づくり. 新版 認知症の人々の看護, 中島紀恵子, 太田喜久子, 奥野茂代, ほか（編）, pp 110-130, 医歯薬出版, 東京, 2013.
2) 山田律子（編著）：認知症の人の食事支援BOOK；食べる力を発揮できる環境づくり, pp 76-101, 中央法規出版, 東京, 2013.

自立支援とリスクマネジメント
3 排 泄

chapter 5

●はじめに

　排泄は、健康状態をみるうえで重要な指標です。身体の調子だけではなく、ストレスなどの心の状態も排泄に影響します。そのため、排泄を整えていくには生活全般についてアセスメントしていくことが大切です。認知症は、認知機能障害や行動・心理症状（BPSD）によって、徐々に自立して生活を営むことが困難になる病気です。すっきり心地よい排泄ができるよう、生活全般への目配りと予防的なかかわりを心がけましょう。

　排泄のアセスメントでは、図5に示したように、食べ物や飲み物を身体に取り込むところからみていきます。また、排泄行為は、尿意や便意を感じて、排泄行為が開始され

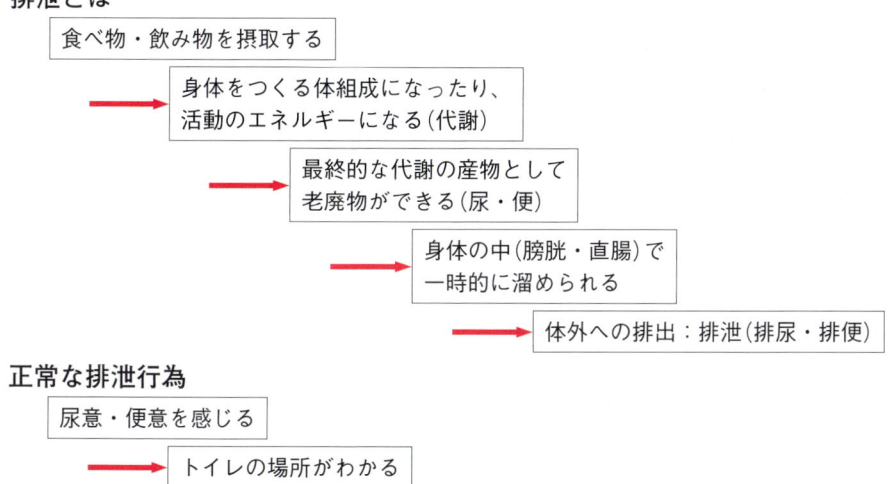

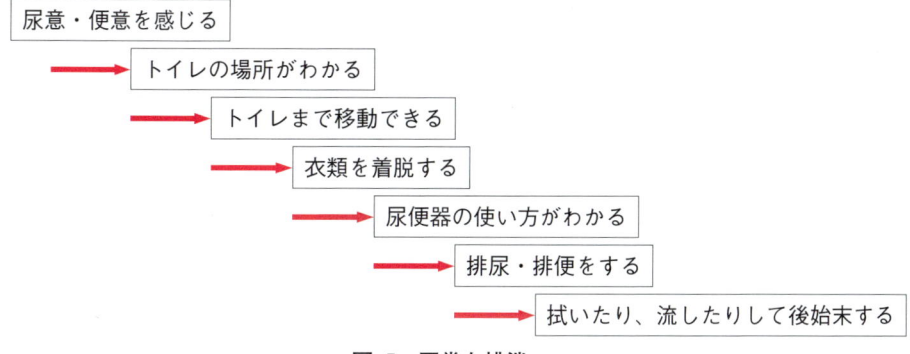

排泄とは
- 食べ物・飲み物を摂取する
  - 身体をつくる体組成になったり、活動のエネルギーになる（代謝）
    - 最終的な代謝の産物として老廃物ができる（尿・便）
      - 身体の中（膀胱・直腸）で一時的に溜められる
        - 体外への排出：排泄（排尿・排便）

正常な排泄行為
- 尿意・便意を感じる
  - トイレの場所がわかる
    - トイレまで移動できる
      - 衣類を着脱する
        - 尿便器の使い方がわかる
          - 排尿・排便をする
            - 拭いたり、流したりして後始末する

図 5 ● 正常な排泄

るところから、後始末ができるかどうかまで、一連の行為としてみていきます。

1 排泄のメカニズム

　排泄のケアを行うためには、まず、排泄の生理的なメカニズムを理解しておくことが大切です。ここでは、排尿と排便のメカニズムについて概要を説明します。

1 ■ 排尿のメカニズム

　身体に吸収された水分は、腸管で吸収されて腎臓に運ばれます。そこで尿が生成されて、尿管を経由して膀胱に溜められます。膀胱に尿がある程度溜まると尿意を感じますが、しばらくは尿意を我慢することができます。尿量が300〜400 ml程度になると強い尿意を感じ、トイレに行って排尿することになります。このように、尿意を感じたり、排尿を我慢したりできるのは下腹神経や陰部神経、骨盤神経といった神経と膀胱排尿筋や尿道括約筋といった筋肉が働いているためであり、さらに、「我慢する」「排尿する」という大脳からの命令によって調整されているからです。

　高齢者の多くは、なんらかの疾患をもっていることが少なくありません。例えば、腎臓の炎症や腫瘍、あるいは腎不全の状態にあれば、尿の生成にも問題が生じます。また、脳卒中による麻痺や腰椎の圧迫骨折などによって神経に影響がある場合は、尿失禁などの排尿トラブルが起きるリスクは高くなります。糖尿病の場合も、症状が進むと多尿や神経障害などの排尿トラブルが起こりやすくなります。こうした原因が考えられる場合は医療機関を受診し、適切な治療を受けることが大切です。

　飲水量と尿量の関係について表4に、正常な尿の排出について表5に示します。

表 4 ● 飲水量と尿量の関係

摂　取	2,500 ml	排　出	2,500 ml
飲水	1,200 ml	尿	1,300 ml
食事	1,000 ml	便	200 ml
体内でつくられる水（代謝水）	300 ml	呼吸、汗	1,000 ml

表 5 ● 正常な尿の排出

- 成人：1日 1,000〜1,500 m*l*
- 乏尿：500 m*l* 以下
- 多尿[1]：40 m*l*/kg 以上　体重 40 kg 成人 ⇨ 1,600 m*l*
  - 夜間多尿：1日尿量の 20％以上、高齢者では 33％以上、睡眠時生成尿 6.4 m*l*/kg 以上
    - 体重 40 kg ⇨ 256 m*l* ≒ 成人 1 回分
    - 高齢者では、抗利尿ホルモン分泌の日内リズムの消失や血中濃度の低下によって夜間多尿になりやすい
- 1日 4〜6 回、夜間排尿のために起きない
- 尿の性状：透明〜淡黄色
- 排尿時痛・排尿困難・残尿感がない

2 ■ 排便のメカニズム

摂取した食べ物は、消化管で消化・吸収され、最終的に糞便が形成されます。この糞便が直腸内に移動すると直腸内圧が上がり、便意を催すことになります（図 6）[2]。排尿

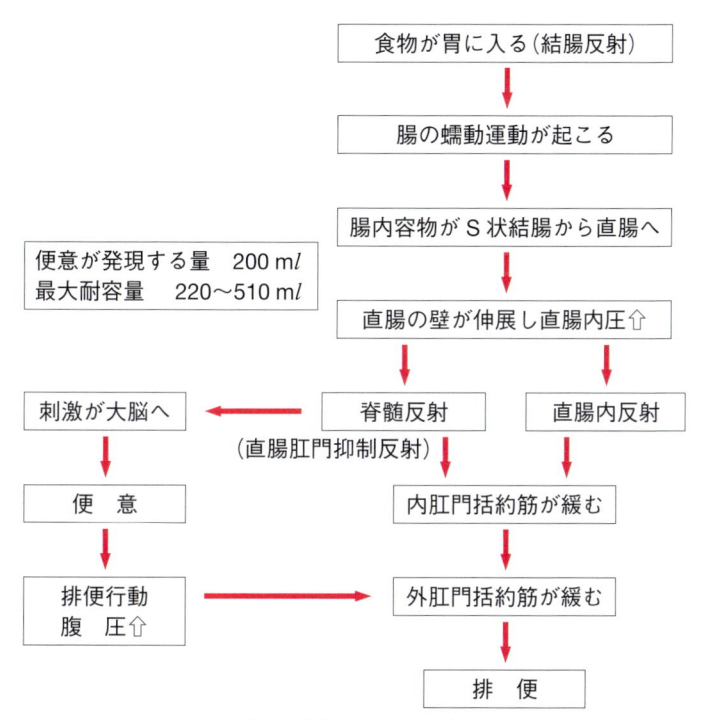

図 6 ● 排便のメカニズム

（黒水丈次：直腸肛門部の排便機構；排尿機能の生理．排泄リハビリテーション；理論と臨床，初版，穴澤貞夫，後藤百万，高尾良彦，ほか（編），pp 55-59，中山書店，東京，2009 の図を参考に作成）

表 6 ● 正常な排便

- 1 日 1 回
- 1 回 150〜200 g
- 便の性状：黄褐色〜茶褐色、有形、半練り状（水分 75％、固形成分 25％）
  ※固形成分：セルロースなど不消化成分 50％、細菌 30％、無機質 15％、脂肪など 5％
- 排便動作開始から 5〜10 分以内に排出
- 排便痛・残便感がない

のメカニズムと同様に、便意を感じたり、排便を我慢できるのは、下腹神経や陰部神経、骨盤神経といった神経と、内肛門括約筋と外肛門括約筋といった筋肉が働いているためです。また、排便は排尿よりも中枢神経系の支配を強く受けているため、随意に抑制すれば便が頭側に押し戻され直腸内圧は低下し便意が遠のいてしまうという特徴があります。

正常な排便について**表 6** に示します。

2　排泄ケアの実際

1　アセスメント

効果的なケアを提供するためには、まず、アセスメントが重要です。最初は排泄物や排泄状況に注目して、すっきりと排泄できているかどうかを確かめます。もし、日頃の排泄と比べてなんらかの異常を感じたら、以下のような観点でアセスメントしましょう。

a・排泄物・排泄行動をしっかり確認しましょう

表 5、6 に示したように、正常な排尿・排便かどうか、毎日の排泄についてしっかり観察しましょう。具体的には、排泄物の量や色やにおいなどの性状を確かめましょう。トイレに入っている時間やトイレ前後の表情の変化、下着の汚れなども排泄に異常がないかどうかを知る手がかりになります。排泄物に明らかに異常がある場合は、泌尿器や消化器官に病的な変化が生じている可能性もあります。かかりつけ医に相談するなど、医療介入が必要になります。

排泄行動としては、トイレへの移動、尿便器の使用、衣服の着脱、トイレットペーパー

や手拭い、タオルの使用などがスムーズにできているかを確認しましょう。使用後のトイレの汚れ具合なども、排泄行動をアセスメントする情報になります。

　認知症では、失認、失行、失語などの中核症状によって、「尿意」や「便意」を認知したり、訴えたりできない場合があります。トイレに行って排泄するという行動につなげることができず、徘徊や不穏などのBPSDとして出現する場合もあります。さまざまな尿意や便意の表現が存在することを念頭において、一人ひとりのサインを察知できるようにしていきましょう。

　また、トイレまでスムーズに移動できたとしても、体外に排泄した排泄物を適切に処理できず、弄便（ろうべん）という行動になってしまう場合もあります。ある施設に入居したばかりの女性は、自分の排泄物を見ず知らずの家のきれいなトイレに置いておけないといって、着物の袂にしまっていました。排泄は、**図5**の「正常な排泄行為」で示したように、尿意や便意を感じて体外に排泄し、きちんと後始末ができるまでの一連の行為です。認知症の人が尊厳を維持して社会生活を営んでいくうえで、社会的に許容される一連の排泄行為ができるように、丁寧な観察に基づいたケアがとても重要になります。

　一方で、観察には配慮も必要です。排泄は、健康な成人であればプライバシーへの配慮が不可欠な生活行動の1つです。観察が必要だからといって、そばでじっと見ていたり、トイレのドアが閉まらないような環境ではゆっくり落ち着いて排泄することはできません。観察にも工夫が必要です。逆に、認知症が軽度の場合はプライバシーを重視するあまり、ケア提供者が観察を行わず本人任せになってしまう危険性もあります。認知症の人本人も排泄物の状態をいちいち他人に言うことがはばかられて、しばらく黙っていたため血便の発見が遅れたというケースもあります。この方の場合は、洗濯物の下着に血液が付着していたことが病気の発見につながりました。

b・食事や飲水の状況をしっかり観察し、排泄と関連づけてアセスメントしましょう

　排泄は、食事や飲水によって身体に取り込んだ栄養や水分の最終代謝物を、身体の外に排出する行為です。つまり、いつ、どんなものを、どれくらい摂取しているのかが、排泄に直接影響します。排泄に異常があった場合に、改めて食事や飲水の状況を詳細に確認することも大切ですが、あらかじめ観察記録に残しておくことで、予防的なケアが可能になります。排泄日誌などを活用しましょう。

c・加齢による変化や認知症以外の疾患の影響についても検討することが大切です

　排泄をコントロールしている神経や筋肉は、加齢や疾患の影響を受けます。骨盤底筋群の筋力低下は、尿失禁や便失禁の原因になります。また、加齢による腸蠕動運動や筋力の低下は便秘の原因になります。抗利尿ホルモンも加齢の影響で血中濃度が低下し、夜間の尿量を増やすことになります。このように、高齢者は排泄障害のリスクが潜在的に高くなります。

　さらに、高齢者は複数の疾患を有し、多種類の薬を服用していることも少なくありません。神経系に影響を及ぼす疾患や薬剤は、排泄障害のリスクをさらに高めます。一般的に用いられることが多い便秘薬にも注意が必要です。例えば、大腸刺激性下剤は習慣性があり、連用することで却って便秘を生じさせる場合もあります。

　したがって、排泄障害が起こってからではなく、予防的ケアを心がけることが重要です。

d・認知症の人が暮らす環境の影響もしっかり把握しましょう

　認知機能の障害によって、トイレの場所がわからなくなってしまったり、トイレの中でどうやって衣服を着脱して排泄すればよいのか、その方法がわからなくなってしまう場合もあります。一連の排泄行為の中で、認知症の人がどんな状況のときにどんなタイミングで不安になったり、戸惑っているのかを察知していくときに、認知症の人本人だけでなく周りの環境にも目を向けてみましょう。

　トイレの場所や目印はわかりやすいか、尿便器の使い方はわかりやすいかなど、認知症の人の目線で確かめてみることが大切です。また、場所や使用方法がわかっていても、尿便器の高さが体格に合わなければしっかりといきむ姿勢が取れずにうまく排泄できないこともあります。トイレの中の尿便器の配置、トイレットペーパーや排水レバーの位置など、トイレに入ってからどのような動作を行って排泄するのかをイメージして、できるだけ使いやすいような工夫をすることも大切です。

2　包括的なアプローチによる排泄ケアの実施

a・プライバシーに配慮しましょう

　排泄は非常にプライバシーが重視される行為です。排泄行為に失敗してしまう、誰かの手助けがなければ排泄できないという状況は、恥ずかしさや、情けない気持ちを生じ

させ、その人の自尊心の低下につながってしまうこともあります。認知症の人は、たとえ一つひとつの排泄行為のエピソードは忘れてしまっても、こうした感情を抱いたまま生活することになるかも知れません。

　トイレに誘うときや介助のときの声のかけ方、見守りが必要な場合でも個室としての空間をつくること、失敗してしまったときの対処の仕方など、認知症の人の気持ちを考え、プライバシーに十分配慮したかかわりを心がけましょう。

b・その人の生活習慣を活かしましょう

　排泄は生理的な現象であると同時に、その個人が育った文化的な背景に影響されている行為でもあり、その人の排泄習慣を知ることが重要です[3]。

　さりげなく、その人が自然に受け入れやすい手助けを提供するために、その人の生活習慣に関する情報をできるだけ収集して活かしていきましょう。

c・生活全体を整えましょう

　前述したように、排泄のケアは、どのように食べ物や飲み物を摂取しているのかをアセスメントするところから始まります。排泄になんらかの異常や障害が起こってから対応するのではなく、食事やおやつの内容や時間、回数、1日の飲水量の確保などについてあらかじめ工夫していきましょう。また、快適な排泄にはある程度の運動も大切です。家事や散歩や簡単な体操なども生活に取り入れてみましょう。もちろん、その人の今までの生活習慣を最大限に尊重することが重要です。

　環境を整えることも大切です。トイレの場所がわかりやすいような目印を工夫することも効果的でしょう。トイレに限らず、生活空間全体の居心地のよさも大切です。健康な人でも、慣れない土地や旅行先だと便秘になったり、緊張し過ぎて下痢になったりします。これは、環境の変化がストレスになり、自律神経の働きを乱すことが原因です。特に認知症の人の場合は、環境への適応が困難になります。さらに物理的な環境だけでなく、人的な環境がその人にとって心地よいものになるような接し方を工夫しましょう。

● おわりに

　排泄ケアでは、包括的なアプローチで予防的にかかわることが健康度を維持し、自立を支援することにつながります。排泄障害を予防できれば、排泄障害によるBPSDの出現のリスクや排泄行為に伴う転倒のリスクも小さくなります。トイレに行きたくなったらいつでもトイレに行けること、トイレに行ったらすっきり排泄できること。こうした

当たりまえのことが保障されるだけでも、認知症の人は安心して生活できます。ケア提供者側の都合でトイレに行けないということがないようにしましょう。また、すっきり排泄できるように、生活リズムや身体のコンディションに十分配慮しましょう。

（小林小百合）

◆文　献

1) 石塚　修，西沢　理：排尿機能の生理．排泄リハビリテーション；理論と臨床，初版，穴澤貞夫，後藤百万，高尾良彦，ほか(編)，pp 46-50，中山書店，東京，2009．
2) 黒水丈次：直腸肛門部の排便機構；排尿機能の生理．排泄リハビリテーション；理論と臨床，初版，穴澤貞夫，後藤百万，高尾良彦，ほか(編)，pp 55-59，中山書店，東京，2009．
3) 六角僚子：認知症ケアの考え方と技術．pp 85-95，医学書院，東京，2005．

自立支援とリスクマネジメント

4 入 浴

chapter 5

● はじめに

　入浴は、三大介護「食事、排泄、入浴」の1つです。私たちが入浴介助という仕事を、汗まみれになる「作業」から、お年寄りとゆっくり話し合えるひとときを共有できる「介護」に変えられるかどうかで、入浴の質、さらには利用者の生活の質が変わります。さて、皆さんはどんな入浴介助をしたいですか？

1 認知症の人にとっての入浴とは

　『広辞苑第6版』によると、清潔とは「よごれがなくきれいなこと、衛生的なこと。また人格や品行がきよくいさぎよいこと」の意で、身体的な意味だけでなく、精神的な意味にも用いられています。また清潔、入浴には以下の意味があります[1)2)]。

1．皮膚を清潔に保ち、末梢循環の促進によって新陳代謝を活性化します。
2．爽快感、満足感、「気持ちいい」という「快」の感覚をもたらします。
3．心身の緊張を緩和し、筋肉の萎縮を予防します。
4．皮膚は触覚・痛覚・温覚・冷覚・圧点を感じる感覚器としての働きがあるため、重度の認知症の人にとっては刺激の1つとなります。
5．自分自身の皮膚が汚れているという理解の低下や、認知症の進行に伴う意欲低下により整容全般が十分にできなくなる（「しない」のではなく、「できない」）ため、清潔を保つことで、社会性を保持することができます。
6．ケアスタッフと利用者とのコミュニケーション（利用者に語って頂けるようなかかわり）の機会となります。

　高齢者は多くの疾患をもっており、身体の状態が変化しやすく悪化するのも急激です。さらに認知症であると、血圧の変化など身体の状態の変化と、浴室の温度など外の環境

の変化について、適切にその意味を認知・解釈されないということが起こります。つまり認知症の人にとっての入浴とは、不安と恐怖の体験になりやすいのです[3]。そのため、ケアスタッフの確かな知識と技術が非常に重要になってきます。

2　認知症の人が、快適に、安心して入浴できるための環境づくり

　入浴に伴う心臓への負担を軽減するなど、身体の状態を整え、同時に転倒などのリスクを軽減するなどの環境を整えることにより、認知症の人は不安で怯えることなく、快適に、安心して入浴をすることができます。特に環境面、例えば浴槽のタイプ（和式の浴槽か、機械浴にせざるを得ないかなど）の決定、洗い場と浴槽の動線を考えた移動方法の検討などは、看護師やケアワーカーだけではなく、移動動作の専門家である理学療法士を含めた多職種で検討することが必要です。

　また入浴は生活習慣の一部であるため、例えば元来、入浴が好きなのか嫌いなのか、毎日何時頃お風呂に入っていたかなどの利用者の過去の生活、さらには現在の暮らしぶりを知るなど、個別のアセスメントを丁寧に行うことが非常に重要になります。

1　■　入浴前の全身状態の観察

　バイタルサインを確認し、普段と変わりがないか確認します。また中等度以上の認知症の人は、自身の体調不良を的確に訴えられないこともあるため、食べる・寝る・排泄

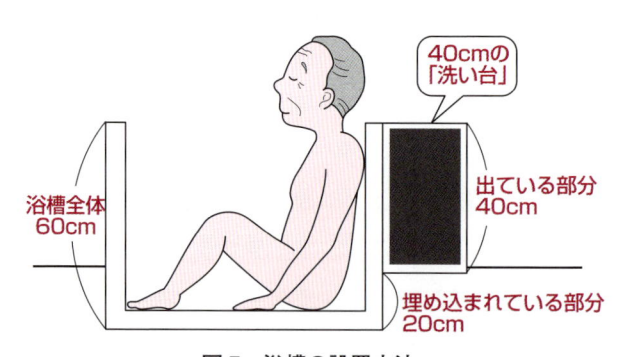

図7● 浴槽の設置方法
お年寄りからすると「半埋め込み型」がベスト。「洗い台」に座ってもらい、そこから浴槽を片足ずつまたいで入ってもらう。
（三好春樹，ほか：新しい介護学；生活づくりの入浴ケア．雲母書房，東京，2011による）

124

する・動く、などの日常生活全般にいつもと比べて変わりがないかを確認することで、健康状態のアセスメントを行います。

2 ■ 入浴前の準備

1．浴室内の準備：事前に浴室・脱衣室の室温、湿度、湯温を整えましょう。
2．物品の準備：不要な物を片づけ、利用者の行動がスムーズに行えるよう準備します。また、利用者が自分でできる部分を増やすことができるように、洋服や桶などの物品の配置を事前に行っておきます。
3．認知症の人は心理的に自分と外界の境が曖昧であるため、「音」に非常に敏感です。大きな浴室はざわついていることもあり、利用者にとって「音」がストレスになることもあります。
4．人前で裸になることから、プライバシーを確保しましょう。同性介助も検討しましょう。
5．認知症が進行すると前傾姿勢、動作緩慢となり、バランスも悪く転倒の可能性が十分に予測されます。転倒を防ぐために、浴室内の「濡れ」や「ぬめり」はその都度拭き取りましょう。また置いてある物品やコードにつまずくことのないよう、環境整備をしましょう。
6．利用者をよく知っている馴染みの関係である1人のケアスタッフが入浴の誘導から終わりまでケアを行うことで、安心できる環境を整えることができます。
7．利用者に対し、お風呂に入るという言葉かけを行うものの、服を脱ぐ動作がわからない場合は、実際にケアスタッフが服を脱ぐ動作をし、模倣して頂くことも検討しましょう。
8．入浴はリスクが高い生活援助場面のため、実施の際は必要な人員を確保しましょう。

3 ■ 入浴中[1]

　お湯の温度は、入浴前に必ずケアスタッフが体感で確認しましょう。生理学的には38〜40℃の中温浴では副交感神経が優位となるとされ、リラックス効果があるとされています。その方の生活習慣にもよりますが、周辺症状として興奮が強い方は副交感神経を優位にするため、この温度での入浴は有効でしょう。入浴中は血圧・呼吸など身体の状態の変化が大きいため、常に表情、言葉、身体の動きなどから身体の状態をアセスメ

ントする必要があります。また高齢者は皮膚のトラブルが非常に多いため、入浴時に全身の皮膚の状態（発赤、湿疹、褥瘡の有無）を観察します。

　浴槽に浸かる時間は5～10分程度だと血圧・呼吸などの負担が少なく、入浴後の長期間にわたる身体への影響も少ないことが示されています。その他、水中でかかる圧を配慮し、全身機能が低下している利用者に対しては、腰～乳頭部までの半身浴が安全です。

4 ■ 入浴後

　高齢者は加齢により皮膚が乾燥しています。入浴により石鹸で身体の汚れを落とすとさらに油分が取れて乾燥することで痒みが増し、不快感が増します。高齢者特有の乾燥肌は老人性乾皮症といい、60歳以上の高齢者の80～95％にみられます[1]。認知症の利用者の場合、「痒い」と訴えることができず、不穏として現れることもあります。また乾燥に伴い、シーツの上に皮膚の落屑が多くなると、外見も美しくありません。乾燥による痒み予防として、保湿剤を入浴後15～20分以内に塗布するとよいです。

　また人間の60％は水分で成り立っていますが、高齢者はその水分が減少します（細胞外液の減少）。これに加え、「喉が渇いた」という口渇を感じにくい状態であるため（渇中枢の感受性の低下）、水分量が不足しがちです。入浴により発汗などがあるため、入浴後はもちろんのこと、入浴前にも積極的にお茶や水を差し上げましょう。

5 ■ 代表的な認知症疾患別の入浴介助のポイント[4,5]

a．アルツハイマー型認知症

　慢性・進行性の疾患で徐々に進行していきます。その中でも、中期の段階になると大脳の萎縮が進み、頭頂葉が障害され、着替えなどができなくなるといった行為の障害が出現します。後ほどポイントを説明します。

b．レビー小体型認知症

　小刻み歩行などのパーキンソニズム以外の身体症状として、自律神経機能異常と失神が認められるため、入浴前後の血圧の変化や意識レベルの確認は非常に重要です。また疾患の進行に伴い前傾姿勢となり、動作が緩慢になるため、浴室での転倒の可能性が考えられます。

c. 前頭側頭型認知症

視覚的に注意を引くように、前もって洋服を目の前に準備しておくことも有効です。また常同行動を活用し、習慣化するように同じ時間、同じ対応で入浴や手浴・足浴を繰り返すことで、利用者が安心できる環境を提供することができます。加えて長期記憶は比較的保たれているため、利用者にとって馴染みのケアスタッフが一貫して担当することも有効です。

3 できるはずのことを奪わないための自立支援—入浴動作のアセスメント

認知症の人にとって、入浴は移動、着脱、洗身、浴槽に入るなどいくつかの複合動作であり、動作の移り変わりに伴い、短い時間に何度も環境が変化していくため、不安や混乱を招きやすくなります[6]。特にアルツハイマー型認知症における中期では、大脳の萎縮が進み、着替えなど身の回りのことが1人でできなくなるといった行為の障害(失行)が伴うため、このようなことが起こりやすい状態です。入浴動作のどの行為に障害があるのかをアセスメントにより明らかにすることで、入浴に伴う利用者のストレッサーを最小限にすることができます。仮にストレッサーを最小限にしない場合には、入浴することを拒否する、または介護者が服を脱がそうとする際に攻撃性が出てくるなどの可能性があります。

1つのアセスメント方法として、先行研究の一部をご紹介します。石原ら[6]は入浴における各動作のアセスメントを行いました。まず、ある利用者Aさんをいつも観察しているスタッフたちがAさんの＜よい状態＞と＜悪い状態＞の基準内容を検討し、「Aさん独自の気分の判断基準」を7段階で作成しました(表7)。その後、センター方式D4シート[7]を活用し、どの入浴動作がよい状態か、または悪い状態かのアセスメントを行いました(表8)。

Aさんは重度の認知症であったことから、ケアスタッフは言葉だけでなく、表情のサインなどで＜よい状態＞と＜悪い状態＞を判断しました。また他のケアスタッフと情報を共有することで、Aさんなりの＜よい状態＞と＜悪い状態＞を明らかにできたことは非常に意味のあることだと思います。

皆さんがアセスメントでこのD4シートを使用する場合も、**表7**同様にケアチームで普段観察しているその利用者なりの＜よい状態＞と＜悪い状態＞をカンファレンスなどで明らかにすることが必要です。さらに入浴動作のどの動作を検討する必要があるか、

表 7 ● A氏の暮らしの中での気分の変動を観察するための判断基準

気分			スタッフと筆者が捉えていることを表情・言葉・行動・状態に分けてまとめたもの				
非常によい	表情	★★	援助者に対してA氏の方から微笑む姿がみられる	どちらでもない	表情	★	声かけに対し開眼するが表情がない
		★	1人でいるとき微笑んでいる		言葉		発語はみられない
	言葉	★★★	発語(アーウー)がみられる。またはそのような様子(口を開いて何か伝えようとしているなど)がみられる		行動	★	食事介助でスムーズに嚥下でき、食事量が全量摂取できるとき
					状態	★★	大声をあげるときもあれば、声かけに対し笑顔もみられる
	行動	★★★	食事やおやつ時、意欲的にスプーンを持ち自力摂取する動作がみられる	悪い兆し	表情		声かけに対し開眼するが表情がない
		★★	手引き歩行時、歩行が安定している		言葉		発語はみられない
		★	排泄動作時自発的に動作へ移れる		行動	★	食事ペースが遅く摂取の際食べこぼしが多い
		★	A氏からスキンシップをしている		状態	★	前日夜間不眠のとき
	状態	★	前傾姿勢による傾きが少ない			★	周囲が騒がしいとき
よい	表情	★★	穏やか	悪い	表情	★	険しい
		★★	声かけにより微笑む姿がみられる		言葉	★★	入所者や援助者に対し「いやー！わーわー！」など大声をあげる
	言葉		発語(アーウー)がみられる、またはそのような様子(口を開いて何か伝えようとしているなど)がみられる		行動	★	立ち上がりが悪く、歩行も不安定
						★★	顔を揺さぶって攻撃的な様子がみられる
	行動	★★★★	誘導により動作が可能		状態	★	座位のとき横傾きは強く、正しても横傾きが持続されていく
	状態	★	覚醒している				
		★	肘付き椅子に座って姿勢が正しい	非常に悪い	表情		声かけに対し開眼しない。反応がなく顔をそちらに向けることもない。無表情。無気力
よい兆し	表情		穏やか		言葉		発語はみられない
	言葉		発語はみられない		行動	★	頸部筋緊張による前傾姿勢のために、歩行が不安定で転倒の危険がある
	行動	★★	立ち上がりが安定している				
	状態	★	傾眠傾向であるが声かけで覚醒する			★	他動動作において協力が得られない
		★	座位のとき前傾姿勢ではあるが、体位を正せば安楽な体位を保持できる		状態	★★	声かけしても開眼せず反応がない
		★	前日夜間良眠のとき				
		★	周囲が静かなとき				

★：重みを表す(そのように捉えている人の多さ)
(文献6)による)

表8を使用して明らかにすることができると思われます。

さらに、ケアチームでケアプランを作成し、ケアプランに基づいたケアを行うことになります。このとき最も大切なことは、「できないことは要求せず、できるはずのことを奪わない」[8]視点です。また実施されたケアが果たして利用者にとって有効なのか、それとも無効なのかを検討する際に、D4シートを活用し利用者とケアの経過をみることによって、ケアチームでの評価は可能であると思います。

表 8 ● 2種類の入浴方法における気分の判断基準を用いた評価

入浴方法	訓練浴 気分の評価 非常に悪い / 悪い / 悪い兆し / どちらでもない / よい兆し / よい / 非常によい	A氏の状態	機械浴 気分の評価 非常に悪い / 悪い / 悪い兆し / どちらでもない / よい兆し / よい / 非常によい	A氏の状態
①入浴前の状態	よい	声かけにて笑顔みられる。	非常によい	声かけに笑顔みられ、自発的な笑顔と「ほーほほ」と発語も聞かれた。
②脱衣室への移動	悪い	廊下歩行時は歩行状態良好で、ふらつきも認められない。浴室に一歩足を踏み入れた瞬間足取り重く、歩幅狭くなる。	どちらでもない	声かけに対し反応みられるが、笑顔はない。
③脱衣	どちらでもない	脱衣全介助。協力得られない。	悪い兆し	脱衣全介助。協力得られない。立ち上がり不安定。ふらつきあり。
④浴室への移動	どちらでもない	歩行可能であるが、歩幅狭く足取り重い。	どちらでもない	声かけに対し反応みられるが、笑顔はない。
⑤身体を洗う	どちらでもない	洗い全介助。シャワーチェアの手すりを両手で持ち姿勢安定している。	どちらでもない	洗い全介助。座位安定している。
⑥浴槽に入る	非常に悪い	移動時は支えが必要で、自分で姿勢を保持することはできない。浴槽内では後ろに反り返り手すりを持つ手に力が入っている。声かけに反応ない。	悪い兆し	入浴中声かけするが開眼せず、反応ない。浴槽内では手すりを持ち姿勢保持できている。力が入っている様子はない。
⑦浴槽から出る	非常に悪い/悪い	移動時は支えが必要。ふらつきあり。	どちらでもない	車いすの手すり持ち姿勢保持できている。
⑧脱衣室に戻る	悪い	歩行可能であるが、立ち上がり不安定でふらつきあり。足が床を擦ることはない。歩幅狭い。	よい兆し	車いすの手すり持ち姿勢保持できている。
⑨着衣	よい兆し	着衣全介助。声かけに反応、笑顔あり。	よい兆し	着衣全介助。声かけに反応あり。
⑩脱衣室からステーション前への移動	どちらでもない	立ち上がり安定しているが、歩く距離はやや長いため途中から歩行ペース遅くなる。	よい兆し	整容中声かけに反応あり。
⑪入浴後の状態	悪い	声かけに笑顔みられず、疲れている様子。	よい兆し	声かけに反応あるが、笑顔はみられない。
⑫1日の状態	悪い	昼食時いつもよりペース遅く、7割介助で全量摂取。	非常によい	1日を通して不穏状態はみられなかった。

（文献6）による）

4　組織としてのリスクマネジメント

1 ■ 事業所内の「ヒヤリ・ハット」を分析する

「ヒヤリ・ハット」の活用とは、事故には至らなかったがヒヤリとした、ハッとした体験を持ち寄って、事故が起きる前に安全対策を講じようというものです。事業所内の「ヒヤリ・ハット」体験を、個人ではなくケアチームでしっかり振り返り分析をすることで、業務改善など事故防止につなげる対策をとることが非常に大切です。

2 ■ 事故が起きたときの対応方法

事故が起きてしまった場合は、その事故が最小になるように対応します。入浴に伴う転倒・尻もち、気分不快などが起きたときに、時間の経過に沿って観察項目を明らかにし、その経過をみる中で異常があれば医療に結びつけられるような、「クリニカルパス」（横軸は時間の経過を示し、縦軸は観察項目と対応の経過をわかりやすく表にしたもの）[9]を作成することも1つの方法です。

5　その他

1 ■ 「お風呂に入りません」と言われたとき、ケアスタッフが考えなければならないこと

認知症の人は疾患の進行に伴い、自分の身体状態の不快を他者に適切に訴えることができません。ケアスタッフは認知症の人の発する言葉はもちろんのこと、言葉にならない行動の観察を重点的に行い、より身体状態の変化に敏感になる必要があります。過去に、毎回入浴後に気分が悪くなるからお風呂に入りたくないとのケースがありました。このように身体的な理由の方もいれば、失行により自ら着脱が行えないために入浴したくない、という原因の場合もあるため、認知症の人が入浴を拒否する理由をその都度探っていく必要があります。

またその日に入浴ができないのであれば、高齢者の皮膚の状態はドライスキンのため、無理はせず、まずは血圧の変化も少ない手浴、足浴から開始することも1つであると思われます。つまり、「身体がさっぱりした」「心身共にリラックスできた」「身体が温まった」という「快」の体験を重ねていくことで、入浴につながることもあります。

2 ■ リスク回避を優先するか、それともその方の生活習慣を優先するか―価値の対立

▶事例◀ 福祉施設に入所しているBさん（88歳）は心臓疾患で治療薬を内服中ですが、昔から何よりも熱いお風呂が大好きで、首まで浸かることが大好きです。しかし心臓疾患は血圧や呼吸状態が不安定になるため、入浴時のリスクが高い疾患です。このような理由により、現在Bさんは週2回のお風呂では毎回、お湯の温度は38℃で、みぞおちの辺りまでしかお湯に浸かることができないでいます。

　Bさんのように、何よりも入浴することを楽しみとしている高齢者に対して、このケアの在り方はどうでしょうか。身体への負担を第一優先に考え、予防的にお湯の温度を38℃に設定し、水位にも気をつけていますが、果たして心臓の疾患は治るのでしょうか。明日、もしかしたらひっそりと心臓が止まるかも知れない、人生の終末期という方です。さて、皆さんはどうお考えになりますか？

　その人固有の生活習慣を大切にする、つまり「日々の暮らし」を最優先としようとするとき、「身体のリスク」をどう考えればよいでしょう。「身体のリスク」と「日々の暮らし」のどちらを優先するかという考えは、その個々人によっても状況によっても異なります。特に、認知症により自己決定ができない場合は、ケアチームで認知症の人の利益を最優先にした議論と決定が求められます。また認知症により本人の同意が得られない場合は、その人のことを最も知っているであろう代諾者（家族など）にケアチームの意思決定に加わって頂くこと、さらに決定した内容にリスクが含まれるのであれば、あらかじめ同意を得ておくことも必要であると思います。

●おわりに

　認知症の人が、快適でかつ安心して入浴するためにはどうしたらよいでしょう。まず認知症の人は、高齢のため身体の合併症を多くもっており、さらに認知症に伴い入浴という行為で不安や混乱を起こしやすい状態にあるため、入浴という行為自体にリスクが

あるという前提に立つことです。入浴におけるリスクマネジメントで最も大切なことは、認知症の人それぞれの心身のアセスメントを丁寧に行うこと、そしてその人に合ったケアの提供だと思います。

　また、本人のアセスメントだけでなく、ソフト面、ハード面の見直しも重要です。具体的にソフト面では、「脱衣所で服を脱がせる係、お風呂場係、服を着せる係」など介護を分業化し、「作業化」することから脱却することも必要だと思います。ハード面では、機械浴やカプセル式の浴槽の使用を見直すことだと思います。一見効率が悪いように思いますが、お年寄りの入浴介助は全身の感覚として生活習慣が残っているため、実は私たちが今まで普通に入っている和式のお風呂が最も安全なのです。

　さらに認知症の人にとって快適であるための要素の1つとして、「自分でできる」という感覚がもてることも重要です。ケアスタッフは、その人が現在もっている力を発揮して頂けるよう、きっかけを提供するのが役割です。特にアルツハイマー型認知症の中期には、「自分がやりたいこと（例：お風呂の後自分で洋服を着たい）」と「現実にやれること（例：うまく洋服を着ることができない）」との間にギャップが生まれます。しかし、認知症であるため、それらのギャップに気づき、それを乗り越え、修正する力を喪っています[8]。つまり、そのギャップを埋めるのはケアスタッフなのです。認知症の人の「やりたいこと（例：自分でうまく洋服を着たい）を支える」ことこそが、入浴ケアに携わるケアスタッフの役割ではないでしょうか。「そのままでいいんですよ。困られたときは私たちがお手伝いしますから」[8]という姿勢であることに尽きると思います。

（安藤千晶）

◆文　献

1) 諏訪さゆり，島村敦子，飯田貴映子：認知症高齢者のADLとケア．PTジャーナル45(10)：837-843，2011.
2) 泉キヨコ，天津栄子：根拠がわかる 老年看護技術．第2版，メヂカルフレンド社，東京，2008.
3) 六角僚子：認知症ケアの考え方と技術．医学書院，東京，2005.
4) 一宮洋介：認知症の分類と診断．ナース専科28(12)：8-13，2008.
5) 小田原俊成：レビー小体型認知症の臨床的特徴と対応および介護上の注意点．日本認知症ケア学会誌10(1)：130-135，2011.
6) 石原弥栄美，川崎葉月，坪井桂子，ほか：認知症高齢者が心穏やかに入浴するための援助方法の検討．第40回日本看護学会論文集．老年看護：39-41，2009.
7) 認知症介護研究・研修東京センター，認知症介護研究・研修大府センター，認知症介護研究・研修仙台センター：三訂 認知症の人のためのケアマネジメント；センター方式の使い方・活かし方．医学書院，東京，2011.
8) 小澤　勲：痴呆を生きるということ，岩波書店，東京，2003.
9) 桑田美代子：療養型病床における医療事故とリスクマネジメント．日本老年精神医学雑誌17(9)：925-932，2006.
10) 三好春樹，金田由美子，山田　穣，ほか：新しい介護学；生活づくりの入浴ケア．雲母書房，東京，2011.

自立支援とリスクマネジメント

5 入居者のトラブルについて

chapter 5

● はじめに

　ここでは施設内での認知症の人と認知症でない人とのトラブルについて考えてみます。特に夜間、介護職員が人手不足になったときなどにトラブルが起きた場合には大きな事故に至ってしまうリスクも高くなります。

　トラブルは予測して未然に起きないようにすることが原則ですが、予測できないこともしばしばあります。認知症がある程度進んでしまうと自分の気持ちをうまく伝えられなくなり、介護職員が何を言おうとしているのか理解しにくくなります。そのために、不安や混乱に結びついてしまうこともあります。夜間のコミュニケーションはさらに障害をもつでしょう。覚醒していないためになおさら介護職員の言うことが伝わらなくなります。

　認知症の人と認知症でない人を分けて処遇した方がいいのか、あるいは分けないで処遇した方がいいのかは古くから議論になることが多い話題ですが、現在は認知症でない人はごく一部に限られているのが実情でしょう。

　ここではいくつかの具体的な状況について対応を含めて考えてみましょう。

1　認知症の人とそうでない人のトラブル

　認知症でないからといって、認知症のことを正しく理解することは難しいことです。ましてや、認知症の人の行動や言動は病気によるものですから、認知症の人と穏やかに会話をするという行為はさらに難しいのではないでしょうか。それに加え、高齢者は加齢により自分の言動や感情を上手にコントロールできないことも少なくありません。

　ここでは認知症の人とそうでない人のトラブルについて典型的な状況を5つ示します。

> **事例** 認知症の人が騒ぐのでうるさい

　Aさん(70歳、男性)は重度のアルツハイマー型認知症で言葉の辻褄も合わず、ただ単語をひたすら大声で話します。認知症でない他の利用者は、Aさんの言葉を聞き「ああなってはおしまいだ！」「なんで大声出すんだ！」と事あるごとに介護職員に文句を言います。介護職員たちはケアの統一を図りました。Aさんが大きな声を出したときには、介護職員らは他の利用者に向けて「病気からくる症状ですが、大きな声を出すくらいつらいんですね」「うまく感情を止められないって切ないですね」と言葉をかけ続けました。このような言葉かけを聞いていた96歳の女性BさんがAさんに話しかけたのです。「私も2年間記憶がなかったんだよ！　そんな私が今元気にいるんだから不思議だねぇ、あんたも病気なの？　病気のときはつらいよねぇ、でも声を出していればよくなりますよ！」そして毎日欠かさず声をかけるようになりました。
　その様子から、他の利用者の方も少しずつ変化が現れました。「うるさい爺さんだねぇ」「何！　大声出してんだ！」など認知症の人を非難するような言葉は聞かれなくなりました。ある男性利用者などは、大声を出すAさんの隣に座り「おじちゃん、おじちゃん！　大声出さないでも聞こえてるからね」と声をかけました。

　ここでの対応ですが、まずはケアの統一です。Aさんを否定的に見てしまう他の利用者への言葉かけを統一しました。高齢者はこれまで他者と関係性を築いてきた大経験者ですから、それを大いに発揮するチャンスを提供しましょう。Aさんを他の利用者と介護職員で一緒にかかわっていくことが重要だと考えます。
　介護職員は認知症の行動・心理症状(BPSD)に遭遇すると、例えば大声を出すAさんがいるとゲームや活動時間がうまく調整できない、Aさんが来るとみんなの表情が硬くなるし、みんなと一緒にいられない、居場所を変更するといったことを考えがちです。そのことがその周囲の利用者へ悪影響を与えているようです。利用者らは、認知症になるとAさんと同じような対応を受けるのか、認知症は怖い病気、寂しい病気、そして厄介者であると認識してしまうでしょう。そして何よりも、Aさんは不安感、恐怖感、孤独感が一層増して、混乱が激しくなってしまいます。時間をかけてゆっくり対応し、介護職員全員がトラブルの原因となる利用者に対し、その人らしさや尊厳を重視した同じ対応を取ることが必要です。

▶事例◀ **他の人のものを食べてしまう**

　　昼食の時間になり、利用者Cさんは大好きなコロッケを最後に食べようと残していました。Cさんの隣に座っている認知症のDさんは既に昼食を終え、お膳もありません。そのとき、「なんで人のもの食べちまうんだ」とCさんの大きな声が聞こえました。なんと、DさんがCさんのコロッケをニコニコしながら食べています。こんな表情にCさんはさらに憤慨し、大きな声で怒鳴ってしまいました。食事時に怒声が聞こえてくると、その場の雰囲気は一気に冷たくなってしまいます。介護職員は、Dさんを別の場所に移動したり、仲介に入ったりなだめたりなどと、一時的な対処しか思いつきません。

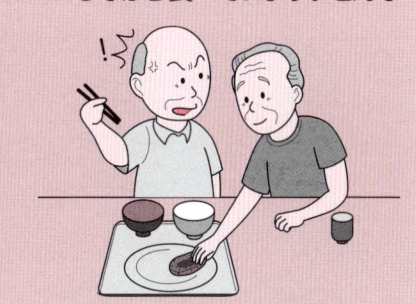

　このようなときは、まずCさんの気持ちに対し言葉をかけます。Cさんに共感的な姿勢で「楽しみにしていたコロッケがなくなって、寂しいですね」「気がつかなくてすみませんでした」と言葉をかけ、他のものを準備するなどCさんに対しての配慮をします。
　Dさんには、「おかわり必要ですか？」「足りないものがありましたか？」などの言葉をかけ、Dさんの様子を見ます。Dさんは他者のお膳と自分のお膳の判断ができていない可能性があります。こういった失認がある場合は、混乱しないような配膳、席の位置、介護職員の見守りなどが必要になります。お互いさまではなく、双方について共感的な傾聴が必要だといえます。

▶事例◀ **認知症の人が何を言っているのか他の利用者が理解できない**

　　認知症の女性Eさんが目の前に座っていた利用者の女性Fさんに話しかけていました。
　　Eさん「あんた、そんなところで何してるの？」
　　Fさんが「あら、だめなの？」
　　Eさん「あんたは、奥で仕事があるんでしょ！　早く行きなさい！」
　　Fさんは、相手の方が認知症とわかっていても感情が抑えられません。

> Fさん「仕事なんかしてないわよ！　遊びに来てるんだから！！」と怒鳴ってしまいます。

　Eさんは見当識障害と人物誤認があると考えられます。場面から推測すると、EさんはFさんを一緒に暮らす家族と誤認しているようです。Fさんは、施設でしか顔をあわせないEさんにいきなり"あんた"と呼ばれてしまうわけですから面白いわけがありません。すぐに怒鳴り返してしまいます。Eさんは見当識障害で、今がいつで・ここがどこで・あの人は誰なのか、という不安でいっぱいになっています。

　まずはFさんへの対応です。EさんがFさんを家族の誰かと勘違いしたことについて、Fさんはどんな感情・気持ちでいるのかを共感的に聴きます。驚きや怒り、興奮などが治まるようにゆっくりと会話をしましょう。Fさんも共感されることで気持ちが落ち着き、Eさんに対する否定的感情も緩和していくと考えます。

　その後Eさんへの対応です。もう既にEさんとの会話を忘れているかも知れません。状況を観察してから対応します。気持ちが落ち着いていない、行動が落ち着かないなどの様子がみられたら、Eさんにとって得意なこと、裁縫や家事、歌など積極的にこなせるアクティビティや活動時間の提供が必要になると考えます。

▶**事例**◀　他人のものを持って行ってしまう（「私のもの」と言い張り返そうとしない）

> 　アルツハイマー型認知症のGさんが介護職員に話します。「介護士さん、あの人またバッグに入れちゃった！　私の歯ブラシ！」Hさんが自分の歯ブラシと思い込んで、Gさんの歯ブラシをバッグに入れてしまいました。介護職員は慌てて「Hさん、この歯ブラシはGさんのです、間違えてますよ！　返してもらっていいですか？」優しい言葉をかけて返して頂こうとしますが、アルツハイマー型認知症のHさんは、目を釣り上げ「私のよ！　だめよ、持っていっちゃ！」と大きな声で反論します。

　認知症の記憶障害で自分のものや他人のものの区別ができなくなっています。また忘れてしまっていることを自覚していません。ここではどんな優しい言葉でも、Hさんにとっては「泥棒扱いされた！」と憤慨してしまい、ますます状況は悪くなります。

　まずは、Gさんに対し「わかりました、Hさんが歯ブラシを間違えてバッグに入れちゃったんですね、確認してきますので、少し時間を頂けますか？」と歯ブラシは手元に戻ると

いう安心できるような言葉かけを行い、それからお茶を勧めたり、好きな歌などを聞いたり過ごしてもらいます。Hさんのバッグは、Hさんの入浴時間などで確認します。他の利用者の目に触れない場所で確認作業を行いましょう。重度の認知症の人の場合は、グループホームや老健施設などでの利用者同士のいじめ問題に移行してしまうことがあるようです。周囲の利用者には、Hさんの勘違いであったこと、Hさんはものを大切にする人であることを伝えます。特に認知症の人同士がトラブルとなった場合、加害者と被害者という対峙する立場にならないよう配慮しましょう。

▶事例◀ **馬鹿にされたような言葉を急に言われる**

認知症のIさんが認知症のJさんに対し急に話しかけました。「あんたは、バカだね！ バカバカバカ！」Jさんは、これに対し馬鹿にされたようですが、何を言っているのか理解できず困惑します。Jさんの反応にさらにIさんが追い討ちをかけるように「あんた喋れないの、バカだから、バカバカ！」などと言うとJさんもようやく意味を理解し、怒り出します。「そんなこと学校で教わったのかい！ あんたがバカだ！」こんな言い合いになったりします。この言い合いはなかなか終わりませんし、そのまま様子を見るということもできません。Iさんは前頭側頭型認知症で言葉の障害と反社会的行動が症状として現れています。

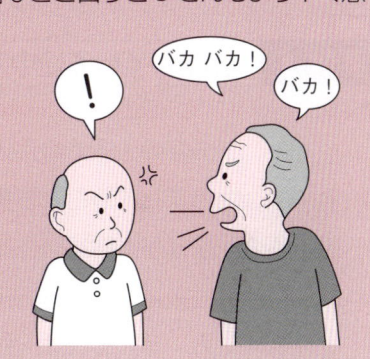

前頭側頭型認知症のIさんは、何かに関するこだわりが異常に強くなり、柔軟な対応ができず、他人の迷惑なども省みずに好き勝手に行動しているように見えることもあります。そのため前頭側頭型認知症の人の周りではトラブルが起こりがちです。

ここでは、Iさんに対して何に対して怒っているのか、何に不満だったのか、尋ねてみる必要があると思います。それに対しIさんからは「あの人が睨む」「私を見て笑っていた」そんな言葉や答えがあるかも知れません。介護職員はIさんに対し、Jさんの代弁をするような形で対応することが望ましいと考えます。「Jさんは目が悪くて、目を細める癖があるんです」「さっき笑っていたのは、介護職員が転んだのが見えたからのようですよ！」など、Jさんの代わりに状況を説明することも大切です。

一方、Ｊさんに対しては、一時的に距離を置くよう配慮します。そのうえでＩさんは病気により言葉の障害があったり気分や感情をうまくコントロールできないことを説明します。またＪさんは、恐怖感も伴っている可能性がありますので、個別的に介護職員が付き添い安全な環境を提供することが必要です。

2　認知症の人同士のトラブル

　認知症の人同士がお互いのことを正しく理解することは難しいことです。穏やかに会話をするという行為は、さらに難しいでしょう。さらに認知症の人は、自分の思いや訴えを適切に相手に伝えることも困難です。またそれを聞く認知症の人が正確に聞き取り、相手の状況を判断することも困難です。

　ここでは認知症の人同士のトラブルについて典型的な状況を2つ示します。

▶事例◀　話をしていて途中でお互いの意味が理解できなくなる

　認知症の人同士の会話でお互い言っていることがわからなくなり、途中で話が終わってしまうことも多々あると思います。大きなトラブルになる可能性は低いと思いますが、時々話をしている片方の人が、急に大きな声で怒り出す場面もあります。
　ＫさんはＬさんを前に嫁の話をしているようでした。
Ｋさん：うちの嫁は、お金使っちゃうのよ！　勝手に。困ったわ。
Ｌさん：そうなの、そうなの。
Ｋさん：そうなのよ、警察にでも電話しようかしら？
Ｌさん：そうなの、そうなの。
Ｋさん：そうなの、そうなのってバカにしてんじゃないわよ！　そうなら私は、帰ります。
　介護職員は、楽しそうに話していたかと思っていましたが、急な大声にびっくり慌てて仲裁に入ることになりました。

　ＬさんもＫさんもアルツハイマー型認知症です。Ｌさんは多弁であり途中で記憶障害により話の内容が変わっていきます。Ｌさんは、辻褄合わせで、誰の言葉にも「そうな

の、そうなの」と答えてしまいます。LさんとKさんはいつもトラブルを起こしているわけではありません。たまに起きるトラブルです。お互いが会話を楽しんでいれば、問題のないことです。ここでは、少しKさんとLさんの距離を開けるなどしてお互いに干渉しない時間をつくることが対応方法の1つになると考えます。両者の距離を保ち、お互いに干渉しない時間をつくることで、少し認知症の記憶障害に助けてもらうことができます。

▶事例◀ 立ち話をしていたら急に叩かれた

以前から急に人を叩いてしまうことのあるアルツハイマー型認知症のMさん、今日もアルツハイマー型認知症のNさんと何か話していると、急にNさんの頭を叩いてどこかに行ってしまいました。Nさんは、話の内容が理解できず「はい、はい」とうなずくだけでした。急な出来事に周囲の利用者も言葉が出ません。これを介護職員が発見し、Nさんに駆け寄り謝罪し叩かれたところを確認します。その後、介護職員は事故報告とNさんへの家族へ謝罪をしました。

　まずはNさんの状態を確認します。叩かれてしまったことに対する謝罪と痛みや怪我がないか確認します。高齢者は特に血管がもろく軽い衝撃で皮下出血を起こします。経時的な観察が必要です。部位が頭ですから、頭蓋内出血の可能性もあります。叩かれた程度にかかわらず、頭の場合はさらに長い時間の経過観察が必要となります。Mさんは会話の内容が理解できず、不安、混乱や興奮により叩くという行動に至ったのかも知れません。認知症の人であっても、何の意味も理由もなく人を叩くということはほとんどありません。この場面で大切なことは、NさんがMさんを叩いてしまう直前までのいきさつの確認と把握です。可能な限りお互いの話の内容や行動を、利用者や介護職員から聴取します。どのようなやりとりが叩く行為につながってしまったのかを明らかにすることが必要です。認知症の人は、難聴の利用者が言葉を聞き取れず「なんだ！」「えぇ？」と聞き返す大きな声でびっくりして混乱してしまうことがあります。また白内障の利用者が見えにくく目を細めて見つめてしまう視線で恐怖や不安になってしまうときもあります。
　MさんとNさんに距離をとって、Mさんに対しては好きな活動や散歩など気分転換できることをスタッフと一緒に行います。Nさんも痛みや皮下出血などがなければ、気

分転換できるような活動や休息をとれるようにします。お互いの距離を保ち干渉しない時間をつくることでお互いの不安感や興奮が終息し、落ち着いたときに徐々に距離を近づけ活動を再開することも対応方法の1つです。

● おわりに

　はじめにでも触れたように入居者同士のトラブルは予防できることが一番望ましいと考えます。しかし集団で生活する以上、人と人とのかかわりの中でトラブルがゼロということはありません。特に認知症という病気で記憶の障害や判断能力、感情のコントロールがつかなくなってしまっている場合は起きやすい状態といえます。

　トラブルの対応で配慮しなくてはならないのは、被害者と加害者という対峙する立場におかないことです。介護職員の一挙手一投足を見て利用者も同じような行動をとるといえます。トラブルの一時的な対処は本来の解決にはつながりません。ゆっくり時間をかけて対応し、トラブルの機会が多い認知症の人に対し介護職員が統一して、その人らしさや尊厳を重視した同じ対応をとることが重要です。認知症の人は中核症状により常に不安と混乱の中で生活しています。これらは病気の症状であることを介護職員が理解し、些細な出来事や細かい表情の変化を見つける必要があります。認知症の人とのトラブルのほとんどは、認知症の人本人の問題ではなく周囲の環境や対応が原因です。同じ施設の利用者同士が共に名前で呼び合い、介護職員は認知症の人の行動が疾患から出る症状であることを理解し、介護職員、利用者そして施設全体で認知症の人を見守る環境調整が重要であるといえます。その人がその人らしく生活できる環境を提供することがトラブルを未然に防ぐ最善の方法だと思います。

（高橋克佳）

◆参考文献

1) 本間　昭，六角僚子：認知症介護；介護困難症状別ベストケア50．小学館，東京，2007．
2) 本間　昭，六角僚子：やさしくわかる認知症ケア．ナツメ出版，東京，2011．
3) 六角僚子：認知症ケアの考え方と技術．医学書院，東京，2005．
4) 室伏君士：認知症の人へのメンタルケア．ワールドプランニング，東京，2008．

認知症の人のためのケアマネジメント

chapter 6

●はじめに

　ケアマネジメントは個別援助技術の1つで、児童、障害者、高齢者と幅広い分野で用いられてきました。そして、2000年に介護保険制度が始まったとき、ケアマネジメントを制度の中に位置づけたことで、高齢者支援では一般的になりました。

　しかし、ケアマネジメント自体が新しい援助技術であるため、その定義はまだ統一されていません。そこで今回は、介護保険制度におけるケアマネジメントに焦点を絞って検討していくことにします。

1　ケアマネジメントの基本

　ケアマネジメントは、「利用者の生活上のニーズを充足させるため、適切な社会資源と結びつける手続きの総体」[1]として定義づけられます。そして、介護保険制度では、「要介護者等(要介護者・要支援者、以下、利用者と表記)について、これらの者が尊厳を保持し、その有する能力に応じ自立した日常生活を営むことができるように、必要な保健医療サービス及び福祉サービスを適切に利用できるように、市町村やサービス提供事業者等との連絡調整を行うこと」[2]となります。

　介護保険制度の中で、このケアマネジメントを担うのは「介護支援専門員(以下、ケアマネジャーと表記)」で、介護保険制度の要といわれています。

1 ■ ケアマネジメントの目的

　ほとんどの高齢者は心身の能力が低下してきても、できる限り自分の力で頑張りたいと思っています。ケアマネジメントは、利用者がその人らしく尊厳をもって、できるだけ住み慣れた家で、そして地域社会で生活を続けていけるように支援することを目的に

しています。

　利用者は介護が必要になったとき、自分が置かれている環境や周りのサービスのことなどほとんど知りません。どうしたらいいのかと迷うばかりでしょう。そこで、介護を社会的に支えるために介護保険制度を設定し、その制度が円滑に利用されるようにという目的でケアマネジャーが配置されています。ケアマネジャーは介護が必要になって戸惑う利用者や家族に制度の説明をして、適切にサービスが利用できるように支援する役割です。

2　ケアマネジメントのプロセス

　介護保険制度の中でのケアマネジメントのプロセスは、①インテーク（初回面接と契約）、②アセスメント、③ケアプラン原案作成、④サービス担当者会議、⑤サービス提供、⑥モニタリング、⑦評価、⑧再アセスメント、⑨継続または終結、となります。

a．インテーク

　インテークは初回面接ともいわれ、ケアマネジャーが初めて利用者や家族に会って話をする大変重要な場面です。この最初の面接では、利用者の話を聞くだけではなく、介護保険制度の説明やケアマネジャーの役割をわかりやすく説明します。そして、どのように支援していくのか具体的にした後で、ケアマネジメントを開始するために契約を結ぶことになります。このとき、ケアマネジャーは利用者本人の話を傾聴し、そのままに受け入れようとする態度「受容」をとることで、今後の信頼関係を築いていきます。一方的に質問をしたり、本人からではなく家族と話をしてしまうと、本人は疎外感を受けてしまいやすいので、気をつけなければなりません。

b．アセスメント

　利用者は、さまざまな原因で自分の生活に支障をきたしている状態になっています。しかし、自分1人では、それをどのように乗り越えればいいのか、乗り越えるためにはどのようなサービスを組み合わせればいいのかわかりません。そこで、ケアマネジャーが生活状況を明らかにして、支障をきたしている原因を一緒に探っていく作業がアセスメントです。そのために、ケアマネジャーは利用者の生活状況を詳しく聞き取らなければなりません。この過程ではプライバシーにかかわる内容を聞き取るので、専門職として守秘義務があることを最初に伝えます。

情報収集の次は、生活の支障の原因が何か、集めた情報をきちんと分析することです。この分析の作業も利用者と共同で行います。

　アセスメントは生活全般にわたって行います。そして、それらを聞き取る間に利用者がどのような生活を希望しているのか把握します。それが利用者の意向として、ケアプランの方向性を決めるために必要です。

　現在、介護保険制度の中ではアセスメント様式は決められていません。国はアセスメントで収集する情報を「課題分析標準項目」として定めています。この標準項目を含んでいれば様式としてはどれを用いてもかまわないことになっています。主なアセスメント様式を『五訂介護支援専門員実務研修テキスト』より紹介します。

1）インターライ方式（旧・MDS-HC 方式）

　利用者の全体像を把握する「インターライアセスメント表」とプラン作成の指針となるCAP（Clinical Assessment Protocols：ケア指針）で構成されていて、アセスメント表に記入後チェックされた部分からトリガー項目に当てはまったらCAPが選定されるという仕組みになっています。そのため、初心者でも必要な領域をもれなく検討することができます。

2）包括的自立支援プログラム

　包括的自立支援プログラムは、「認定調査票」「在宅復帰および在宅支援の検討」「ケアチェック表」「介護サービス計画書」「サービス担当者会議の要点」から構成されています。認定調査票とケアチェック表が連動しているので、具体的ケアが検討しやすいことおよび現状のケアの見直しや「代替ケアの可能性」を図ることで、利用者の自立支援の観点から検討することができます。

3）生活7領域から考える自立支援アセスメント（日本介護福祉士会アセスメント方式）

　人の生活を構成する要素として「①衣、②食、③住、④体の健康、⑤心の健康、⑥家族関係、⑦社会関係」の7領域に分けて生活全体を把握します。特徴は、利用者や家族の生活リズムを尊重していること、生活主体者である利用者の意欲や希望を重視して、「利用者の望む生活」「利用者にとって望ましい生活」「こうしたい生活」を達成するために、関係職種が共同で行うようになっています。

4）ケアマネジメント実践記録様式（日本社会福祉士会方式）

　アセスメント票は「①健康状態、②認知機能及び精神・行動障害、③ADL、④家事・IADL、⑤生活の質（社会参加）と生活支援（権利擁護）、⑥介護状態、⑦居住環境」の7領域から構成されています。アセスメント票はそれぞれの項目ごとに客観的事実を確認する小項目と主観的事実を確認する「利用者本人および家族の意見・要望」があり、それら

を記入後「アセスメント担当者の判断（能力・問題等）」でどのような判断を行ったか記入します。その内容に応じてそれぞれの項目ごとに、「対応レベル」を決定して、ケアプランに入れるかどうかの必要性を検討します。対応レベル項目は全部で30個あり、「対応が必要である」または「緊急に対応が必要である」とみなされた項目を課題としてケアプランを作成します。

5）成人・高齢者アセスメントとケアプラン（日本訪問看護財団方式）

自立支援のケアを前提に客観的で効果的なケアプランが導き出されるトータルケアマネジメントシステムです。特徴としては、アセスメントからモニタリング・評価まで、一貫した根拠でシステマティックに進められること、社会生活への参加、療養の支援から介護・家事援助など必要なケアニーズをもれなく把握できること、介護保険の認定調査項目を包括しており、短時間でアセスメントできることが挙げられます。

6）センター方式

センター方式は認知症の人本人と家族を中心に、「本人と家族のよりよい暮らし」を一緒に目指していく方法です。センター方式は介護現場で試行錯誤してきた人々のアイデアをもとに、認知症介護研究・研修3センター（仙台、東京、大府）が共同して開発したものです。センター方式は、さまざまな角度から本人を総合的に捉え、本人がよりよく暮らすための支援を実践していく手がかりを見つけるための道具です。センターシートは「A基本情報・B暮らしの情報・C心身の情報・D焦点情報・E24時間アセスメントまとめシート」で構成されています。シートを記入していくうえで共通マークがあり、「●私が言ったこと」「△家族が言ったこと」「○支援者が気づいたこと」に分けて丁寧に聞き取り、手がかりを探します。センター方式を用いることで、本人・家族と支援する人たちがいろいろなアイデアや工夫を共有し、本人が自分らしく暮らせることを支援できます。

c．ケアプラン原案作成（表1）

アセスメントを行い、生活に支障をきたしている原因と背景が明らかになったら、課題（ニーズ）の整理と優先順位を決定します。ケアプランにはただ単に出てきたニーズを羅列すればいいというわけではありません。ニーズの重要性を吟味して、優先して取り組むものを選定する必要があります。

優先順位が高いのは、痛みなど本人に苦痛を与えるものの除去や疾患の治療などです。苦痛は本人にとって大きなストレスになり、生活全体が変わってしまう阻害要因なので、第一の課題として取りあげる必要があります。次に医療的な観点から、必要なのにさま

表1 ● ケアプランの形式

生活全般の解決すべき課題(ニーズ)	長期目標	期間	短期目標	期間	サービス内容	サービス種別
自分の力でトイレに行きたい	1人で自宅のトイレに行けるようになる	○月○日〜○月○日	5m歩けるようになる	○月○日〜○月○日	● 下肢筋力の向上を図る ● 歩行訓練を行う	通所リハビリ
昔のように庭の花を楽しみたい	自分で庭の花の手入れができる	○月○日〜○月○日	室内で鉢植えの手入れができる	○月○日〜○月○日	● 庭の花を鉢植えにする ● 花の手入れを1人で行う	家族 訪問介護

ざまな理由で受けていない治療などがあればすぐに調整します。慢性疾患などは家族が慣れ切ってしまったために検査が長期間行われていないこともあります。通常の健康維持の観点ではなく、必要なことが行われていない状況を把握したら、優先順位を高くします。

　第二に、利用者本人が困っていると感じていることや援助を望んでいることを取りあげます。本人の訴えを取りあげずに専門職の意見を中心にケアプランを作成したら、本人は無視されたと感じるでしょう。ケアマネジャーとの信頼関係を損ないかねません。困っていることがなくなることで、生活に希望がもてるようになってくるので、本人の自立支援の観点からも重要です。

　第三に、個々の生活ニーズの中で特に基本的生活を脅かしているものを選びます。基本的な生活が崩れてくると、利用者は段々とできない生活に合わせていって能力が落ちていきます。そこで、ケアマネジャーは阻害要因を把握し、それを取り除く方法を利用者と協働で検討していきます。

　第四にどのような目標を立てるかということになります。それは利用者がどんな生活を望んでいるのかということから導かれます。

　突然に身体に障害を受けた利用者などは、これからの生活をすぐにはイメージできないでしょう。それでも、一緒にアセスメントする過程で少しでもやりたいことやかなえたいことを探し出し、目標としていきます。

　前述のように、生活全般の解決すべき課題(ニーズ)が明らかになり、長期目標が決まったら、その次にまず取りかかる短期目標を決めます。そして、その目標を達成するにはどんなサービス内容で行うのか話し合います。その後で初めて、サービス種別が決定されるのです。この生活全般の解決すべき課題(ニーズ)の中や長期目標・短期目標の中に

サービス種別が入ってくることはありません。例えば「デイサービスに行って日中活動的に過ごす」というサービスありきの考え方は、利用者の生活をどのように支援するかという検討をせずに、サービスを短絡的に結びつけてしまうことになります。

ケアプランはあくまでも、利用者の生活を本人の望む生活に向かって支援する行動計画であるということです。

■ d．サービス担当者会議

ケアプラン原案が作成されたら、関係者が集まってサービス担当者会議を開きます。このケアプランを適切に、責任をもって、共通の目標に向かって行うために、チームとしての意識を統一するために重要な会議です。

利用者や家族が同席して行うことが普通なので、ほとんどが利用者宅で行われます。利用者にとっては、これからサービスを提供してくれる方々が集まり、顔合わせする初めての会議ですから、大変緊張すると思います。ケアマネジャーは利用者・家族が納得できるようにケアプランを丁寧に説明していきます。最後に、利用者・家族からケアプランに同意を頂けたときに初めてケアプランとして効力をもつのです。これからは、ケアプランに沿ってサービスが提供されることになります。

■ e．サービス提供

ケアプランに沿ってサービスを提供するために、ケアマネジャーは毎月「サービス利用票」「サービス利用票別表」を作成して利用者に届けます。このサービス利用票には○月○日にはどんなサービスが提供されるのかが示してあります。また、サービス利用票別表には、サービスを利用するとどのくらいの費用が掛かるのか計算されています。利用者の経済状態によっては、利用する回数を金銭的な面から制限しなければならないかも知れません。または、お金には困らないので支給限度額を超えて、自費でも使いたいという人もいるかも知れません。このときケアマネジャーはコストマネジャーの役割も担うのです。

■ f．モニタリング

サービスが提供されると、利用者の生活状況に変化が出てきます。改善していくようなよい変化ならいいのですが、あまり効果がなかったり前より悪化していることがあるかも知れません。そのような状態になっていないか、継続的にみていくのがモニタリングです。1ヵ月に1回はモニタリングを行います。

g．評価

　モニタリングを繰り返して、短期目標の期間が終了しようとするときは、その目標が達成できたのか、利用者の状況がどうなったかを評価することが必要です。これまであまり評価のことが取りあげられてきませんでしたが、利用者の自立支援を目標としていくためには利用者がどのくらい改善できたのか評価しなければ、次の期間もこのやり方でいいのか判断がつきません。例えば、「日中の活動を多くして夜間はぐっすり寝る」という目標を立ててデイサービスに通っていた利用者が、どのくらい夜間にぐっすりと寝るようになったのか家族から結果を聞き判断します。デイサービスに行った日でもあまりよく寝なかったということであれば、活動量が不十分であったということになり、果たしてそのデイサービスが適当であったか検証しなければならないでしょう。デイサービスに行っている間、ウトウトしていたなどの報告があれば、もっと活動できるように依頼し直す必要があります。

h．再アセスメント

　利用者の認定期間が終了する前に、要介護認定の再申請を行います。そして、改めてアセスメントを行い、新しいケアプランを作成します。

i．継続または終結

　再アセスメントの結果、利用者が自立した場合には契約は終結になります。まだ、継続しなければならない場合は続けていくことの了解をもらいます。

3　施設ケアマネジメント

　施設に入所されている認知症の人にも、その人らしく暮らせるようにケアマネジメントが必要です。介護保険制度では、特別養護老人ホームや老人保健施設、介護療養型医療施設の3種類が介護保険施設として設定されています。それ以外にも認知症対応型共同生活介護（認知症グループホーム）や特定施設として介護付き有料老人ホームなどがあり、ケアマネジャーが配置されて、一人ひとりの入居者に対してケアプランを作成することが義務づけられています。

　これらの施設で暮らしている認知症の人が、在宅からの暮らしの継続ができ、もっている能力をできるだけ活かしていけるように支援していきます。

　施設ケアマネジメントは在宅で行うケアマネジメントと同じプロセスをたどります。

2 認知症の人のケアマネジメントの実際

　ケアマネジメントの原則を知ったうえで、応用編に当たる認知症の人のケアマネジメントの実際を考えてみます。認知症には、アルツハイマー型認知症、血管性認知症、レビー小体型認知症、ピック病などがあります。これらの病気で脳のどこが損なわれているかによって出てくる症状は異なります。まず、診断を受け、それぞれの病気の特徴を理解したうえでケアプランを作成する必要があります。認知症の人がもつ中核症状がケアマネジャーの業務を大変にしていることがあります。介護の現場でよくみられる状況を挙げてみます。

認知症の人のケアマネジメントで気をつけること

- 記憶障害があるためにケアマネジャーが伝えたことが残っていない。
- 古い記憶が残っているので、記憶障害がないように受け取られる。
- 簡単な日常生活上のことは理解できているが、複雑な内容は理解できない。
- 適切に自己決定することができない。
- 自分のやりたいことなど、意思の表明ができない。
- 言われたことを実行することができない。

　これらは、認知症の人がもつ中核症状のために起きていることです。しかし、そうだからといって、すべて他者が決定することは適切とはいえません。家族でも本人の意思を勝手に代弁することはできないのです。
　一般的には、家族の決定は認知症の本人のためになると思われていますが、時として利益相反や財産侵害になるケースもあるので、慎重に検討しなければなりません。実際に家族が認知症の人本人の権利侵害をすることすらあります。
　必要なときには成年後見制度などを利用して利用者の利益を守る必要があります。

認知症の人のケアマネジメントで守るべきこと

　利用者本位ということで利用者の生活を支えます。また、利用者の自己選択と自己決定を支援します。認知症の人は何もわからなくなっているというのは間違いです。最近は、認知症の人本人が、自らの気持ちを語り生活で必要なことを説明しています。まず、本人の意思の確認が最初です。
　次に、本人を中心にするより、認知症という症状を中心にみてしまうことがありま

す。こういうときには「パーソンセンタード ケア」に切り替え、病気や症状をみるのではなく、人である本人を中心にしようと考え方を改めるべきです。

> ▶事例◀ 家族が財産侵害をしそうになったケース
>
> 　認知症の母親を娘が介護していました。この娘はお嫁に行かずに母親と暮らしていたので、以前から母親は「娘に自分の家を譲る」とほかの子どもたちにも伝えていました。あるとき、娘が1ヵ月ほど入院しなければならず、認知症の母親をどうしたらいいかとケアマネジャーに相談に来ました。早速に入院期間中に入所できる老人保健施設を探してお願いすることができました。
>
> 　ある日、その母親が入所している老人保健施設のケアマネジャーから、居宅のケアマネジャーに電話がありました。「長男さんが母親の扶養義務者を変更して、入所契約をやり直したいと言ってきたのですが、よろしいですか？」という内容でした。まだ娘さんは入院中のはずで、そんな話し合いがされたとは考えにくいと思った居宅のケアマネジャーはすぐに娘さんに連絡を取りました。
>
> 　そこでわかったことは、きょうだい間の仲が悪く、娘だけに家を譲るのにはほかのきょうだいが賛成していないということでした。もうすぐ退院するということでしたので、家に戻って権利書などを確認して、すぐに家庭裁判所に母親名義の不動産の売買の停止をお願いするように伝えました。
>
> 　結果は、きょうだいが母親と娘がいない間に家を売って、そのお金をきょうだいで分割しようとしていたのでした。母親を施設に入れてしまえば家はいらなくなるので、娘がいない間にやってしまおうと計画したのでした。施設のケアマネジャーが長男の行動に不審をもってくれたので、事なきを得ました。

1 ■ 認知症の人のアセスメント

　認知症の人をアセスメントするとき、陥りやすい誤解があります。「認知症の人はコミュニケーションが成り立たないので、本人からは情報を聞き取れない」とか、「認知症の人が言うことは真実ではない可能性があるので、家族からの方が正しい情報を得られる」というような内容です。これはステレオタイプのように認知症の人は何もわからないと思い込んでしまうことによって起きます。ここでは、認知症の人のまだ残っている

能力をきちんと判断するために、認知症の人に合ったアセスメント様式やその使用方法を説明します。

a．アセスメント様式と留意点

　アセスメントを行うときにはさまざまなアセスメント様式があります。インターライ方式、ケアマネジメント実践記録様式、包括的自立支援プログラム、センター方式などが代表的なものです。

　これらのアセスメント様式は、専門職が一方的に本人の状態を観察して評価するものから、暮らしの中で本人がどのような行動をとっているのか、本人の言葉を拾いながらアセスメントするものなど、やり方が異なっています。ここでは、センター方式を中心に説明します。

　センター方式は、生活場面における認知症の人本人の言葉や行動を細かく捉えることで、本人の行動の意味を推察できるアセスメント様式です。認知症の人は、自分からやりたいことや反対に嫌なことを言葉では伝えられません。家族や介護職員が共同で情報を把握し、本人の意思を推察するためにはセンター方式が最適だと思います。

1）生活歴

　生活歴はどのアセスメント様式でも必ず取ります。そこで、よくみられる生活歴を下に示しました。○や〜のところを変えればほとんどの人に適用できます。つまり金太郎あめ的な生活歴になっています。

生活歴

　○年○月○日に〜で生まれ、○人兄弟の○番目。親は〜をしていた。〜学校を卒業し、〜をしていたが、○歳で結婚。子どもは○人。専業主婦をしていた。

　○年に夫が他界。その後1人暮らししていたが、認知症が出てきたために、子どもが引き取ることになった。家にいると外に出ていき迷子になるので、デイサービスの利用を始めた。

　○年転倒骨折、入院手術をして帰ってきたが、その後もたびたび転倒を起こしていた。

　金太郎あめ的な生活歴は、個別性をまったく明らかにしていません。生活歴はそれまでの生活の積み重ねであり、今に至る歴史なのですから、個別性を浮き彫りにしなければならないのです。子どもの頃はどんな生活だったのか、どんなおやつで、どんな遊びをしたのか。結婚し子育てのときにはどんな楽しみや苦労があったのか、そういうことを情報収集していく必要があります。

　それでは、センター方式ではどうでしょうか。センター方式B-2暮らしの情報（私の生活史シート）を用いてみましょう（**表2**）。

表2●生活歴と現在の生活状況

B-2 暮らしの情報（私の生活史シート）　名前　　　　記入日:20　年　月　日／記入者

◎私はこんな暮らしをしてきました。暮らしの歴史の中から、私が安心して生き生きと暮らす手がかりを見つけてください。

私の生活歴（必要に応じて別紙に記入してください。）
※住み変わってきた経過（現在→過去）をわかる範囲で記入しておこう。認知症になった頃に点線（…）を引いておこう。

年　月	歳	暮らしの場所 (地名、誰の家か、病院や施設名など)	一緒に暮らしていた主な人	私の呼ばれ方	その頃の暮らし・出来事	私の願いや支援してほしいこと ●私が言ったこと △家族が言ったこと ○支援者が気づいたこと、支援のヒントやアイデア
現在						

一日の過ごし方（私にとってのいい過ごし方を見つけてください。）

長年なじんだ過ごし方（いつ頃　　　　　　　）
時間
4時

現在の過ごし方
時間
4時

私の好きなこと、好まないこと

私がしてきた仕事や得意なことなど

支援者とは、本人を支える人（介護職、医療職、福祉職、法律関係者、地域で支える人、家族・親戚等）であり、立場や職種を問わない。

★プライバシー・個人情報の保護を徹底してください。　　B-2　　　　　　©認知症介護研究・研修東京センター(1306)

6●認知症の人のためのケアマネジメント

このシートの特徴は、現在から過去に遡っていくことです。実際に情報を集めるときは「〜さん、ご主人が亡くなって息子さんのところに来るまでは、どこにいらっしゃったのですか？」などという質問をすることで、認知症の人が思い出を語り始めるきっかけになります。そして、「その頃は毎日何をしていらっしゃったんですか？」とか、「ご主人とよく旅行に行かれたそうですね」とか、事前に聞いておいた情報から、答えやすい質問をしてみます。するとほとんどの人が、嬉しそうに顔を輝かせながら昔話を始めるのです。

　実は、楽しい昔話だけではありません。つらい過去があったかも知れません。戦争体験などはトラウマになっている人もいます。しかし、本人自身が語りたいことは戦争の話でも無理に避けることはないと思います。

▶事例◀　**戦争体験**

　ショートステイ中の認知症の利用者が夜ベッドにいなかったので、大変、どこにいるのかと探したところ、洗面所のカーテンに隠れていました。驚かせないようにそっと、「どうしたのですか」と尋ねたところ、「ロシア兵が来るから静かにしろ」と言われるのです。同じようにじっとしていたら、「あー、大丈夫。行ってしまった」と話されました。あるときは、「マッチありますか」とコーナーに来て言うので、「何に使うのですか」と尋ねると、「あそこにご遺体があるから火葬しなければならないんです」と答えたそうです。「さすがに妄想とわかっていてもゾッとしました」という報告がありました。しかし、否定せずに受け止めた結果、落ち着いて過ごされました。

　このように、夜間にいろいろなことを思い出される人も少なくありません。せん妄状態だと考えられますが、落ち着いて対応することで切り抜けることができます。

　ある人は、子育て中はお金がなくて大変だったと言われましたが、懐かしそうな表情でした。現在はお金がありなんでも買えるようになっても、昔のやりくりしながら子育てをしたときの方が、大変でも充実していたのかも知れません。

　なぜ、その頃の暮らし・出来事の情報が必要なのでしょうか？　認知症の人を介護するときに楽しい思い出を話し出すと、同時にそのときの楽しかった感情が蘇ってくるからです。楽しかった感情を蘇らせることができれば、不安やイライラなどがなくなってしまうのです。落ち着かない様子だったら、昔の楽しい思い出話を始めてください。表情がすぐに明るくなることに気がつくでしょう。そのためにも、詳しい暮らし・出来事

の情報の収集が必要です。

　次に、このB-2シートの活用として、いかに本人の生活歴を把握できていなかったかということに気がつくことです。別のアセスメント様式を用いた生活歴をB-2シートに書き写してみると、学校を卒業してから社会人になり、仕事を辞めてから老後になるまでの情報がほとんど入手できていません。時には**表3**のような生活歴が書かれていることも珍しくありません。そして、「この人はどんな生活を送ってきたのか、家族もわかりません」と答えるケアマネジャーもいるのです。

　高齢者介護は、人生の最期の時を支える大変重要でかつ誇らしい仕事だと思います。だからこそ、本人の人生が最期の時まで、安らかでその人らしく暮らせるように支援することが求められます。金太郎あめの生活歴ではなく、その人の人生を一緒に支えるために、本人の語る暮らしの歴史を大切にしていきたいものです。

表3● 典型的生活歴の一部

夫と死別し、独居生活を送ってきたが、認知症が出たために息子のところに引き取られた。息子夫婦は共働きなので、日中独居になる。介護サービスを利用しながら在宅介護を続けてきたが、夜間徘徊が始まり、自宅での継続が難しくなっている。

2）現在の生活情報

　B-2暮らしの情報には「一日の過ごし方」という欄があります。これは、その人の長年なじんだ過ごし方を把握して、現在の過ごし方とのズレをみるときに使います。

▶事例◀　早朝徘徊といわれたケース

　農業をずっとやってきて、朝の4時には田んぼに行って異常がないか確かめてから朝食を食べる習慣の利用者がいました。ショートステイに入ったところ、家での生活と同じように朝4時からウロウロし始めたのです。夜勤の職員は起床時間でないのでなんとかベッドに戻そうとしましたが、言うことを聞きません。早朝徘徊をする大変なケースとして報告しました。

　この原因は、ケアマネジャーが長年なじんだ過ごし方をきちんと伝えていなかったために起こったことです。施設では、午前6時が施設の決めた起床時間なので、それ以前に起きることは業務に差し支えるので困ったことになってしまいます。しかし、この利用者の心配を共有して、お茶を飲みながら田んぼの苦労を聞くようになってから、落ち着かれました。

まだまだ、施設では施設ベースの生活時間を押しつけることがあります。しかし、認知症の人は長年なじんだ過ごし方を急に変えられると混乱して不穏になってしまいます。できるだけそういう状態をつくり出さないために、本人の時間軸と施設の時間軸のすり合わせを行うことが必要です。

▶事例◀　**料亭の女将さん**

　料亭に生まれ、料亭の女将をずっとやっていた人がいました。長年朝は遅く、夜は2～3時頃まで起きていた生活でした。この人の1日の過ごし方を施設の時間軸に合わせようとしたところ、「7時起床、8時から朝食、その後眠くなって9時から11時くらいまで朝寝をする。午後はふつうに過ごすけれど、夜は0時過ぎまで部屋から何度も出てくる」という混乱がみられました。
　施設のケアマネジャーがなじんだ暮らしをできるだけ崩さないように調整して、「8時半起床、9時過ぎに朝食、少し軽めにして昼食に影響が出ないようにする」と変更した結果、かなり穏やかになり、朝寝もみられなくなりました。

3）生活習慣および趣味・嗜好

　認知症の人の習慣や好みやこだわりを聞き取るシートとして、センター方式B-3暮らしの情報（私の暮らし方シート）を役立てます（**表4**）。
　暮らしの様子という欄に、いろいろな項目があり、それぞれが暮らしの中では重要な意味をもっています。
　例えば、毎日の習慣となっていることでは、必ず朝刊を読むとか、ご仏壇にお茶を上げないとご飯を食べないとか、朝と夕方に犬の散歩に行くとか、できるだけそれを崩さないようにします。長年の習慣ができないとなんだか落ち着かないと思います。
　また、食事の習慣も人さまざまです。朝ご飯に味噌汁の人も、コーヒーにパンの人もいるでしょう。急に変えることは混乱を生じさせます。
　お風呂はこだわりが強く出るところです。熱いお湯がいいとか、ぬるめの長湯がいいとか、先に湯船で温まってからでなければ身体を洗わないとか、さまざまです。先に湯船に入ってからというと、介護者からは湯船の水が汚れるから駄目ですという回答がほとんどです。しかし、入浴の順番を最後にして入ってもらい、湯船の水が汚れてもシャ

表4 ● 生活習慣および趣味・嗜好

B-3 暮らしの情報（私の暮らし方シート）　名前　　　　　記入日:20　年　月　日／記入者

◎私なりに築いてきたなじみの暮らし方があります。私が大事にしたいなじみの暮らし方を継続できるように支援してください。

暮らしの様子	私が長年なじんだ習慣や好み	私の現在の状態・状況	私の願いや支援してほしいこと ●私が言ったこと △家族が言ったこと 〇支援者が気づいたこと、支援のヒントやアイデア
毎日の習慣となっていること			
食事の習慣			
飲酒・喫煙の習慣			
排泄の習慣・トイレ様式			
お風呂・みだしなみ （湯の温度、歯磨き、ひげそり、髪をとかすなど）			
おしゃれ・色の好み・履き物			
好きな音楽・テレビ・ラジオ			
家事 （洗濯、掃除、買い物、料理、食事のしたく）			
仕事 （生活の糧として、社会的な役割として）			
興味・関心・遊びなど			
なじみのものや道具			
得意な事/苦手な事			
性格・特徴など			
信仰について			
私の健康法 （例：乾布摩擦など）			
その他			

※支援者とは、本人を支える人（介護職、医療職、福祉職、法律関係者、地域で支える人、家族・親戚等）であり、立場や職種を問わない

★プライバシー・個人情報の保護を徹底してください。　　B-3　　　　©認知症介護研究・研修東京センター(1305)

6 ● 認知症の人のためのケアマネジメント

ワーで上がり湯をすれば問題ないでしょう。画一的にケアを考えないようにする方法がたくさんあると思います。デイサービスなど通所系サービスで入浴介助を希望している利用者においては、慣れない介助で混乱しないように前もって本人の習慣や好みやこだわりなどを伝えておきましょう。

4）家族関係

家族関係を把握するときには、B-1 暮らしの情報（私の家族シート）が有効なシートです（**表5**）。通常は家族状況とか、エコマップとして把握されます。右図が典型的です。

しかし、センター方式の家族シートは、本人の親やきょうだいまで聞き取ります。当然のことながら現在では既に親は生きてはいないでしょう。きょうだいも少なくなっているかも知れません。

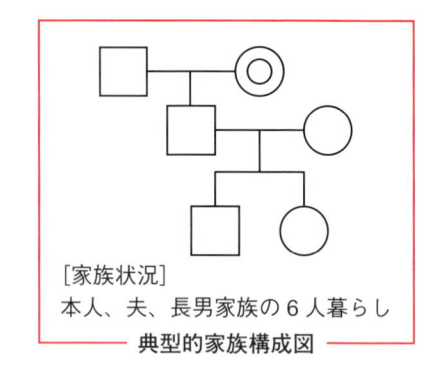

[家族状況]
本人、夫、長男家族の6人暮らし
典型的家族構成図

しかし、認知症の人の頭の中の世界では、もしかしたら親もきょうだいもまだ一緒に暮らしているかも知れません。その人の頭の中の世界がどうなっているのか、本人が認識している家族状況を知ることで対応方法が決まります。

▶**事例**◀ 子どもに戻ったケース

その人はいつも「家に帰りたい」と言って玄関でじっと外を見ていました。「どうして家に帰らなければならないのですか？」と尋ねたところ、「お母さんが病気だから、早く家に帰ってご飯をつくらなければ、お父さんに叱られる」と答えたのです。その人の妄想の世界では、両親がしっかり生きていて自分の役割を思い出していたのでしょう。

B-1 シートのもう1つの活用方法は「私を支えてくれている家族・親族」の欄です。

通常のアセスメントでは本人の状況の把握をしますが、家族の状況は聞くことが少ないものです。家族に聞いたとしても、介護者としての健康状態や負担感を尋ねていますが、家族の考え方や要望を聞き取ることが少ないので、家族は「こんなに苦労して介護しているのに」という気持ちになるそうです。この B-1 シートを、その場で書けないとしても渡しておいて、書き終わったら郵送してくださいという形をとると、びっくりする

表5 ● 家族関係

B-1 暮らしの情報（私の家族シート）　名前　　　記入日:20　年　月　日／記入者

◎私を支えてくれている家族です。私の家族らの思いを聞いて、家族と私がよりよく暮せるよう支えて下さい。

6 ● 認知症の人のためのケアマネジメント

私の家族・親族
（旧姓：　　）

※本人がその人を呼ぶ時の呼び名（呼称）も書いておこう。同居は囲もう。
※新たにわかったことも書き加えていこう。

- □ 男性
- ○ 女性
- ● 死亡
- ※ 主介護者（男）
- ※ 主介護者（女）
- △ 副介護者（男）
- △ 副介護者（女）
- ＝ 婚姻関係

私を支えてくれている家族・親族らの本人についての思い・要望

名　前	続柄	年齢	役割と会える頻度	本人や介護に対する思い	受けているサービスへの要望	最期はこうして迎えさせたい	私の願いや支援してほしいこと ●私が言ったこと △家族が言ったこと ○支援者が気づいたこと、支援のヒントやアイデア

私の家族・親族らの悩み・要望・願い（家族・親族らの生活、介護、経済面、人間関係など）

名　前	続柄	私の家族・親族自身の、暮らしに関する悩み・要望・願い	私の願いや支援してほしいこと ●私が言ったこと △家族が言ったこと ○支援者が気づいたこと、支援のヒントやアイデア

成年後見制度の利用：有・無（利用の緊急性　無・有）　　地域福祉権利擁護事業の利用：有・無（利用の緊急性　無・有）

※支援者とは、本人を支える人（介護職、医療職、福祉職、法律関係者、地域で支える人、家族・親戚等）であり、立場や職種を問わない。

★プライバシー・個人情報の保護を徹底してください。　　B-1　　　　©認知症介護研究・研修東京センター(1305)

くらい書き込んでくることがあります。これだけでは足りないからと、便箋に書き足す方がいるくらいです。家族は、本人の次に支えなければならない存在です。家族の気持ちをしっかりと聞き取りましょう。

▶事例◀　息子の気持ち

　病院から援助困難ケースとして依頼されたケースです。
　認知症の母親が精神疾患の息子と暮らしていました。息子はほとんど家事や介護をせず、コンビニ弁当を机の上に買ってきておくそうです。母親は認知症が進行してお弁当を開ける方法がわからず食べないことが多くなり、栄養状態が悪くなっていました。そのうえ、徘徊があり、何度も警察のお世話になっていました。今回は、早朝家を抜け出して歩いていたところを、バイクにはねられて骨折して入院していました。入院中に栄養状態が悪いことが指摘され、施設入所が妥当ではないかと医師から勧められたのですが、息子は頑として「家で介護する」と言い張ったそうです。
　退院後、ケアマネジャーが初回訪問に行ったときにセンター方式を渡して、「わかるところだけでいいので記入してください」とお願いしました。1週間後に訪問してセンター方式を頂いて読んだところ、B-1の「私を支えてくれている家族・親族」の中段の、「最期はこうして迎えさせたい」の欄に息子が書いた言葉にびっくりしました。ケアマネジャーは、この息子は病院で医師に施設を勧められても頑として断っていたし、母親と離れられない関係だから家で看取るつもりだろうと勝手に思っていました。しかし、そこに書かれていたのは「最期は特別養護老人ホームで看取ってほしい」という言葉でした。息子さんにそう思っている理由を尋ねたら「実は、父親が要介護になったときに母親では介護ができず、特別養護老人ホームに預けた。最初は嫌だったが、最期まで丁寧に看取ってくれたので、母親は今自分ができる間は家で介護するが、最期は特別養護老人ホームで看取ってほしいと思っている」と答えたのです。
　この欄がなければ、息子さんの気持ちはわからなかっただろうと思います。

5）本人の思い

　次のセンター方式C-1-2心身の情報（私の姿と気持ちシート）は大変有効なシートです（**表6**）。真ん中に私の姿を描きます。よく「絵が下手だから」とか「デジカメで写した方が正確ですよね」と言われますが、「あくまでもスケッチしてください。自分の目で見たり、思い出しながら描くことが重要です」と答えています。

　実は人間の脳は、その人の特徴をしっかり捉えてデフォルメして描くのです。その人らしさは、言葉でいくら語ってもなかなか伝わりにくいのですが、絵にするとその人らしさを十分に強調するので、「そう、こういう人だね」と不思議なことにサーッと入ってきて共有できるのです。悲しい表情や不機嫌そうな表情だったら、介護をしている者として心が痛くなります。もっといい介護を提供して、次は笑顔になってもらおうと思うことが前向きな取り組みを引き出していきます。

　また、C-1-2シートには両側に吹き出しがあり、「私が嬉しいこと、楽しいこと、快と感じることは…」「私の不安や苦痛、悲しみは…」「私がやりたいことや願い・要望は…」「私へのかかわり方や支援についての願いや要望は…」「医療についての私の願いや要望は…」「ターミナルや死後についての私の願いや要望は…」ということを本人の言葉を聞き取り書くようになっています。

　認知症があっても、さまざまな場面でいろいろなことを話されます。糖尿病でアルツハイマー型認知症の人と外に散歩に出かけたら、「お日様が眩しいね」と言われたとか、「お母さんが死んだのよ」と言って不穏になっていた人を、「庭の花を見ましょう」と連れ出したら、「私はコスモスが昔から好きだったの」と言って落ち着かれたとか、たくさんの情報を集めることができます。

　「私が嬉しいこと、楽しいこと、快と感じることは…」は不安そうなときに気分を上向きにしていくために、「私の不安や苦痛、悲しみは…」は本人を不安にさせることはしないということをみんなで申し合わせるために重要な情報になります。

　特に「私がやりたいことや願い・要望は…」はケアプランを立てるのに大事な項目です。毎日のように出かけるのが好きな人は月に数回出かけてもあまり満足されないでしょう。昔のように毎日お買い物に行きたいと思いが募ってくるかも知れません。その反対に、家で本を読むのが好きな人はいつも外を出歩くなんてしたくないと思っているかも知れません。本人がいかに満足するかが大切で、機会を均等にすることは意味がないのです。本人の要望を聞き取るためには、この「私がやりたいことや願い・要望は…」を使ってみんなで話し合って頂ければと思います。

表6 ● 本人の思い

C-1-2 心身の情報（私の姿と気持ちシート）　名前　　　　　記入日:20　年　月　日／記入者

◎私の今の姿と気持ちを書いてください。

※本人のふだんの姿をよく思い出して、まん中に本人の姿を描いてみよう。いつも身につけているものや身近にあるものなども書いておこう。
※本人の言葉や声を思い出しながら、ありのままを●を文頭につけて記入しよう。家族が言ったことは△をつけて記入しよう。
※一つひとつの●（本人の言葉や表情）について「本人がどう思っているのか」を考えてみて、気づいたことや支援のヒントやアイデアを、文頭に○をつけて記入しよう。
※C-1-1のような身体の苦痛を抱えながら、どんな気持ちで暮らしているのか考えてみよう。

私の姿です

私の不安や苦痛、悲しみは…

私が嬉しいこと、楽しいこと、快と感じることは…

私へのかかわり方や支援についての願いや要望は…

私がやりたいことや願い・要望は…

医療についての私の願いや要望は…

ターミナルや死後についての私の願いや要望は…

※支援者とは、本人を支える人（介護職、医療職、福祉職、法律関係者、地域で支える人、家族・親戚等）であり、立場や職種を問わない。

Ⓒ認知症介護研究・研修東京センター（1305）

6）ADL・IADL

利用者のADL(activities of daily living)やIADL(instrumental activities of daily living)を正確に把握することが重要です。しかし、これまで利用者本人の能力を判断するアセスメントシートはあまりありませんでした。つまり、全介助や一部介助という判断は、本人の能力ではなくケアの量を基準にしているからです。全介助とみなされた人でも、介助の仕方を検討すればまだ本人の力を発揮できることがあります。一部介助は、「一部」という内容が介助者によって異なっていたりします。本来は、利用者本人のもっている能力を正確に判断していくことが必要です。そのためには国際生活機能分類(International Classification of Functioning, Disability and Health；ICF)の考え方を用います。ICFの考え方では、人の生活機能を「心身機能・身体構造」「活動」「参加」の3領域に分けます。それらの領域に影響を及ぼすものとして「健康状態」「環境因子」「個人因子」があるとしています(**図1**)。

認知症は精神機能の障害です。そして、その障害された精神機能に対して「健康状態」「環境因子」「個人因子」が影響することで、さまざまな症状が出てきます。それが認知症の行動・心理症状(BPSD)です。

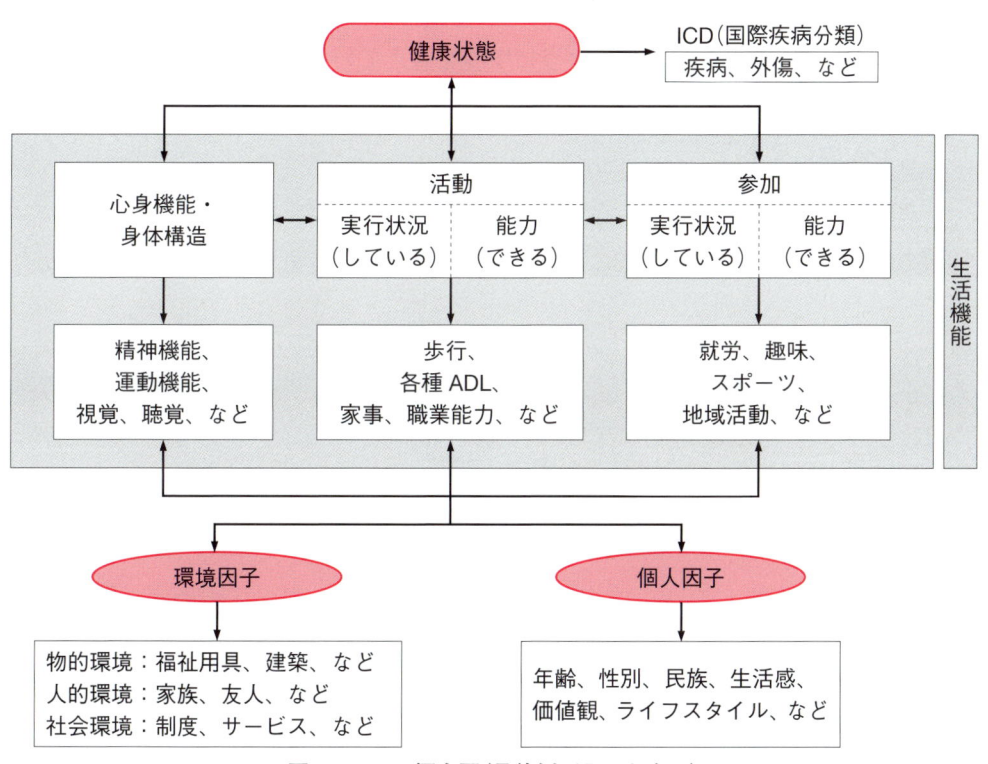

図1 ● ICFの概念図(具体例が入ったもの)

また、活動と参加は区別できないために一緒に検討していきます。「活動・参加」の状況は実際の生活場面でしている行動「実行状況」と、整った環境で最大限にもっている力を発揮したときの「能力」とに分けて判断します。その考え方は、センター方式のD-1焦点情報（私ができること・私ができないことシート）に活かされています（**表7**）。

　このシートでは、まず「私がしていること」と「私がしていないこと」に分けます。次に、していることでも「常時している」のか「場合によってしている」のか区別します。ここで、介護の必要性が本人の能力を基準にして決められるのです。

　していない行動はもっと厳密な分析が必要とされます。「もうできない」と「場合によってはできそう」では大きな違いがあるからです。「もうできない」は決して無理強いすることなく、そっと代行します。つまり、「もうできない」と判断された行動は、これから本人はもう行わないということを意味するのです。ですから、簡単にもうできないと決めることは控えなければなりません。少しでもできる可能性があれば「場合によってはできそう」にチェックして、支援する必要があるのです。

　「常時している」行動は、決してその能力を低下させないようにかかわっていきます。

　「場合によってしている」行動は、できるだけ介助の量を少なく、自立することができるようにかかわっていきます。

　「場合によってはできそう」は、まだしていないのですが潜在能力としてもっているのですから、している行動になるように環境を整えていきます。

　「もうできない」とみんなで決定した行動は、本人の尊厳を傷つけることがないようにそっと支援します。

　この本人の能力を継続的にみていくことで、過剰介護を防いだり、足りないために事故の危険性が高まったりすることを回避することができます（**表8**）。

表7 ● ADL・IADL

D-1 焦点情報（私ができること・私ができないことシート） 名前＿＿＿　記入日:20　年　月　日／記入者＿＿＿

◎私ができそうなことを見つけて、機会を作って力を引き出してください。
◎できる可能性があることは、私ができるように支援してください。
　もうできなくなったことは、無理にさせたり放置せずに、代行したり、安全・健康のための支援をしっかり行ってください。
※今、している・していないを把握するだけではなく、できる可能性があるか、もうできないのかを見極めて、該当する欄に✓を付けよう。
※単に動作のチェックではなく、24時間の暮らしのどの場面（時間や朝、昼、夕、夜など）か、どんな状況かを具体的に記入しよう。

暮らしの場面	私がしていること		私がしていないこと		私の具体的な言動や場面	できるために必要な支援、できないことへの代行、安全や健康のための支援	私ができるように支援してほしいこと ●私が言ったこと △家族が言ったこと ○支援者が気づいたこと、支援のヒントやアイデア
	常時している（自立）	場合によってしている	場合によってはできそう	もうできない			
	できる（可能性）						
起きる							
移動・移乗							
寝床の片づけなど							
整容（洗顔や整髪など）							
着替え（寝まき⇔洋服）							
食事準備（献立づくり・調理・配膳等）							
食事							
食事の片付け							
服薬							
排泄							
掃除・ゴミ出し							
洗濯（洗い→たたみ）							
買い物（支払いも含む）							
金銭管理（貯金の管理、手持ち現金の管理、通帳の管理・出し入れ、計画的に使えるか）							
諸手続き（書類の記入・保管・提出等）							
電話をかける・受ける							
入浴の準備							
入浴時の着脱							
入浴							
寝る前の準備（歯磨、寝床の準備）							
就寝							
人への気づかい							
その他							

※支援者とは、本人を支える人（介護職、医療職、福祉職、法律関係者、地域で支える人、家族・親戚等）であり、立場や職種を問わない。

6 ● 認知症の人のためのケアマネジメント

★プライバシー・個人情報の保護を徹底してください。　　D-1　　　　©認知症介護研究・研修東京センター(1305)

表8 ● D-1シートの記入例

暮らしの場面	私がしていること 常時している（自立）	私がしていること 場合によってしている	私がしていないこと 場合によってはできそう	もうできない	私の具体的な言動や場面	できるために必要な支援、できないことへの代行、安全や健康のための支援	私ができるように支援してほしいこと ●私が言ったこと △家族が言ったこと ○支援者が気づいたこと、支援のヒントやアイデア
	できる（可能性）						
食事	✓				箸を使い自立		
排泄		✓			トイレを探す	下着の上げ下げの手伝い	
入浴		✓			手が背中まで動かない	洗髪と背中を手伝う	●手が動かない
掃除			✓		机の上の小物は片づける	机の上はやってもらう	
金銭管理				✓			

（吹き出し）
- できていることは低下させない
- 介助の量はできるだけ少なく、自立支援の方向で
- 潜在能力を活かす！できるように環境を整える
- もうできないことは、そっと支援する

7）健康状態と医療情報

本人の健康状態については、本人から聞き取りにくいので家族に聞くことが多くなります。しかし、独居で介護者がいなかったり、老老介護で介護者自身もあまり介護に精通していない場合など情報が取れない場合も多くみられます。そこで、主治医との連携が非常に重要になります。まず、主治医の意見書から必要な情報を集め、そのうえで不明な点などについてより詳しく意見を聞きます。必要な情報を以下に示します。

- 現病歴
- 既往歴
- 治療内容と禁忌事項
- 予後に関する情報
- 注意するべき症状や留意点
- 主治医の立場からのケアプランに関するアドバイスなど

病気以外でも、本人が言葉で訴えなくても行動をよく観察していると身体的不調を発見することができます。

身体的不調は、認知症の人の行動にかなり影響を与えます。典型的な例は、便秘や下剤服用後の腹痛などです。便秘が続くと食欲がなくなったり怒りっぽくなったりします。また、下剤を飲んだ後は排便があるまで腹痛を感じたり、排便した後も違和感を感じたりして、落ち着かずウロウロする行動がみられます。認知症の人は自分の身体の状況を

説明できないので、多動のように受け取られがちです。

　また、もっと軽い身体的不調として「だるい状態」があります。高齢になると1日で疲労が取れなくなります。デイサービスなどで十分に運動して疲れてしまい、翌日は寝て過ごすということをよく聞きますが、これは疲れが残って不調な状態だということです。家族がそこに気づかず、できるだけ頑張らせようとすると認知症の人は怒ってしまうかも知れません。身体的不調が生活の中で、かなりの影響があるということを理解して、把握する必要があります。

8）認知・コミュニケーション能力

　認知能力のアセスメントでは、中核症状とBPSDに分けて検討する必要があります。「認知症が重度です」という訴えを詳しくアセスメントしてみると、記憶障害はそれほど重度ではないのに、混乱していろいろな行動障害があるために重度とみなされているケースが目につきます。そして、家族の介護負担が大きいことが、認知症のレベルの基準になっていることさえあります。在宅でよくみられる事例は、「夜起きてきていろいろな行動をとるので、家族が眠れなくて困る」という内容です。家族が「疲労で介護が大変だ」と主治医に訴えると、ほとんどが睡眠導入剤を処方され、それでもうまくいかないと認知症が重度になったから在宅介護はできないとあきらめてしまうことになります。本来はなぜ夜に起きていていろいろな行動をするのか、その部分をアセスメントして原因を見つけ出し、除去することで行動障害を減らしていくことができます。

　介護者の介護負担は減らしていく必要がありますが、まずは本人の状態を明確にすることが優先です。記憶力・理解判断力・実行機能能力はどのくらい障害されているのか、きちんと分けて分析します。

　センター方式のD-2焦点情報（私がわかること・私がわからないことシート）では、記憶障害を、「直前の記憶」「最近の記憶」「昔の記憶」と分けて把握します（**表9**）。また、「時間がわかる」「場所がわかる」「家族や知人がわかる」というように見当識障害も把握します。「会話の理解」や「自分の意思やしたいことを伝える」「毎日を暮らすための意思決定」ができるかどうか確認します。

　このように、認知症状を能力に分けて検討すると、本人のわからなくなっているところを正確に把握できます。また、逆にまだ残っている能力を発見し活かしていくことも可能になります。残っている能力を活用し、失われた能力の代行を行うことが本人中心のケアプランになります。

表9●認知・コミュニケーション能力

D-2 焦点情報（私がわかること・私がわからないことシート） 名前　　　記入日:20　年　月　日／記入者

◎私がわかる可能性があることを見つけて機会をつくり、力を引き出してください。

◎私がわかる可能性があることを見つけて支援してください。
　もうわからなくなったことは放置しないで、代行したり、安全や健康のための支援をしっかり行ってください。

※外見上のわかること・わからないことを把握するだけではなく、わかる可能性があるのか、もうわからないことかを見極めて、該当する欄に✓を付けよう。
※単に動作のチェックではなく、24時間の暮らしのどの場面（時間や朝、昼、夕、夜など）か、その時どんな状況なのかを具体的に記入しよう。

暮らしの場面	私がわかること			私がわからないこと		私の具体的な言動や場面	わかるために必要な支援、わからないことへの代行、安全や健康のための支援	私がわかるように支援してほしいこと ●私が言ったこと △家族が言ったこと ○支援者が気づいたこと、支援のヒントやアイデア
	常時わかる	場合によってはわかる	場合によってはわかる可能性がある	わからない				
会話の理解								
私の意思やしたいことを伝える								
毎日を暮らすための意思決定 （服を選んだり、やりたいことを決める）								
時間がわかる								
場所がわかる								
家族や知人がわかる								
直前の記憶								
最近の記憶 （1～2週間程度の記憶）								
昔の記憶								
文字の理解 （ことば、文字）								
その他								

支援者とは、本人を支える人（介護職、医療職、福祉職、法律関係者、地域で支える人、家族・親戚等）であり、立場や職種を問わない。

★プライバシー・個人情報の保護を徹底してください。　　D-2　　　　　　　　　　　©認知症介護研究・研修東京センター(1305)

> **事例** 帰宅願望の検討例

　ショートステイの利用者に「夜、何回も玄関まで来て、家に帰るというので困っています」という職員がいました。そのとき、「帰宅願望がある人」とひと括りで捉えるのではなく、①家に帰りたい理由は何か、②自分の部屋から玄関まで1人で歩いてくるのか、③ふらついたり、転びそうな状態はないか、というように分けて分析します。
　すると、①本人の言葉から、家を留守にしていることが気がかりである、②自宅と施設の区別がついている。また、玄関の場所を覚えられる、③何回も行ったり来たりしても、ふらつきがないし、かつ足の痛みも訴えない──以上のことから、記憶障害はあるが、場所の見当識はあるし、玄関まで行くルートを覚えられるということがわかります。混乱していることから認知症が重度のように捉えられてしまいがちですが、実はまだよくわかっているのです。だからこそ、自分の家に帰りたいという気持ちが強く出るということを介護職員は理解して、対応することが必要です。

9）社会とのかかわり

　認知症になると社会とのかかわりがなくなっていると思われがちです。しかし、「買い物に行く」という行動は、歩いて、品物を選び、お金を払って自宅まで帰ってくるという活動としてだけ捉えるのではなく、地域に出たという点から社会参加という観点を見落としてはいけません。閉じ込もりではなく、地域で他者との交流があるのですから、ここを重要視します。人は孤島に1人で暮らしているのではありませんから、なんらかの社会とのかかわりをもっていることを踏まえ、アセスメントの中では社会との接点を見落とさないように気をつける必要があります。

　センター方式A-4基本情報（私の支援マップシート）は利用者の生活を支援する人や物を明らかにするシートです（**表10**）。

　このシートを書き込むために情報を収集すると、介護保険サービスのような公的なサービス以外に、友人・知人関係、近所の人々、民生委員や町内会長、いつも買い物に行く店屋やスーパーなど多くのインフォーマルサポートが見つかります。実はそれが本人の力であり、断ち切ってはいけない社会とのかかわりなのです。

　これまでの生活の中で培ってきた地域社会とのかかわりを大切に保持しながら、足りないところだけを公的なサービスなどで補っていくという支援方法を大切にしていきましょう。

表10 ● 社会とのかかわり

A-4 基本情報（私の支援マップシート）　　名前　　　記入日:20　年　月　日／記入者

◎私らしく暮らせるように支えてくれているサービスや、なじみの人や物、動物、なじみの場所などを把握して、よりよく暮らせるための支援に活かしてください。

＊家族は実際の関わりがある人を記入しましょう
＊施設で暮らしていても私が関わっている人、会いに来てくれる人、会いに行く人、本人の支えとなっている人を線で結び、どんな関係なのかも付記しておこう。
＊新たにわかったことも書き加えていこう。

※誰からの情報かを明確にしよう。
● 私が言ったこと
△ 家族が言ったこと
○ 支援者が気づいたこと、支援のヒントやアイデ

私にとってなじみの場所は　　　　　　　　　です。

私が行きたい場所は　　　　　　　　　　　　です。

私にとってなじみの人は　　　　　　　　　　です。

私が会いたい人は　　　　　　　　　　　　　です。

私が一番頼りにしている人は　　　　　　　　です。

私が支えたい人は　　　　　　　　　　　　　です。

（私）

◎上記の情報をもとに、私の暮らしを支えてくれているサービスと担当者、なじみの人や場を記入してください。関係者が連携して一緒に私を支えて下さい。
※介護保険サービス以外でも支えてくれている人や場を記入しよう。※この表をもとに第3表（週間サービス計画表）を検討しよう。

時間	月	火	水	木	金	土	日	私の願いや 支援してほしいこと ●私が言ったこと △家族が言ったこと ○支援者が気づいたこと、 支援のヒントやアイデア
4:00								
6:00								
8:00								
10:00								
12:00								
14:00								
16:00								
18:00								
20:00								
22:00								
0:00								
2:00								
4:00								

毎週でないが、利用している介護保険サービス
（例：ショートステイ）

毎週でないが、介護保険以外で支えてくれている人や場など
（民生・児童委員、成年後見人、地域の集い・見守りなど）

※支援者とは、本人を支える人（介護職、医療職、福祉職、法律関係者、地域で支える人、家族・親戚等）であり、立場や職種を問わない。

★プライバシー・個人情報の保護を徹底してください。　　A-4　　　Ⓒ認知症介護研究・研修東京センター(1305)

10）居住環境

　認知症の人にとっての居住環境のもつ意味はあまり重要視されてきませんでした。これまでの居住環境のアセスメントは、階段や段差などの物理的なバリアを把握していましたが、認知症の人にとってはもっと心理的な意味合いの環境の把握が必要です。どんな環境がなじみなのか、落ち着く環境はどういうものか、反対に不快で落ち着かなくなる環境はどういうものか把握します。寝るとき明るい方がよいのか、暗くないと眠れないのかまでが居住環境としての重要な情報です。

　居住環境には本人のなじみの環境かどうかということとは別に、本人に与える影響を考えるうえで非常に重要な意味があります。

　最近ケアマネジャーが担当する利用者の中で、レビー小体型認知症の人が増えています。しかし、夜間の混乱した行動など家族の介護負担が大きくなり援助困難になるケースが目立ちます。レビー小体型認知症の特徴である幻視があるため、本人は実際にあると思って行動することから、家族は対応に苦労するのです。幻視をできるだけ減らす方法として、壁に映る影ができないようにするとか、錯覚しそうな状況をなくすという工夫が必要です。事前に本人に影響を与えるさまざまな要因を分析し、それをなくして居住環境を整えることも、環境整備としてケアプランに取りあげていきます。本人にとっての不適切な環境刺激を減らすという目標になります。

11）特別な状況

　介護現場では、家族関係の項目ではなかなか書けない状況が稀にあります。虐待の疑いの場合は、チームメンバーみんなで見守る体制が必要です。このアセスメント結果は、記録には取らなくても全員で共有しておきましょう。

■ b．まとめと分析「サービス担当者会議」

　アセスメントで情報を収集したら、それをまとめて分析する必要があります。

　E24時間アセスメントまとめシート（ケアプラン導入シート）は、認知症の人がよりよく暮らすためにチームメンバーがみんなで協議して、ケアプランを作成し対応するケアを考えるために用います。これがサービス担当者会議になることもあります（**表11**）。

　24時間シートを用いてケアプラン作成を行うとき、どのようにニーズの優先順位をつけていくのか、**表11**の例で解説してみましょう。

　職員が食事の準備で忙しいときに、帰宅願望が出ていた利用者の例です。今までのケアプランであれば、帰宅願望をなくそうという取り組みを中心にケアプランが作成されていました。しかし、この利用者にはまだ1人でできることがあること、手伝ってもら

表11 ● まとめシートの使い方
—E 24時間アセスメントまとめシートを用いてカンファレンスをスムーズに進める
◎今の私の暮らしの中で課題になっていることを整理して、私らしく暮らせるための工夫を考えてください。

	私の願いや支援してほしいこと（本人がよりよく暮らすための課題）	私の注目してほしい行動/状態	原因・背景	私がよりよく暮らすための支援のアイデアと工夫
4 6 8 10 12 14 16 18 20 22 0 2	**本人の言葉を中心に検討を始める** ●はい（食器を持ちながら） ○食事の後に皿を片づけてくれたので、ありがとうと言ったらとても嬉しそうだった。	**そのときの本人の行動や様子を詳しく書く** ・食事の後で自分の皿を片づけた。 ・感謝されたらニコニコして嬉しそうだった。	**考えられる原因や背景をみんなで出し合う** ・1人暮らしが長く、几帳面な性格ですべてきちんと自分で整理しながら暮らしていた。（背景） ・何もできなくなっていると、職員も家族も思い込んでやらせなかった。（原因）	**原因と背景に合わせた対応方法を考える** ・下膳のときは、できるところまで手伝って頂く。 ・食事の準備のときは、お盆を拭いたり、テーブルを拭いたり、できそうなことを探して手伝って頂く。 ・職員と一緒にやって、できることを見つける。
実際の支援に活かしたい点で、ケアプランや24時間に該当しない点	●帰る ○1人でいると不安そうな表情になる。	・職員が忙しく食事の準備をしているとき、何もすることがなくウロウロし始めた。	・自分の家庭を思い出し、自分も食事の準備をしなければならないと思って不安になった。 ・働き者ですることがあった方が落ち着く。	

い感謝すると喜ぶこと、何もすることがないと却ってウロウロしていることなどに職員が気づき、支援のアイデアに結びつきました。

そこで、課題（ニーズ）に「自分でできることはやりたい」「まだできることを探す」という2つを選びました。「自分でできることはやりたい」ということから「自分で下膳したい」という課題を、本人のもっている能力を落とさないように維持する観点から、優先順位を第一にしました。

次に、「まだできることを探す」ということから、「食事時にできることを見つける」という課題を立て、潜在能力を探し出し、本人に合った役割を担ってもらうという観点から、第一の課題よりも時間がかかることを考慮して第二の課題にしました。

このように、関係者が多くの情報を持ち寄り検討することで、利用者本人の気持ちに添ったケアプランを作成し、ケアの内容も共有することで本人の混乱を最小限にして、役割を担いながらより生き生きと暮らせる方法が見い出せます。

2 ■ ケアプラン作成

　ケアプランはチームアプローチで本人の支援をするときに、目標を共有するために必要です。特に認知症の人は公的サービスだけではなく、家族まで含めたインフォーマルサポートなどを組み合わせて支援することになります。お互いの役割や目標を十分に理解しておきましょう。

　目標の共有化において重要なことは、あくまでの本人の生活支援であるということです。専門職が集まって検討している間に、各専門的意見の調整になり本人不在の議論になっていることがあります。そういうときに、ケアマネジャーは本人の代弁者として、本人の思いを伝えていく必要があります。その方法として、センター方式を用いて認知症の人の思いを「このときにこう話されていました」という言葉で示せると説得力があります。チームメンバー全員がセンター方式を使っていなくてもかまいませんが、できるだけ介護現場で情報収集のために用いて、本人中心の目標の共有化に役立てていくことが望ましいと思います。

　また、ケアプランの目標を考えるときにA.H.マズローのヒューマン・ニーズの階層を理解しておくとわかりやすいです（**図2**）。

　まず、第一段階は生理的ニーズで、自分の命や身体を維持するための欲求です。食べて、排泄して、寝てという生きていくための基礎の部分です。

　第二段階には、安心と安全のニーズがきます。命を落とさないためには、安全なところに住み、安心できる暮らしが必要になります。衣類や住居で身を守り、安心できる居

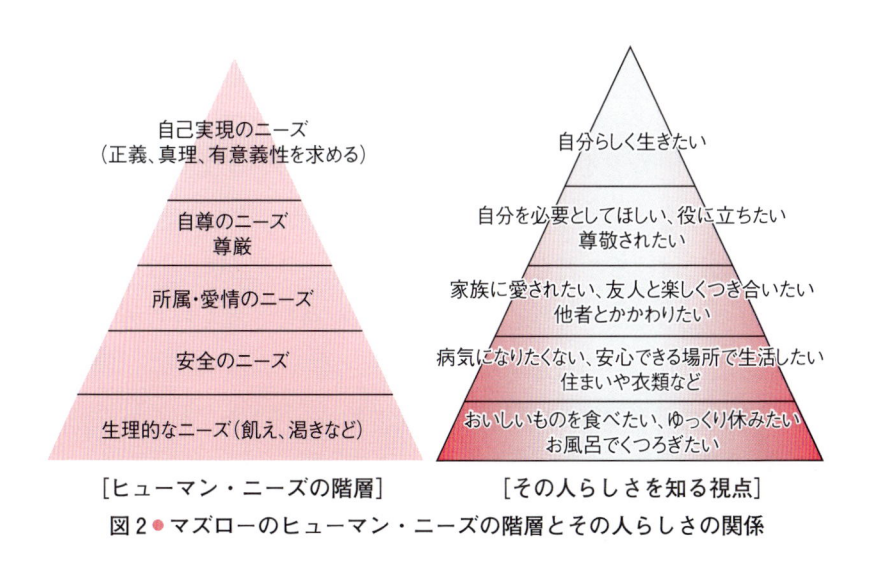

図2 ● マズローのヒューマン・ニーズの階層とその人らしさの関係

[ヒューマン・ニーズの階層]
- 自己実現のニーズ（正義、真理、有意義性を求める）
- 自尊のニーズ　尊厳
- 所属・愛情のニーズ
- 安全のニーズ
- 生理的なニーズ（飢え、渇きなど）

[その人らしさを知る視点]
- 自分らしく生きたい
- 自分を必要としてほしい、役に立ちたい　尊敬されたい
- 家族に愛されたい、友人と楽しくつき合いたい　他者とかかわりたい
- 病気になりたくない、安心できる場所で生活したい　住まいや衣類など
- おいしいものを食べたい、ゆっくり休みたい　お風呂でくつろぎたい

住環境が必要です。

　この第一段階と第二段階を介護することが、昔「三大介護」といわれていた部分に相当します。また、ICFの考え方では、「心身機能・身体構造」と「活動」に当たる部分でもあります。そして、「衣食住」といわれる部分でもあります。「衣食住足りて」の次にくるのは「礼節を知る」の「礼節」です。それは、第三、四、五段階に当たるのです。

　第三段階は所属・愛情のニーズです。家族から愛されたい、みんなと一緒にいたい。ここが満たされないと、非常に強い疎外感を感じてしまいます。

　第四段階は自尊のニーズです。尊厳の保持が関係します。ここでは、自分が周りの人に認めてもらいたいという気持ちや、それが進んで人の役に立ちたいという気持ちになります。役割をもちたいと思う気持ちのもとになっています。

　第五段階は自己実現のニーズです。ここはその人らしく生きていくことを中心とします。認知症があっても、自分の人生を自分らしく生きていきたいのです。その人らしさをみんなで共有しましょう。

　第三、四、五段階が「礼節」にあたり、人間が動物ではなく、人間として生きていくときに重要な部分で、決して、第一、二段階だけのケアプランをつくるのではなく、その人らしさを中心にしたケアプランにしなければならないと思います。

3 ■ モニタリング

　モニタリングは経過を観察するうえで重要になってきます。しかし、認知症の人には質問に答えてもらうことがなかなかできません。そこで、生活が乱れていないか、もし混乱が生じたとしたらどのような要因で発生したかということを、記録して分析しなければなりません。

　センター方式D-3焦点情報(生活リズム・パターンシート)は「水分」「排泄」「睡眠」「活動」「ヒヤリ・ハット」などを24時間で1週間記録していきます(**表12**)。これは、施設で活用されることが多いのですが、せん妄状態が出るようなときには在宅で家族やヘルパーなどと一緒に付けることもあります。飲水量の不足があればせん妄状態が起こりやすくなったり、脱水になったりします。1週間を通してみられるので、大変便利なシートです。

　センター方式D-4焦点情報(24時間生活変化シート)は、本人の行動にどんな要因が影響を与えているか情報を取るときに用います(**表13**)。特に気分の変化が激しかったときは、きっと何かの影響があったのでしょう、次にそのようなことが起こらないよう

表12 ● モニタリングシート（生活リズム）

D-3 焦点情報（生活リズム・パターンシート）　名前　　　　　　記入日:20　年　月　日／記入者

◎私の生活リズムをつかんでください。私の自然なリズムが、最大限保たれるように支援してください。
◎水分や排泄や睡眠などを、支援する側の都合で一律のパターンを強いないでください。

※生活リズムやパターンをとらえるために、必要な日数を関係者間で協力して記入しよう。
※水分、排泄、睡眠、活動、ヒヤリ・ハット（転倒、転落、誤嚥、誤飲、誤薬など）などを必要に応じて記入しよう。
・睡眠の時間をラインマーカーで記入してパターンを見つけよう。
・ヒヤリ・ハットがあった場合は赤字で記入しよう。
※本人の状態に影響を与えていると思われることを「気づいたこと」欄に記入しよう。

※排泄関連の記号
同じ記号で記入し、情報を共有、伝達しよう。

【状況】	尿	便	使用した物
自立	○	●	オムツ…オ
誘導して出た	△	▲	パッド…パ
誘導したが出ない	□	■	下剤…下
失禁	+	×	浣腸…浣
			摘便…摘

私の願いや支援してほしいこと
● 私が言ったこと
△ 家族が言ったこと
○ 支援者が気づいたこと、支援のヒントやアイデア

※支援者とは、本人を支える人（介護職、医療職、福祉職、法律関係者、地域で支える人、家族・親戚等）であり、立場や職種を問わない。

★プライバシー・個人情報の保護を徹底してください。　　D-3　　　　　©認知症介護研究・研修東京センター(1305)

6 ● 認知症の人のためのケアマネジメント

表13 ● モニタリングシート(生活変化)

D-4 焦点情報（24時間生活変化シート）　　名前　　　　　　記入日:20　年　　月　　日／記入者

◎私の今日の気分の変化です。24時間の変化に何が影響を与えていたのかを把握して、予防的に関わるタイミングや内容を見つけてください。

※本人の気分が「非常によい」から「非常に悪い」までの、どのあたりにあるのか思った所に点を付け、線で結んでいこう。（1日の変化を知ろう）
※その時の本人の様子や場面を具体的に記入しよう。
※数日間記入して並べて見ることで、1日の変化のパターンを発見したり、気分を左右する要因を見つけてみよう。

気分＼時間	非常に悪い -3	悪い -2	悪い兆し -1	どちらでもない 0	よい兆し 1	よい 2	非常によい 3	その時の具体的な様子や場面	影響を与えていると考えられる事	私の願いや、支援してほしいこと ●私が言ったこと △家族が言ったこと 〇支援者が気づいたこと、支援のヒントやアイデア	記入者
4											
5											
6											
7											
8											
9											
10											
11											
12											
13											
14											
15											
16											
17											
18											
19											
20											
21											
22											
23											
24											
1											
2											
3											

※支援者とは、本人を支える人（介護職、医療職、福祉職、法律関係者、地域で支える人、家族・親戚等）であり、立場や職種を問わない。

★プライバシー・個人情報の保護を徹底してください。　　D-4　　　　　　©認知症介護研究・研修東京センター(1305)

表14 ● 観察のポイント

気分		観察のポイントと具体例
非常によい	3	楽しそうに大笑いする、赤ちゃんを見てニコニコしている
よい	2	楽しく活動している、隣の人と楽しそうに話している
よい兆し	1	表情が明るい、なんとなく気がよさそうだ
どちらでもない	0	普通、特に表情としては変わりない
悪い兆し	−1	表情が陰っている、顔つきが暗い、目つきがきつい
悪い	−2	落ち着かない行動が出てくる、帰りたいとソワソワ歩く
非常に悪い	−3	激しく興奮している、止めたら怒って暴言、暴力をふるった

に、予防的にかかわるタイミングや内容を探します。特に在宅では多職種がかかわるので、継続してみていくために有効です。

24時間生活変化シートでは気分を7段階に分けています(**表14**)。観察のポイントを示してありますが、ほとんどの介護職はこの程度の観察は日頃から行っていると思います。しかし、これまでは記録する様式がなく、なんとなく気がついていたというレベルだったので、せっかくの観察力が活かされてこなかったのです。このシートにしっかりと記入することで、行動の変化とその原因を明らかにできます。そしてこれは、職員の観察力を高めることができる教育的シートです。また、悪い兆しで気がついて、早目に気分を変えれば悪い行動を阻止することができます。このように予防的にかかわることで、認知症の進行を少しでも食い止めることができれば楽しく生活できると思います。

3　センター方式の課題

センター方式は認知症の人のケアマネジメントのために開発されたので、大変内容の濃いものになっています。そのため、項目が多くアセスメントに時間がかかり過ぎる難点があります。また、ある程度の期間、観察する必要があるので、観察するポイントや基準をかかわる人全員が共通に理解していないと判断がずれる可能性があります。

医療情報として、A-3基本情報(私の療養シート)の時系列的記入方法では、多くの病気を抱えていて主治医や飲んでいる薬の変更があったときは、記入しにくい場合があります。また、身体図や身体状況を書くシートがないので、脳卒中後遺症の麻痺の状態や膝や腕の痛みなどを詳しく示すところがありません。アルツハイマー型認知症で歩ける人など、BPSDばかりに目がいって他の疾患に気がつかないことが出てきます。本来、

アセスメントシートの役割として、生活全体にかかわる要因を見ていくのですが、センター方式では医療的ニーズの把握に弱いところがあると思います。

しかし、センター方式の難しい点や時間のかかり過ぎることを理解したうえで、逆に認知症の人本人をここまでじっくりと捉えるシートはほかにないこと、専門職の上から目線ではなく本人の立場に立った検討ができること、本人の言葉を捉えようとすることから様子観察が細かくできるようになり職員教育にもなることなどよい点もあるのです。

すべてのアセスメントシートで完璧なものはありません。シートの特徴を理解したうえで上手に使う必要があると思います。

4　チームアプローチとチームケア

ケアマネジメントはチームで行います。チームアプローチとは「多職種による援助チームを編成し、チーム成員の知識、技能、経験を駆使して、共通の目標を達成するために、要援護者の問題解決に向けて協働作業に取り組むこと」[3]と考えられています。特に認知症の人へのサービス提供ではさまざまなリスクを想定しなければならないので、チームメンバーの目的の共有や責任の所在を明らかにしておきます。認知症で記憶障害があるために自分の思いが強くなり、理不尽な要求をしたり、被害妄想から物を盗まれたと言う人もいます。サービス内容を統一して、すべてのチームメンバーが同じ態度で臨むことが必要です。

5　ケアマネジメントに必要な技術

ケアマネジャーは初回面接だけでなく、アセスメントやモニタリングのときは必ず利用者・家族に面接します。ここで、相談面接の目的と必要な技術を解説します。

ケアマネジャーや相談員および介護サービス担当者など(相談員に統一します)が利用者・家族を訪問して相談を開始するとき、意識して行わなければならないポイントがあります。相談面接の目的として理解しておきましょう(**表15**)。

表 15 ● 相談面接の目的

利用者との相談面接を、単なるコミュニケーションとしてではなく、
 a．信頼関係を形成する
 b．情報を得る
 c．情報を伝える
 d．情緒的に支持する
 e．利用者が状況に向き合うことを助ける
ものと理解し、そのための考え方と技術を学ぶ。

1 ■ 相談面接の目的

■ a．信頼関係の構築

　利用者・家族は初めて会う相談員がどんな人だろうと不安でいっぱいだと思います。何をしてくれる人かもはっきりとは理解していないと思います。そこで、丁寧に説明することで信頼関係を構築していきます。特に、専門職として守秘義務があることを伝え、次のアセスメントにおいて情報収集がやりやすいようにしておきます。

　既にサービス提供が始まった後も利用者・家族の思いを受け止め、支えることでより信頼関係を強固にしていきます。

■ b．情報の収集

　相談員は利用者・家族の生活上の困難さを把握していくために、生活状況を聞き取っていきます。アセスメントと呼ばれることです。一方的に必要な情報を尋ねるだけではなく、利用者・家族の語る力も大切にします。

■ c．情報の伝達

　相談面接では質問して状況を把握するだけではなく、介護保険制度のことや介護のことなど、利用者・家族に役立つ情報を伝えましょう。

■ d．情緒的支持

　介護が必要になった状況は、家族だけではなく本人が一番つらいと感じています。以前は、認知症は何もわからなくなる病気といわれていましたが、現在は、認知症の人本人がいろいろと語り始めて、認知症になっても自分の状態をかなり認識できることがわかってきました。相談員は本人の気持ちに添っていくことで、情緒的支持をすることができます。

177

e．利用者支援

利用者はできるだけ自分の力で生活上の困難を乗り越えたいと思っています。しかし、初めての状況に対応方法がわからず混乱しているので、少しずつ自分の状況を理解して向き合うことができるように支援します。なんでもしてあげるのではなく、自分でできるようにそっと支えるという考え方が重要です。

2　相談面接のための原則「バイステックの7原則」

認知症の人の援助者のみならず、対人援助にかかわる人すべてに必要な原則が「バイステックの7原則」です（表16）。

表16 ● バイステックの7原則
a．個別化の原則
b．意図的な感情表出の原則
c．統制された情緒的関与の原則
d．受容の原則
e．非審判的態度の原則
f．自己決定の原則
g．秘密保持の原則

a．個別化の原則

利用者・家族はすべて異なっています。2つとして同じ状況はありません。しかし、人間の、ものを認識するときのパターンにおいて、今まで自分が知っているものと照らし合わせて認識するためにどうしてもタイプ分けしたくなります。例えば、嫁姑の関係というと「嫁姑は仲が悪いものである」という常識にとらわれてしまいがちです。しかし、人間関係は1つとして同じ状況はないのですから、関係性を明らかにして個別性を把握しましょう。それが個別化の原則です。

また、利用者心理として「あなたの問題は一般的です」と言われると非常に傷つきます。「自分のことをしっかりと受け止めてくれない」と感じてしまい、信頼関係を築くことが難しいでしょう。利用者が同じ言葉を用いていても、心の中は異なるということを認識して、どこに個別性があるか、意識しながら傾聴しましょう。

b．意図的な感情表出の原則

利用者の心の中にはいろいろな思いがあります。表面的な言葉だけでは窺い知れないものです。そこで、援助者は意図的に利用者の思いが出てくるように会話を設定していきます。例えば、「どんどんわからなくなってきたのです」と利用者が話したら、「そのときにどう思いましたか」と質問します。「なんで私なのと思いました」と利用者がそのときの気持ちを表現できるようにすることで、感情を引き出すことができます。とても大

切な部分ですが、面接技術としては難しいものの1つだと思います。

c．統制された情緒的関与の原則

　利用者が感情を表出したら、援助者も当然影響を受けます。つらい思いをしていたらかわいそうだと感じ、理不尽な仕打ちを受けていたら怒りを感じるでしょう。しかし、援助者が感情に流されたら冷静な判断ができなくなります。自分の気持ちをコントロールして相手に同調する部分と相談を受ける立場を見失わないようにしましょう。温かい心とクールな頭が原則です。

d．受容の原則

　相手のことをそのままに受け止めることが受容の原則です。援助者も人間ですから、好きなタイプ、嫌いなタイプ、得意なタイプ、苦手なタイプがあるでしょう。するとそのままに受け入れることが難しくなる利用者に出会う可能性があります。しかし、援助者は専門職として、自分の価値観で決めるのではなくまず受け入れましょう。そこが第一歩です。

e．非審判的態度の原則

　利用者や家族の話を聞いているうちに、思いもかけないような状況を耳にすることがあります。これは虐待に近いのではないかと思い、よくないことをやっていると相手を責めたくなることは非審判的態度に反します。常識的によくないと思った気持ちは、すぐに相手に伝わるものです。相手はそこから本心を隠してしまうでしょう。信頼関係もなくなります。まず、相手の行動を審判することを止めて、なぜそういう行動を取らざるを得なかったのか丁寧に聞いていきましょう。

f．自己決定の原則

　利用者・家族は介護のことをまったくわからない人が多いので、「お任せします」ということが起こります。しかし、すべて自己決定してもらう必要があります。わからないことを理解できるように説明し、一つひとつ自分たちで決めてもらえるようにしていきます。自己決定するからこそ、自己責任になるのです。

g．秘密保持の原則

　個人情報保護法ができてから、プライバシーの保護が徹底されてきたと思います。し

かし、記録類の保存や情報伝達時の誤送信などは減ってきていますが、もっと現場での秘密保持を意識しなければならないと思います。携帯電話で利用者の名前を出したり、他者に聞かれる可能性がある場所での会話など、まだまだ情報漏洩のリスクがありますから、気をつける必要があります。

バイステックの7原則は知識として学ぶことではなく、技術・態度として身につけることです。毎日の仕事の中で意識して実行してください。

●おわりに
認知症の人のケアマネジメントは特別なことをするわけではありません。しかし、認知症の症状を正確に理解して、どのように本人の意思を引き出すのか、もし言葉が出なくなっていても本人の表情やこれまでの記録から一番本人に合ったケアを提供していくこと、そして、どうすればその人らしく暮らしていくことができるのか、細かく注意を払いながら支援していければいいと思います。

(助川未枝保)

◆文　献

1) 白澤政和：ケースマネージメントの理論と実際. p 11, 中央法規出版, 東京, 1992.
2) 介護支援専門員実務研修テキスト作成委員会(編)：五訂介護支援専門員実務研修テキスト. 一般社団法人長寿社会開発センター, 東京, 2012.
3) 白澤政和：高齢者に対するケアマネジメント. 老人福祉論, 第5版, 新版社会福祉士養成講座②, 福祉士養成講座編集委員会(編), p 259, 中央法規出版, 東京, 2007.

虐待について

chapter 7

●はじめに

　認知症の人の援助者には、尊厳のある生活の実現に向けて判断を要する事項についてその権利を擁護する必要があります。また、援助者には、想いを十分に表現することが困難な状況下にある認知症の人の介護や処遇に対する要望や訴えを察し、本人が望まない介護状態、または社会通念上許されない介護である高齢者虐待などの発生を未然に防止する役割が求められています。

　わが国では、介護保険の整備により介護の社会化が進む一方で、施設や在宅での高齢者虐待が表面化し始めてきた状況に鑑み、2006年4月に「高齢者虐待の防止、高齢者の養護者に対する支援等に関する法律」(以下、高齢者虐待防止・養護者支援法)が施行されました。法では、虐待の類型を明確にし、虐待発見時の住民、行政、各機関の責務、介護者(養護者)の支援などについて明記されました。しかし、法で規定される虐待といっても、専門職によって介護保険施設・事業所などが業務において行う介護と、家族が無償で責任感と愛情によって日々営む在宅介護とを同義に解説することは少し粗雑といえるでしょう。

　本稿においては、まず養介護施設・事業所での虐待の実態と発生要因、養護者(家族)による虐待の実態と発生要因をそれぞれ概観したうえで、それぞれの具体的な防止方法について解説を加えました。

1 養介護施設従事者等による高齢者虐待とその防止

1 ■ 法が示す「養介護施設従事者等による高齢者虐待」とは

■ a．「養介護施設従事者等」とは

　高齢者虐待防止・養護者支援法における「養介護施設従事者等」とは、老人福祉法もしくは介護保険法に定めている養介護施設・事業所でその業務に従事している人のことを指します。しかし、「従事している人」と直接介護・看護にあたっている人とはイコールではありません。直接介護・看護を行わない管理職や事務職も含まれることに注意が必要です。

■ b．「高齢者」とは

　養介護施設従事者等による高齢者虐待における「高齢者」とは、基本的に上記の養介護施設・事業所のサービスを利用している65歳以上の人のことを指します。但し、65歳未満の障害者であって、養介護施設・事業所のサービスを受けている人も、ここでは「高齢者」とみなしています。

■ c．「虐待」とは

　養介護施設従事者等による高齢者への「虐待」がどのような行為を指すのかについて

表 1 ● 高齢者虐待防止・養護者支援法が示す養介護施設従事者等による高齢者虐待

類型[1]	内容（法条文）[2]
身体的虐待	高齢者の身体に外傷が生じ、又は生じるおそれのある暴行を加えること。
介護・世話の放棄・放任（ネグレクト）	高齢者を衰弱させるような著しい減食又は長時間の放置その他の高齢者を養護すべき職務上の義務を著しく怠ること。
心理的虐待	高齢者に対する著しい暴言又は著しく拒絶的な対応その他の高齢者に著しい心理的外傷を与える言動を行うこと。
性的虐待	高齢者にわいせつな行為をすること又は高齢者をしてわいせつな行為をさせること。
経済的虐待	高齢者の財産を不当に処分することその他当該高齢者から不当に財産上の利益を得ること。

[1]：類型の名称は通称であり、法条文上には示されていない。
[2]：法条文は法第2条第5項。

は、法条文において「身体的虐待」「介護・世話の放棄・放任(ネグレクト)」「心理的虐待」「性的虐待」「経済的虐待」の5つの類型が示されています(表1)。

2 ■ もう1つの虐待：不当な身体拘束

前項の「虐待」の類型は、基本的には養護者(家庭で高齢者の世話をしている人)による虐待と同じような枠組みで規定されています。

但し、養介護施設従事者等による高齢者虐待がどのような行為を指すのかということを考える際には、もう1つ考えなければならない行為があります。

それは、「身体拘束」です。介護保険施設などでは、その指定基準により、身体的拘束その他の行動制限、いわゆる「身体拘束」は原則として禁止されています。身体拘束に該当する具体的な行為としては、表2のようなものが挙げられます。また、例外的に身体拘束の実施が許容される「緊急やむを得ない」場合もありますが、①切迫性(危険が差し迫っている)、②非代替性(ほかに方法がない)、③一時性(一時的な対応である)、という「例外3原則」を満たし、かつ慎重な手続き(複数の人で組織的に判断する、説明責任を果たす、記録に残すなど)を踏んだ場合に限られます(記録がない場合、減算対象)。なお、養介護施設・事業所のすべてにおいて身体拘束の原則禁止が明示されているわけではありませんが、明示されていない場合であっても、養介護施設従事者等が利用者に対して身体拘束を行うことは、原則として慎むべきです。加えて、表2に該当することが明確でない行為についても、利用者に対して不要・不当に行動制限を行うことは避けなければなりません。

表 2 ● 身体拘束に該当する具体的な行為

- 徘徊しないように、車いすやいす、ベッドに体幹や四肢をひも等で縛る。
- 転落しないように、ベッドに体幹や四肢をひも等で縛る。
- 自分で降りられないように、ベッドを柵(サイドレール)で囲む。
- 点滴・経管栄養等のチューブを抜かないように、四肢をひも等で縛る。
- 点滴・経管栄養等のチューブを抜かないように、または皮膚を掻きむしらないように、手指の機能を制限するミトン型の手袋等をつける。
- 車いすやいすからずり落ちたり、立ち上がったりしないように、Y字型抑制帯や腰ベルト、車いすテーブルをつける。
- 立ち上がる能力のある人の立ち上がりを妨げるようないすを使用する。
- 脱衣やおむつはずしを制限するために、介護衣(つなぎ服)を着せる。
- 他人への迷惑行為を防ぐために、ベッドなどに体幹や四肢をひも等で縛る。
- 行動を落ち着かせるために、向精神薬を過剰に服用させる。
- 自分の意思で開けることのできない居室等に隔離する。

(厚生労働省「身体拘束ゼロ作戦推進会議」：身体拘束ゼロへの手引き．2001 より作成)

表 3 ● 身体拘束の弊害

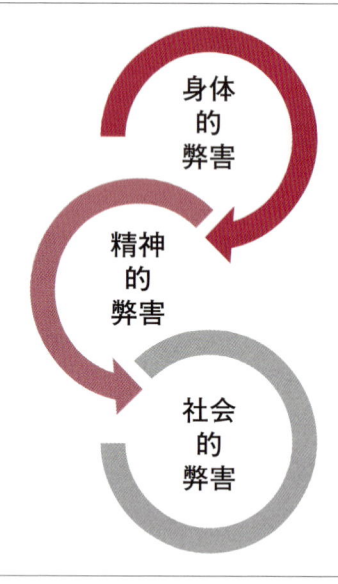

身体的弊害	・外的弊害…身体機能の低下（関節の拘縮、筋力の低下など）、圧迫部位の褥瘡など ・内的弊害…食欲の低下、心肺機能の低下、感染症への抵抗力の低下 ・身体拘束への抵抗からくるより重大な転倒・転落等の事故
精神的弊害	・不安や怒り、屈辱、あきらめなどの多大な精神的苦痛 ・人間の尊厳が侵される ・認知症の進行やせん妄の頻発 ・家族の精神的苦痛（混乱、後悔、罪悪感） ・ケア提供者のうしろめたさ、安易な拘束による士気の低下
社会的弊害	・介護保険施設等への社会的信頼の低下 ・認知症への誤解の助長 ・高齢者のQOLを低下させることで、結果的に介護・医療コストが上がる

（厚生労働省「身体拘束ゼロ作戦推進会議」：身体拘束ゼロへの手引き. 2001 より作成）

　なぜなら、身体拘束が行われた場合、利用者は精神的苦痛や身体機能の低下などの悪影響を受ける可能性があるからです。さらに、家族などの精神的苦痛や、身体拘束を行った側の士気の低下なども生じさせることがあります（**表3**）。

　このような影響を考えると、「緊急やむを得ない」場合は除かれますが、不当に身体拘束を行うことは、養介護施設従事者等による高齢者虐待に含まれると考えられます。厚生労働省からも、「緊急やむを得ない」場合以外の身体拘束は原則すべて高齢者虐待に該当するという見解が示されています[1]。

3　養介護施設従事者等による高齢者虐待はどのくらい発生しているか

　高齢者虐待防止・養護者支援法では、虐待を受けたと思われる高齢者を発見した人には、市町村にこれを通報する義務があるとされています。また、被害を受けた高齢者本人が届け出ることもできます。これらの通報・届出に基づいて、市町村（必要に応じて都道府県）が対応を行っていきます。なお、虐待の事実が確認されれば、老人福祉法や介護保険法に基づく市町村・都道府県の権限行使としての対応がなされます。

　これらの市町村への通報・届出を起点とした法に基づく対応の状況については、厚生労働省が毎年度の全国の状況を調査し、公表しています。本稿執筆時点での最新の調査結果[2]をみてみると、平成24年度において、養介護施設従事者等による高齢者虐待に関

する市町村への通報・届出などは736件あったことがわかります。このほか、本来の通報先ではありませんが、都道府県に直接通報などがなされる場合もあります。これらの事例および前年度からの持ち越し事例について市町村や都道府県が事実確認を行ったところ、155件が虐待事例であったことが確認されています。

　但し、これらの数字は、市町村(都道府県)への通報や届出をもとにしており、かつ事実確認の調査によって虐待の事実が明らかになったものであることに注意する必要があります。通報や届出がなされなかった事例については、そもそもカウントされていないため、これより多くの事例が相当数潜在している可能性があります。さらに、(虐待に該当する)不当な身体拘束については、実態に見合った件数が虐待事例として挙がっていないという意見もあります[3]。

　なお、厚生労働省の調査では、虐待の類型として最も多いのは身体的虐待とされています(次いで多いのは心理的虐待)。但し、通報されていない事例を含めると、心理的虐待が最も多いとする調査結果もあります。

4 ■ 養介護施設従事者等による高齢者虐待と認知症

　わが国において、養介護施設従事者等による虐待の被害者の中に、認知症の人がどの程度含まれているのか、という正確な統計は現在ありません(但し、厚生労働省の調査で今後明らかにされる可能性があります)。

　しかし、現在、要介護(要支援)認定を受けている人のおよそ6割、介護保険施設(特別養護老人ホーム、介護老人保健施設、介護療養型医療施設)入所者のおよそ9割は、認知症高齢者の日常生活自立度Ⅱ以上であることがわかっています。すなわち、養介護施設・事業所でサービスを受ける利用者の多くには、明らかな認知症の症状が認められていることになります。また、施設などの種別を限ったいくつかの調査では、利用者に占める認知症の人の割合と、虐待被害者内の認知症の人の割合に大きな違いはないことも示唆されています。したがって、虐待被害者の中には、かなり多い割合で認知症の人が含まれていると予想できます。

　さらに、認知症の中核症状である認知機能障害があることは、不適切な対応(虐待はその最たるもの)を受けるきっかけとなりやすいことが知られています。また、BPSD(認知症の行動・心理症状)への対応困難が虐待の誘因となりうることも指摘されています。さらに、介護保険施設の入所者全体に比べて、身体拘束を受けている入所者は認知症が重度の人の割合が高い(軽度者が少ない)という報告もあります[4]。

これらのことを踏まえて注意したいのは、認知症があるということが虐待の誘因になりうるとすれば、養介護施設従事者等による高齢者虐待の場合、それは認知症の人に対するケアの質や在り方が問われていることにほかならないということです。

5 ■ 高齢者虐待をどう捉えるか

　先に、高齢者虐待防止・養護者支援法において、養介護施設従事者等による高齢者虐待について5つの類型が示されていることを述べました。

　しかし、これらの類型は、「虐待」そのものの包括的な定義を示しているわけではありません。この点について厚生労働省は、高齢者虐待とは「高齢者が他者からの不適切な扱いにより権利利益を侵害される状態や生命・健康・生活が損なわれるような状態に置かれること」とし、法の類型はそのうえで法の対象を規定したものであるとしています[1)3)]。したがって、法が示す5つの類型に該当するかどうかということを考える前に、次のことをまず考える必要があります。すなわち、養介護施設従事者等が利用者である高齢者に対して不適切な扱いを行っていないか、そして、そのことにより利用者に有形無形を問わず損害を与えていないか、ということです。

　そのように考えていくと、養介護施設従事者等による高齢者虐待は、ケアの質という側面から捉えることができます。虐待は、単に行ってはいけない行為というだけではなく、ケアの質が最も保たれていない状態であるといえます。すなわち、適切でないケア（不適切なケア）の延長線上にあるものといえるでしょう。特に、認知症の人へのケアにおいては、不当な扱いに対して自ら的確に抗弁することが難しい人も多く、しかも不適切なケアが向けられやすい可能性があることから、注意しなければなりません。

6 ■ 養介護施設従事者等による高齢者虐待を防ぐために

　養介護施設従事者等による高齢者虐待を防止する、殊に、認知症の人への虐待を防止するためには次のようなことが必要と考えられます。

　第一に、ケアの質が十分に確保されているかどうかを確認することです。現時点ではっきりと虐待といえるような対応が存在していなくとも、放置すれば虐待につながりうる「不適切なケア」があるかも知れません。例えば、「認知症ですぐ忘れるから大丈夫」と思ってその場しのぎの対応をしたことはありませんか？　本人の意思や気持ちを考えずに行動を制限しようとしたことはありませんか？　これらはもしかすると、将来の虐待の

「芽」かも知れません。利用者の視点に立ち、不適切なケアが行われていないか確認しましょう。不適切なケアを発見し改善する、すなわちケアの質を確保することが、本来の意味での虐待の「防止」につながると考えられます。

　第二に、ケアの質を確保するための組織的な取り組みです。高齢者虐待防止・養護者支援法においては、虐待の「防止」のために、施設・事業所の責任において職員教育を実施すること、利用者・家族などからの苦情処理体制を整備すること、その他必要な措置を講ずることが求められています（第20条）。これらに限らず、虐待防止をケアの質の確保という観点から進めるのであれば、教育・人材育成を中心とした組織的な取り組みは欠かせません。特に、第一点に示したケアの質は、個人で確保すれば足りるものではなく、組織として質を維持・向上させていかなければなりません。

　第三に、職場の質を考えることです。働きやすい職場か、やり甲斐のある職場か、成長できる職場かどうかによって、職員の動機づけの高さや心理的な負担感は大きく異なります。第一点・第二点とも大きく関連しますが、職場（組織）全体としての質を確保していくことが大切です。特に、職員の抱えるストレスが利用者に向かうことは、不適切なケア、ひいては虐待につながり得ますので、ストレスマネジメントの問題にどう取り組むかは重要です。

（吉川悠貴）

2　養護者による高齢者虐待の現状と防止

1　在宅における高齢者虐待の実態と特徴

a．介護は誰が担うのか

　現在の在宅での介護の問題は、「誰が、どこで、どのように担うのか？」が課題となっています。"現在"の課題としましたが"過去"はいったいどうだったのでしょうか。当然介護保険も介護サービスもなかった時代です。介護に関する古い記録では、1800年代江戸時代の上層農民や藩士の記録が残っています[5]。この記録によると、介護（当時は介抱または看病）の主たる担い手は長男などであり家父長制度により家督を継ぐ当主であったとされています。また、老親の看病をすることは孝行息子とされ、周囲から非常に好意的にみられ藩から表彰されることもあったそうです。つまり、介護の担い手は家

族や親戚が協力して在宅で行うことが社会的常識であり「誰が、どこで、どのように担うのか？」という問題は当時存在しなかったわけです。さて、現在の在宅介護はどうでしょうか。家族形態や関係の在り様は自由で多様であるからこその閉塞感が生まれ、故に家族介護者の介護の悩みも多様化しています。したがって、現在の在宅介護の虐待を考える場合、急速に訪れた少子高齢化や都市化により崩れゆく地域社会の課題であるとする背景因子と、被介護者と介護者の続柄やこれまでの関係性、家族構成などの個人因子という両面に目を向けなければなりません。

b．増加する養護者の高齢者虐待

　在宅での高齢者虐待は、「高齢者虐待の防止、高齢者の養護者に対する支援等に関する法律」(以下、法)では「養護者」による虐待としています。「養護者」とは、高齢者を現に介護する人のことを指し、介護保険施設や事業所、老人福祉法で規定される養護老人ホーム、有料老人ホームなど以外の人のことと定義されています。したがって、当然介護する家族が含まれますが、家族以外であっても同居人や近隣の人などで近所に住みながら高齢者の世話をしている親戚や知人なども「養護者」として考えられます。法の上では、介護保険外のサービスで宿泊を提供する施設やサービス付き高齢者住宅などで日頃世話をしているような人も「養護者」にあたりますが、自治体によっては養介護施設従事者としてみなす場合もあります。いずれにしても、この法では、「高齢者が他者からの不適切な扱いにより権利利益を侵害される状態や生命・健康・生活が損なわれるような状態に置かれていること」と判断された場合には虐待にあたるのです。なお、法では、虐待を受けたと思われる高齢者を発見した人には、市町村にこれを通報する義務があるとされています。

　虐待に関する公式なデータとしては、厚生労働省が公表する法に基づく調査結果が参考になります。わが国の養護者による虐待は、調査が始まった平成18年から年々増加傾向にあります。平成19年の相談通報件数は19,971件で、うち13,273件が虐待と認定されていました。平成24年の相談通報件数は23,843件で、うち15,202件が虐待判断されており、調査が始まった当初より約1.3倍も増加しています[2](図1)。

　誰が虐待しているかという点では、虐待者の同居者が8割以上であり、6割が子どもと同居しており、男性が多いという結果になっています。すなわち、虐待の多くは本来最も安心できるはずの家庭の中で行われ、そして自分を育ててくれた親を虐待してしまうという悲しい現状があるのです。

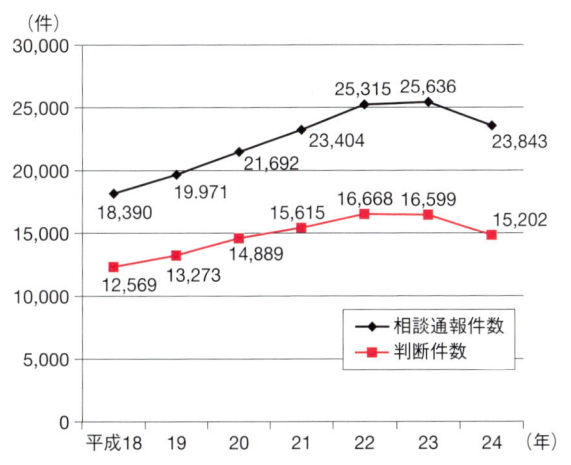

図1●養護者による高齢者虐待の相談通報ならびに虐待判断件数
（高齢者虐待の防止，高齢者の養護者に対する支援等に関する法律に基づく対応状況等に関する調査結果より）

c．在宅介護の負担が増加する社会的背景

　家族間の介護の負担感が増加する社会的な理由として、次の2つが考えられます。まず、①平均寿命の延伸により介護が必要とされる期間が長くなっていることが考えられます。平均寿命の延びは、加齢とともに増加する認知症や加齢に伴う血管性の疾患、ADLの低下をもたらし、ますます要介護者が増加し、合わせて家族介護者を増加させていきます。しかしながら、以前であれば介護の担い手として期待されていた子どもたちはというと、②少子高齢化により家族の構成員の数が減少しており、自宅でも介護の担い手が不足しています。結果的に高齢者夫婦同士で元気なお年寄りが元気ではないお年寄りを支えるという老老介護世帯や認知症の人が認知症の人を介護する認認介護のような在宅介護状況を増加させていきます。頼みの配偶者がいない場合は、1人でサービスを利用しながら生活したり、中には認知症になっても1人暮らしを続ける人もいます（図2）。

　施設であれば24時間専門の介護、医療、看護の連携の中で一定の支援体制が期待できます。わが国が目指す地域包括ケアシステムは、地域の中で安心感が得られるような事業所連携を構築しようとしていますが、いまだ試行的な段階でその道筋を模索している状況です。在宅介護を担っている家族の負担感の要因はここにあるのです。24時間続く長期の介護(long-term care)に対して、家族、介護者は、経済的に、身体的に耐え切れるのかということです。

　確かなことは、社会的な背景から今後こうした少子高齢化、世帯の小規模化傾向は高まりはすれど急激に改善するとは考えづらいことであり、現在の介護保険サービスは、

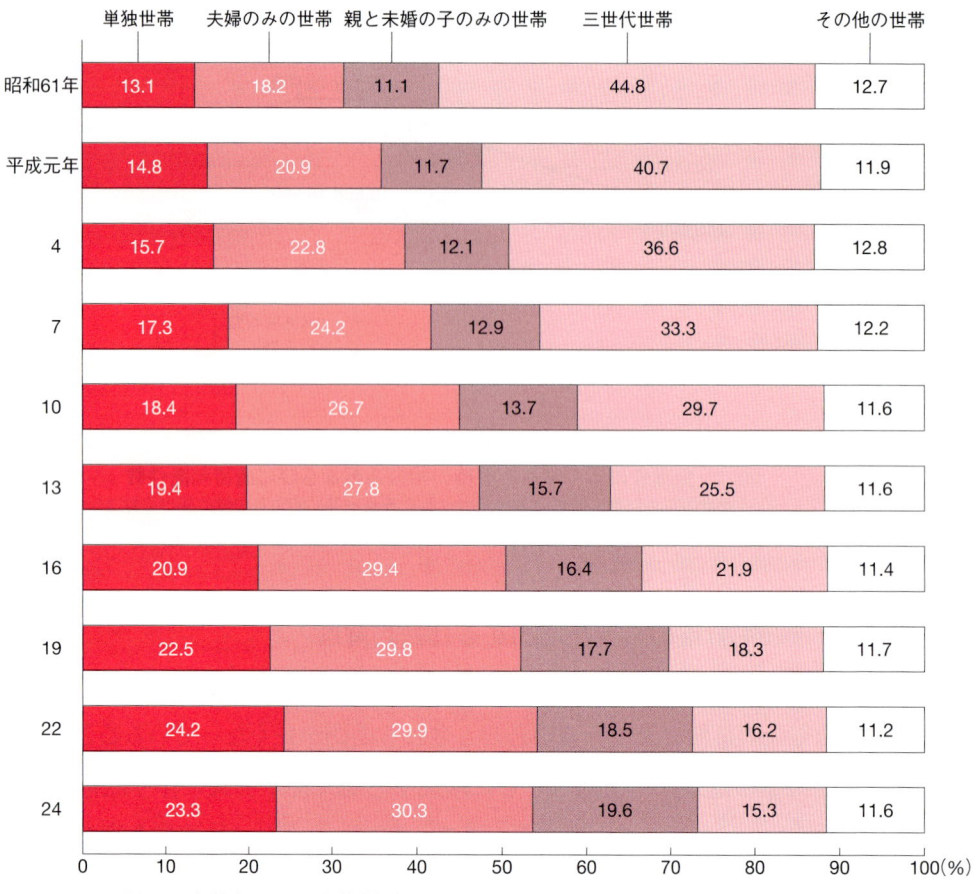

	単独世帯	夫婦のみの世帯	親と未婚の子のみの世帯	三世代世帯	その他の世帯
昭和61年	13.1	18.2	11.1	44.8	12.7
平成元年	14.8	20.9	11.7	40.7	11.9
4	15.7	22.8	12.1	36.6	12.8
7	17.3	24.2	12.9	33.3	12.2
10	18.4	26.7	13.7	29.7	11.6
13	19.4	27.8	15.7	25.5	11.6
16	20.9	29.4	16.4	21.9	11.4
19	22.5	29.8	17.7	18.3	11.7
22	24.2	29.9	18.5	16.2	11.2
24	23.3	30.3	19.6	15.3	11.6

図 2 ● 高齢者のいる世帯構成割合の年次推計（平成24年国民生活基礎調査）
注：1）平成7年の数値は、兵庫県を除いたものである。
　　2）「親と未婚の子のみの世帯」とは、「夫婦と未婚の子のみの世帯」「ひとり親と未婚の子のみの世帯」をいう。
（厚生労働省データのまま掲載）

家族を経済的に支えること、身体的・精神的に支え切る制度には今のところなり得ていないということです。

d．養護者による虐待の割り切れない想い

　養護者による高齢者虐待は、養介護施設従事者による虐待と同様に5つの類型に分類されています（**表1**）。

　介護保険施設や事業所においての虐待では、虐待者本人の自覚の有無を問わず客観的にみて、前述した法でいう虐待の類型に該当するまたは疑いがある場合には虐待もしくは不適切なケアとして早急に対応が必要になります。これは、介護に携わる者の職業倫理として、たとえ一度でも許されざる行為です。しかしながら、家族による虐待のケースは第三者が判断を行うことが極めて難しい場合があります。国民生活基礎調査による

と介護者の6割以上は日常生活の悩みやストレスを抱えています[6]。家族は、介護によって対価が支払われるのではなく、家族間の愛情や、責任感や絆といった無形の対価によって自分自身で納得し介護を担っています。こうした家族関係や愛情といった家族規範を構成する意識は、それぞれの価値観や背景によって大きく異なるために第三者が介入することを難しくする壁となります。また、最大限の愛情をもって接しているからこそ、被介護者に憎まれ口を言われたり、罵られたり、悪態をつかれたときに、とっさに介護者が厳しく叱ってしまったり、乱暴な介護や、時に手を上げたりしてしまうことも理解できなくはありません。これは虐待といえるのでしょうか？

「高齢社会を良くする女性の会」の調査では、被介護者に対して「憎らしい」と思ったことがある人が4割、思わず声を荒げたり叱ったことがある人が7割、手を上げたりしたことがある人が2割という結果でした[7]。また、認知症介護研究・研修仙台センターが介護者795名に行った調査でも、「介護をやめてしまおうと思ったことがある」などのいわゆる介護放棄を感じた人が5割、「暴言や無視をしてしまいそうになったことがある」などの心理的虐待を感じた人が5割、「殴ってしまいたいと思ったことがある」など身体的虐待を感じた人が3割という結果であったことからも(図3)、家庭内の虐待は不意に起こりうる出来事であり、法でいう「虐待」としてしまうには割り切れない家族の心情があることが読み取れます[8]。こうしたことからも、家族介護者の介護負担感と虐待への適切な対応を行ううえでは、「他の家族はこうしているからあなたもできるはず」や、「要介護度からするとこのサービスがいいです」などと極端に一般化せず、虐待が発生する前の介護者の心の揺れを把握し、そのときの気持ちや経済状態、家庭関係の状況に合った受け入れやすい援助を提供していくことが望まれます。

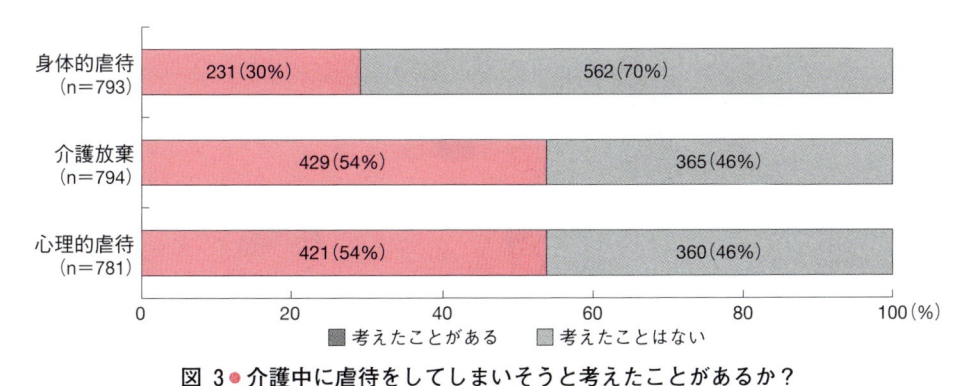

	考えたことがある	考えたことはない
身体的虐待 (n=793)	231 (30%)	562 (70%)
介護放棄 (n=794)	429 (54%)	365 (46%)
心理的虐待 (n=781)	421 (54%)	360 (46%)

図3 ● 介護中に虐待をしてしまいそうと考えたことがあるか？
(認知症介護研究・研修仙台センター：在宅介護の高齢者虐待未然防止と効果的支援方法に関する研究報告書2013による)

2 ■ 養護者による虐待の背景にある認知症ケア特有の問題

■ a．周囲からの理解が得られにくい

　認知症は脳の病変による見えない病気です。個人差はありますが認知症の初期から中期では、近所を普通に歩くことやあいさつを交わしたり、相手に調子を合わせたりすることができます。また、認知症は本人の病識が乏しい場合が多く、認知症の本人が周囲に助けを求めたり大変さを訴えたりすることが少ないのです。しかし自宅に戻ると、介護者である家族に対しての認知症特有の物盗られ妄想や被害妄想、同じことを繰り返し繰り返し何度も聞く、見当識障害によりトイレの場所を間違えて玄関や廊下で排泄してしまうという症状が起こります。一方で、このような症状に近隣の人は気づかないために「あそこの家の嫁はおばあちゃんにもっと優しくしてあげなきゃいけないのにね」「きつい嫁だね」などと家族の想いや大変さを理解してもらえないということが起こってきます。さらに、家族間でさえ理解を得られない場合もあります。離れて暮らしていたきょうだいや親戚が里帰りしたとき、久しぶりに自分の親に対面しその変わりようにショックを受けます。久しぶりに会う親は認知症になり以前のイメージとのずれに「こんなになっちゃって」「ちゃんとしてあげてね」などと言いながら、この日ばかりはと数時間介護をするのです。まるでこれまで何もしていない自分自身を納得させるかのように。きょうだいたちに悪気はまったくありませんが、言いたいことを言って援助の申し出もなく

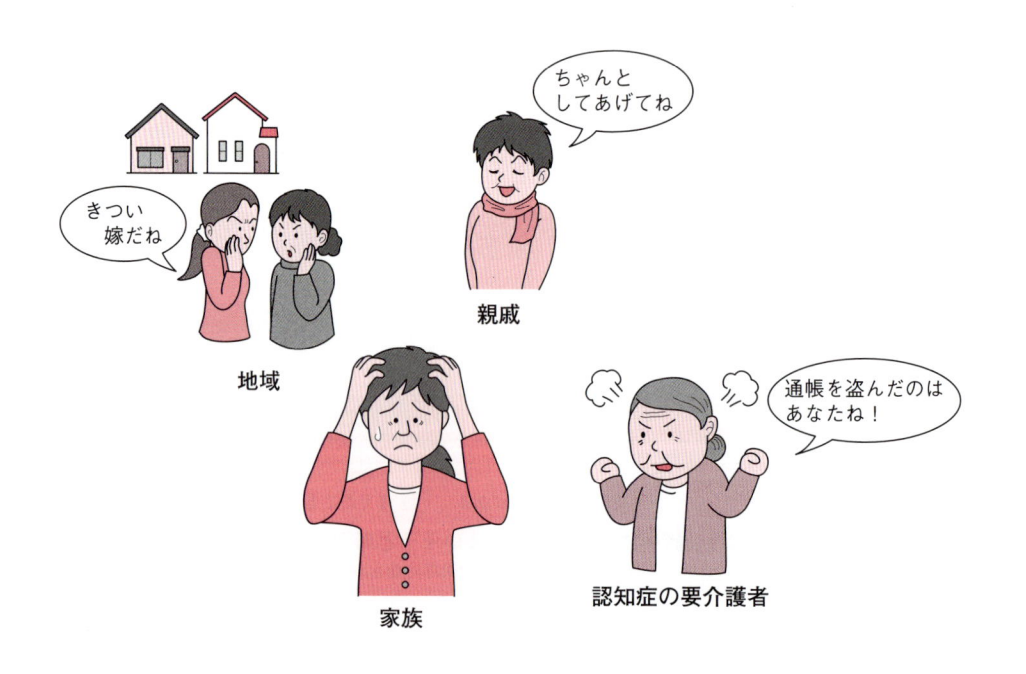

帰っていきます。さらに追い打ちをかけるように認知症である本人は「ご飯も食べさせてくれない」と言ったりします。日頃介護している介護者は、ギリギリの状態で介護をしているのにもかかわらず、身内からも理解されず悔しくて情けなくてひどく傷つきストレスは増大していきます。大切なのは、家族や親戚、周囲が認知症に対して共通の理解を示していることなのです。

b．認知症の症状が理解できない

　認知症には中核症状が出現します。この症状の対応を間違うと多くの行動症状や心理症状が現れます。中核症状の代表として記憶障害がありますが、記憶障害は忘れてしまったと考えるよりも、そもそも脳の器質的病変により記銘すること自体にも障害があるために、常に「初めて聞いた」というような状態になります。但し症状にもゆらぎがあるために、たまにしっかりした態度や対応をすることもあります。しかし知識がないと「わざとやっているのではないか」「もういい加減にして！」と感じてしまうのも理解できなくはありません。介護者がイライラすると、認知症の人はより混乱し不穏になり興奮して暴力をふるったり、介護に抵抗したりもするのです。後者の状態が「認知症の行動・心理症状（BPSD）」です。介護者と被介護者間の悪循環をもたらし、症状はより悪化していってしまうのです。

　在宅介護で1人で介護をしている場合は、こうした状況に陥りやすくなるために、専門家からの助言や指導なしでは認知症の人との介護生活を継続することは難しくなります。

c．将来的な見通しが立てられない

　在宅介護は愛情と責任感で成り立っていることは前にも述べましたが、一方で子育てなどとは違いいつまで続くかわからないという将来の不安が介護者を苦しめます。在宅介護期間の平均は4.7年、10年以上にわたる介護生活をしている人は全体の1.5割にあたるというデータがあります[9]。

　国民生活基礎調査の「介護サービスを利用したくない理由」をみると「家族でなんとかやっていける」が5割であり、家族の介護への責任感は、「一度始めた以上投げ出してはいけないのではないか」「施設に頼むことは親の介護をすることを放棄することになるのではないか」「夫の介護は妻の役目」というような、介護サービスの利用へのためらいをもたらしています。また、認知症の進行は、わずかにつながっていた愛情の破綻をもたらす可能性があります。例えば見当識障害では最終的には人の見当識すら保てなくなり

ます。誰が家族で誰が介護者なのか判断できず介護者である配偶者や子どもに対して「あんた誰だ！　知らない人がいる！　出ていけ！」となった場合には愛情が憎しみに変わっていくことさえあるのです。介護が長期にわたると介護者の高齢化による身体的な問題も深刻です。長期にわたる介護生活はマラソンのようなものです。専門的に相談する相手や相談する機関、客観的に助言してくれる人をもつこと、ハイペースにならず、そして時に休憩しなければゴールまで続けることは難しいのです。愛情と責任感があるからこそ、介護者は他人に任せる罪悪感を感じます。専門家の方からサービスの利用を提案することが、その罪悪感の解放につながるのです。

d．男性介護者の問題

　厚生労働省の調査結果でも男性介護者による虐待の多さが示されています。男性の高齢者虐待は、短絡的、安易なものではなく、それまで1人で長く深く苦しんだ故の出来事であると考えなければ問題は潜在化する恐れがあります。その背景として次のようなことが考えられます。

　第一に、生活能力の欠如です。「介護生活」は、食事、洗濯、掃除や片づけ、公共料金や税金の支払い、近所とのつきあい、経済的基盤などがあって介護が成り立つのです。男性の場合、介護は一生懸命に計画的に行っているのにもかかわらず、部屋は散らかり、食事は毎日コンビニの弁当で栄養状態が偏り、まるで介護放棄のような状態になっている事例を散見します。

　第二に、責任感による孤立です。周囲から「男性なのにすごいですね」「奥様（お母様）は幸せですね」と評価されることにより本人は弱音が吐けなくなってしまいます。また、そもそも地域と疎遠であった人は介護を担うことでより距離は遠のくでしょう。男性の介護の特徴として、仕事と同じように、弱音を吐かず一生懸命行ってしまう事例を目にします。仕事には休みがありますが、介護に休みはありません。これが続けば当然心身ともに疲弊し"介護うつ"のような状態になってしまいます。男性への支援で大切なことは、介護方法や現状に対する客観的な評価が行われたうえでの介護サービスの提供が必要だといわれています。男性介護者自身から声を上げられるように男性同士の交流できる場所を設けることが孤立を防ぐためには大切です。

3 ■ 高齢者虐待を未然に防止するために専門職がすべきこと

a．家族への働きかけを増やす

　養護者による高齢者虐待を未然に防止するためには、養護者からの支援の要請を待つのではなく専門職からの働きかけが不可欠です。家庭内の介護は他者が介入することが難しく密室化しやすい性質があり、通報され発見されたときには既に深刻な事態に陥っている可能性が高いことから、このような状況になる前になんらかの働きかけが行われることが本質的な虐待の防止につながると考えられます。理想としては介護が始まった時点でのすべての介護者への訪問指導があることが望ましいのですが、現実的には、既存の訪問や通所サービス提供者が揺れ動く家族の心情のわずかな変化やサインを読み取り、声かけを継続的に行うことが考えられます。デイサービスやデイケア、訪問看護、訪問介護の従事者は要介護者の支援だけではなく、介護者である家族支援の最前線にいる人材であることを意識しなければなりません。これは高齢者虐待の相談通報者に「介護支援専門員・介護保険事業所職員」が最も多いことからも明らかです。

b．地域の理解を得るための働きかけをする

　在宅での認知症介護をする家族の多くは、介護は家庭内での問題で他人に助けを求めるものではないと考えている場合が多い傾向があります。いまだに訪問サービスの車やデイサービスの送迎車が家の前に停まることに対して地域の目を気にしている介護者は多くいます。近隣住民が認知症についての理解が乏しいと感じると、介護者は家庭の事情を近隣住民に話すことも躊躇し、あえて心の悩みを打ち明けようとは思わないでしょう。介護者の孤立からくる介護殺人について研究する加藤氏は「自分の悩みを打ち明けたりしないのが現代の普通のコミュニケーションなのではないか。隣人であっても他人の家の中で起こっていることには関わらない、このような関係は何も都会に限ったことではない。プライバシーに関する事柄を話さない隣人関係は現在、郊外の地域であってもごく日常に見られる人間関係である」と指摘しています[10]。

　こうした地域関係の中にあって専門職に求められる働きかけとして、認知症サポーター養成講座の開催は有効な手段です。認知症介護や虐待の問題は、社会病理としての1つの形態としてみるのではなく、どの家庭にも起こりうる常態として考えていかねばならず、地域住民一人ひとりが認知症を正しく理解することが最も有効な解決策であるということを専門職が一般住民に伝えていかなければなりません。

c．介護サービスの質を向上する

　介護者が安心して介護サービスを利用できるように介護サービスの情報を伝え、これまでの生活が継続できるような介護サービスを整えていることが重要です。いまだに多くの住民は、介護施設は旧来の集団で行われる暗く寂しいイメージが残っています。このようなイメージが残っていると、介護保険を利用することも躊躇し、周囲の目を気にし、誰にも相談せずひたすら頑張り続け、介護者自身も体調を崩し共倒れ寸前にやっと助けを求めるという事態が起こります。最悪の場合は、介護者の虐待や心中、殺人に発展してしまう恐れもあるのです。

　介護保険施設・事業所は、積極的に情報を発信し、質の高いサービスの維持と開発を行うことで、在宅の介護者や地域住民に対し安心感を与えていく責務があります。

〔矢吹知之〕

◆文　献

1) 厚生労働省老健局：市町村・都道府県における高齢者虐待への対応と養護者支援について．p 110, 2006.
2) 厚生労働省老健局：平成 24 年度高齢者虐待の防止，高齢者の養護者に対する支援等に関する法律に基づく対応状況等に関する調査結果．2013.
3) 全国抑制廃止研究会：介護保険関連施設の身体拘束廃止に向けた基礎的調査報告書．特定非営利活動法人全国抑制廃止研究会，東京，2010.
4) 認知症介護研究・研修仙台センター：介護保険施設における身体拘束廃止の啓発・推進事業報告書．認知症介護研究・研修仙台センター，宮城，2006.
5) 山中永之佑，竹中栄子，曽根ひろみ，ほか(編著)：シリーズ比較家族；第 II 期介護と家族．早稲田大学出版部，東京，2005.
6) 厚生労働省大臣官房統計情報部：平成 22 年国民生活基礎調査の概況．2011.
7) NPO 法人高齢社会を良くする女性の会：家族介護についての実態調査；女性の視点から，10 年目の追跡．NPO 法人高齢社会を良くする女性の会，東京，1998.
8) 加藤伸司，矢吹知之(編著)：家族が高齢者虐待をしてしまうとき．ワールドプランニング社，東京，2012.
9) (公財)生命保険文化センター：平成 24 年度 生命保険に関する全国実態調査．(公財)生命保険文化センター，東京，2012.
10) 加藤悦子：介護殺人；司法福祉の視点から．クレス社，東京，2005.

成年後見制度について

chapter 8

● はじめに

　成年後見制度は本人のためのものとはいえ、現在の利用は家族により認知症の人の定期預金を解約して有料老人ホームの入居金に充てたいなどの預貯金の管理や資産活用・処分のための申立てがまだまだ主流といえます。また、認知症の人が自宅改修において悪質商法に遭ってしまったなどの権利侵害への対抗手段としての申立ても増えています。

　しかし、本来の後見制度は、本人の個別な生活を実現するために、介護サービスの利用など生活上の選択権や財産権を本人側で行使することができるために、本人の意思を尊重し「最善の利益」を法的に実現できる「人」を付ける制度です。

　人の社会生活は、制度とお金によって地域につながっています。そしてその人らしい個別の生活の実現は、その個人の価値観や幸福感に従って自分で選択・決定することの積み重ねであり、それは人権として保障される個別の「権利」でもあります。

　認知症であったとしても、本人が自らその権利を行使できないからといって、本人以外の他者（家族も含む）が安易に「本人のためだから」と、その人の人生を決めたり支配することは許されるべきことではありません。

　地域では、独居や高齢者のみで暮らす世帯が増えています。認知症の人の支援者として人権や権利、そして権利擁護について理解し、権利擁護の制度の1つとして成年後見制度を知っておきましょう。認知症の人本人が、あくまでも本人の人生の主人公として生きることができるように支えることが重要だからです。

1　権利擁護の必要性と成年後見制度

1 ■ 認知症の人の個別な人生の実現と権利擁護

「後見が必要な方」とはどのような人でしょうか？

成年後見制度が必要な人というのは、生活をするうえで困っているのに自分がいったい何に困っているのかわからないことも多く、そのような人は自らの力でそれまで続けてきた自分なりの生活を維持するのが困難になっている場合があります。また、そればかりか「権利侵害」されても理解できなかったり、訴えられず"声なき声"として無視されている場合があります。虐待されたり、悪質商法の被害に遭ったり、家族に年金を使われていても、自ら「止めてほしい」「誰かに助けてほしい」と言えない人の多くが、認知症の人などです。

2013年6月、厚生労働省は「認知症高齢者」の数を大幅に上方修正し、462万人、ほかに軽度認知障害の方が約400万人いるとの推計を発表しました。これらの方々のうち、「一人暮らし」や「高齢者のみ」の世帯で暮らす人が、今後、大幅に増加するとも見込まれています。

これまでの家族制度の中では「老いては子に従え」と、高齢者、まして認知症の人の権利は自ら主張されず、たとえ主張されても無視されがちでした。そこで支援者も、家族が本人の代理を当たりまえにできるものと考え、本人ではなく家族の主張を聞いていたことも多いのではないでしょうか。しかし地域では、その家族がかかわってくれなかったり、家族だからこそそれぞれの立場で権利がぶつかり合い、養護者による「虐待」というような現実も起こっています(**図1**)[1]。

21世紀の日本では、認知症の人でも人権の主体として介護保険制度などの社会制度やサービスを利用するなど、自らの権利を自らで守り行使していくことが求められています。

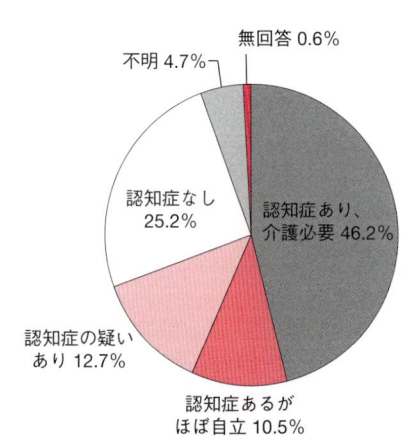

図 1 ● 認知症と高齢者虐待
(東京都高齢者虐待対応マニュアルより作成)

- 認知症あり、介護必要 46.2%
- 認知症あるがほぼ自立 10.5%
- 認知症の疑いあり 12.7%
- 認知症なし 25.2%
- 不明 4.7%
- 無回答 0.6%

2 ■ 認知症の人の支援と権利擁護の視点

　認知症などで判断力が低下すると、生活においてどんな困りごとが予想されるでしょうか?

①これまで当たりまえに続けてきた、尊厳ある「自分らしい生活」が困難になる

　買い物をしたり食事をつくったり、ルールに基づいてゴミを捨てるなど、生活していくのに必要な基本的なことが適切にできないことがあります。地域社会での生活では重要な金銭管理も困難になり、自分のお金でもATMやクレジットカードを使えず、家賃・各種保険料・医療費などの支払いなどが滞ってしまうこともあります。

②「権利侵害」されやすい

　悪質商法や消費者被害、近隣や第三者からの「経済的搾取」、家族から介護放棄されたり年金を勝手に使われたり、介護施設従事者などから不適切な待遇を受けても苦情を出せないなどの「虐待」に遭いやすいうえ、そうした権利侵害に遭っても、それが理解できなかったり、「助けてほしい」とSOSを出しにくい状態にあります。

③何に困っているかが自分でわからないことが多く、他者の支援を拒否しやすい

　このように積極的な支援を要する認知症の人ですが、社会保障制度も「措置から契約へ」という時代です。適切に判断して意思表示するなど、自己決定・自己責任・自己負担ができる人にとってはよいのですが、それができにくい認知症の人は「手続きできない人」として、支援サービスにアクセスできない事態になります。

　例えば医療面では、健康診断を受けたり、体調の変化に気づいて受診することなどができにくくなります。介護が必要でも、介護保険の申請や年金の現況届け、苦情申立てなど、必要な諸手続きができないことがあります。これらは「権利」として認められていても、申請などの手続きができなければ"絵に描いた餅"です。

　支援者の中には、認知症の人を「1人暮らしは危ないから、施設に入れるしかない」と考える人もいるかも知れません。そして、その契約は、家族なども見つからないまま、本人の理解ができていないまま介護支援専門員が代筆していたということもありました。この認知症の人は、その後この遠方の施設内でほかの入所者からいじめに遭っていましたが、本人のために本人の「声」を代弁し苦情申立てを含め何か言いたいこと、そして本人の立場や権利を守ってくれる人はいない状況でした。結局、その施設にオンブズパーソンがかかわることによって問題が明るみに出て成年後見人を得て、もともと住んでいた地域に帰りたいという本人の声で地元のグループホームに正式な契約で入ること

ができました。

　自分が一番大切に思っていること、つまり価値観や幸福感はそれぞれ違います。そのことを最も大切に自己決定し、自分の人生を自分らしく生きることは重要なことです。支援をするうえで、個人的な思いで「本人のためだから」と一方的に決めつけてしまうことは権利侵害になりかねません。支援者は常に本人の意思を考え、本人の立場に立って考え、行動しなければなりません。しかし、それだけでは十分な支援ができない場合、独断ではなく、コンプライアンス(法的遵守)やリスクを考えて権利擁護の制度につなぐことが肝心です。

　私たち支援者は、このように権利擁護が必要な人の生命や生活を維持する現場に立ち会う専門職です。ケアだけにとどまらず、「尊厳」や「人権」「権利」についても真正面から捉え支えようとするならば、かかわる際のエビデンス(根拠)やコンプライアンスも意識し、本人の権利侵害につながらないよう注意していくことが必要です。

　そこで、今後ますます増える認知症の人にとって身近な存在であるケア関係者は「成年後見制度」という公的な社会制度の利用により、本人に生涯かかわる"法的援助者"を付けられることを知っておくことが必須であるといえます。成年後見人などにより、必要な医療や介護保険サービスなどを利用でき、金銭も本人のために管理し適切に使えるのです。そのことは、権利侵害の防止にもつながります。この制度の利用によって、認知症の人の"生活者"としての権利が護られ、"その人らしい"生活が維持できる可能性がある、という「権利擁護」の視点をもちましょう。

2　成年後見制度とは

1 ■ 成年後見制度創設の背景と理念

　成年後見制度は、2000年に介護保険制度が始まり、それまで福祉や介護の制度利用は行政処分である「措置」であったものが、本人の意思と権利に基づいた「契約」となることに伴い、介護保険と車の両輪となるようにつくられました。その理念は「自己決定の尊重」「残存能力の活用」「ノーマライゼーション」であり、本人の「保護」の調和が求められています。

　ノーマライゼーションとは「判断能力が低下しても今までと同じように自分の家で暮

らしたい」「認知症になったからどこか遠くの施設に入るのではなく、住み慣れた街で生活したい」、このようなことが後見制度を利用することで実現できるように理念として掲げられています。

　自己決定の尊重とは、被後見人の意思をできる限り尊重することです。認知症とはいえ、何もわからないということはありません。能力は100でなければ0などということはないのですから、本人とその個別な状況に向き合い「こんなところへ行きたい」「こんなことがしたい」、例えば、週に1回は買い物にボランティアの人と一緒に行きたいというようなことを認知症の人本人が自ら選択できるようにエンパワメントしていく場面もあります。

　そして残存能力の活用とは、被後見人の「こんなことがしたい」という意思を尊重し、その中でもできることについては積極的に自分で行えるように支援することです。

　介護保険制度はもちろん、現代社会では「契約」だけでなく「申請」や「手続き」が必要なこともたくさんあります。そのため、成年後見制度により、法的行為を行う援助者を付けて、今までと同じような生活を送れるようにするものなのです。

2　成年後見制度の概要

　成年後見制度は、次の2つに大別できます。

a．任意後見制度（判断能力がまだある場合）

　任意後見制度は、判断能力があるうちに判断能力が不十分になったときに備え、あらかじめ任意後見人に"してもらいたいこと"を決めておくものです。

　契約書には、誰を「任意後見人」とするのか、その名前やその報酬などについて自ら定め、「何について任せるのか」を代理権目録として明確にし、公証役場で公証人立ち合いのもとで公正証書にして契約をします。そして、この公正証書は法務局に登記され、実際に高齢者が認知症になるなど能力が低下した場合、改めて本人や任意後見受任候補者などが裁判所に申立て、任意後見人の監督をする人を裁判所が選んで、初めて契約が発効するものです。つまり、将来の不安に備えておくための制度なのです（**図2**）[2]。

b．法定後見制度（判断能力が既に不十分な場合）

　一方、法定後見制度は、既に認知症や知的障害、精神障害などにより判断能力が不十分な人に対し、本人の権利を護る援助者として成年後見人などを家庭裁判所が選任し、

図中テキスト:

「ご本人の判断能力が衰えても任意後見監督人選任申立てを行わずに金銭管理の任意代理契約のまま財産管理を行う」というかたちでの悪用例が出ている

これら4つの契約は、別々の契約である

判断能力の衰え → ご本人の死亡

公証役場での契約の締結

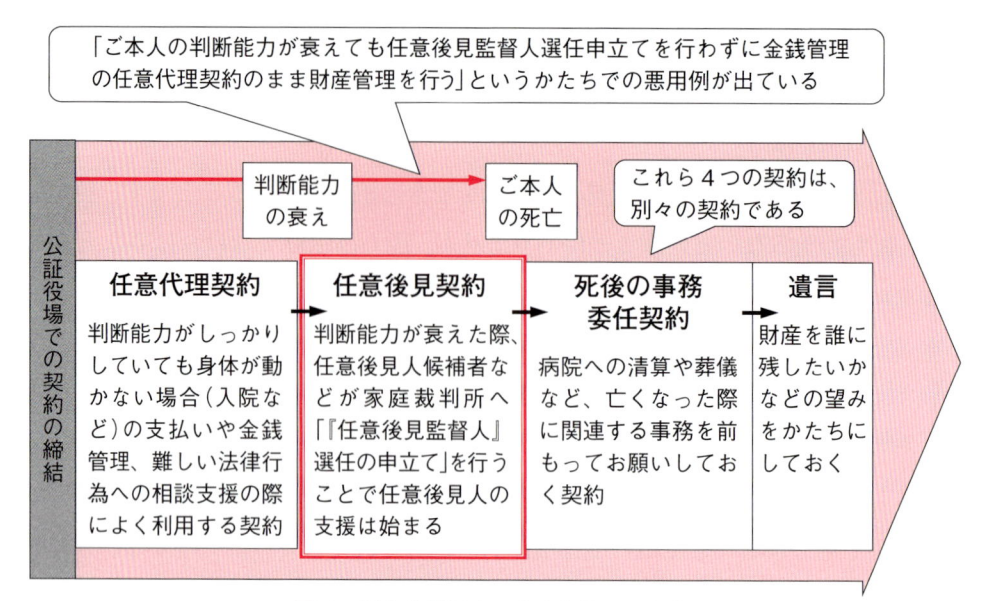

任意代理契約：判断能力がしっかりしていても身体が動かない場合（入院など）の支払いや金銭管理、難しい法律行為への相談支援の際によく利用する契約

任意後見契約：判断能力が衰えた際、任意後見人候補者などが家庭裁判所へ「『任意後見監督人』選任の申立て」を行うことで任意後見人の支援は始まる

死後の事務委任契約：病院への清算や葬儀など、亡くなった際に関連する事務を前もってお願いしておく契約

遺言：財産を誰に残したいかなどの望みをかたちにしておく

図2 ● 任意後見制度による契約のかたち
（清水敏晶：ガイドブック成年後見制度；そのしくみと利用法. 第2版, (公社)成年後見センター・リーガルサポート（監）, pp109-119, 法学書院, 東京, 2011 より作成）

本人を法的に支援します。

　法的支援の方法には、本人の判断能力に応じて「成年後見」「保佐」「補助」の3類型に分かれます（**表1**）[3]。日本では、判断能力がまったくなくなってからの「後見」類型の利用が多いのですが、認知症の人などでは能力の低下がみられた初期から、「補助」「保佐」と段階的に、その方の能力・状況により、オーダーメード方式に、限定的な権限で本人の意思決定支援をしていく援助者を付けるという考え方がもっと理解され利用されるべきでしょう。

　こういった本人の利益を護る支援があれば、自分の人生の主人公として、自分の資産を利用するかたちで社会サービスなどを利用し、尊厳ある生活を地域で続けることが可能になるのです。

表 1 ● 後見の類型

		後見	保佐	補助
対象となる方		日常生活に関することを除き、常に本人に代わって他の人が判断する必要があり、本人に判断することを期待しても無理だと思われる状態	日常生活ではなんとか自分で判断ができて、簡単な財産管理や契約は自分でできる。しかし、不動産の売買や重要な契約を単独で行うことは無理な状態	ほとんど自分の判断でできるが、契約や預貯金の管理などを自分でできるか不安がある。本人の利益のために援助があった方がよいと思われる状態
申立てができる方		本人、配偶者、四親等以内の親族、検察官、市区町村長など		
成年後見人などの権限	必ず与えられる権限	財産管理についての全般的な代理権、取消権（日常生活に関する行為を除く）	特定の事項[1]についての同意権[2]、取消権（日常生活に関する行為を除く）	—
	申立てにより与えられる権限	—	特定の事項[1]以外の事項についての同意権[2]、取消権（日常生活に関する行為を除く）特定の法律行為[3]についての代理権	特定の事項[1]の一部についての同意権[2]、取消権（日常生活に関する行為を除く）特定の法律行為[3]についての代理権
制度を利用した場合の資格などの制限		医師、税理士などの資格や会社役員、公務員などの地位を失う、選挙権を失う	医師、税理士などの資格や会社役員、公務員などの地位を失う	—

1）：民法13条1項に掲げられている借金、訴訟行為、相続の承認や法規、新築や増改築などの事項をいう。但し、日用品の購入など日常生活に関する行為は除かれる。
2）：本人が特定の行為を行う際に、その内容が本人に不利益でないか検討して、問題がない場合に同意（了承）する権限。保佐人、補助人はこの同意権がない本人の行為を取り消すことができる。
3）：民法13条1項に挙げられている同意を要する行為に限定されない。
（最高裁判所パンフレット：成年後見制度；詳しく知っていただくために．2012を一部改変）

3 ■ 成年後見人などの支援

■ a．成年後見人などの職務

　成年後見人などの職務には、「意思尊重義務」と「身上配慮義務」という2つの義務があります。

①**意思尊重義務**…本人の意思を尊重しなければならない
②**身上配慮義務**…本人の心身の状態および生活の状態に配慮しなければならない
（民法858条）

　その仕事は次の2つです（**表2**）。

表 2 ● 成年後見人などの職務

1. 身上監護(本人の「生活」にかかわる決定をすること)
   健康診断などの受診、治療入院契約、費用支払い
   住居の確保、修繕などの契約、費用支払い
   福祉施設など入退所契約、費用支払い、処遇監視・異議申立
   介護・生活維持に関連する契約、費用支払い
   教育・リハビリテーションなどに関する契約、費用支払い
   社会保障給付の利用　など
2. 財産管理(「財産」を本人のために管理・使用すること)
   「生活」には金銭を要するので、よほどの資産家でもない限り、
   「身上監護」と「財産管理」の2つは表裏一体とも考えられる。

b. 成年後見人などの「できないこと」・職務外のこと

一方、表3に挙げた行為は、権限外行為として成年後見人などの職務には含まれません。

表3については、職務外だったり権限がないということなのですが、支援は法的権限行使に限ったものだけではありません。例えば、被後見人が病院を受診することになったとき、付き添いだけであればヘルパーに依頼することができます。しかし、被後見人の病状の説明を受け今後の治療方針を決めるというような場合は、成年後見人も付き添うことが職務に該当します。また、後見人の権限は被後見人が死亡した時点でなくなりますので、基本的には死後の事務は含まれません。しかし、身寄りのない被後見人が亡くなった場合などは親族に頼ることができないので、家庭裁判所に相談・報告のうえ、葬儀や火葬、埋葬などにかかわらざるを得ない現状があります。

また、医的侵襲行為を伴う医療行為(手術など)への同意については、そもそも本人にのみ決定権がある一身専属性が強いもので、法定後見人などにも同意の権限がありません。しかし、医師の説明を本人と一緒に聞き、本人の自己決定を支援したり、本人がそれまで示してきた医療についての意思表示を医師に伝えたり、適切な医療が提供されるための支援が行われています。

表 3 ● 成年後見人などのできないこと・職務外のこと

- 身体の強制を伴う行為(例えば監禁や閉じ込めるなど)
- 婚姻・離婚・養子縁組・臓器移植など
- 手術や麻酔注射などの医療同意
- 身元保証人や連帯保証人になること
- 死後事務として埋葬など
- 居住用不動産の処分は家庭裁判所の許可が必要
- 身体的なケアをする事実上の介護・看護

なお、後見人などは身元保証人にはなりませんが、管理している本人の財産を計画的に使って、適切にサービス提供されるようにしていくのが職務であり、保証人は必要ないことを、サービス提供をする事業所・施設に説明しています。

c．後見人などの職務と役割、介護・福祉関係者との連携

このように身上監護を巡っては、介護や福祉関係者と連携することが多いのですが、後見人などの役割や職務は、介護や福祉関係者とどう違うのでしょうか？

例えば、本人が「在宅生活を続けたい」と希望していたとします。成年後見人などは、直接介護などを行うわけではないと説明しましたが、ではどのようなことを行うのでしょう。

> PLAN……まず本人の意思・意向を確かめ医療や認知面・支援サービス面・生活環境面でそれが可能かどうか情報を集め、関係者に意見を聞き、いくら費用がかかるか、その費出が可能かを考えて方針を策定します。
> DO………そのうえで手配し、契約などの法律行為を行います。
> SEE………そして、行った契約などの履行状況や本人の心身の状態をみます。
> CHECK……それが妥当かどうか、本人の最善の利益に適っているか確認します。
> ACTION……その結果、場合によっては契約を破棄して再契約したり、制度を動かすために働きかけをするなどをします。

つまり、成年後見人などは、高齢者に排泄介助が必要であれば、排泄介助を行うのではなく、本人に排泄ケアが提供されるよう、介護保険サービスを選択・決定・契約し、サービス内容が本人に合ったものになっているかどうかをチェックし、サービスに対して支払いを行うのが職務です。

4　利用方法と費用

a．利用方法（図3）

成年後見制度を利用するには（法定後見の場合）、「本人の住民票のある土地を管轄する家庭裁判所」に申立てを行います。

「申立人」は、制度利用のメリットを説明することにより、まず「本人自身」が申立人になることはできないか考えてみましょう。それが難しい場合は、「配偶者」や「四親等以内の親族」などのほか、身寄りが見つからない、親族が拒否あるいは虐待しているなどの場

合は「市町村長」申立てを活用します。

　申立てに必要な主な「書類」は次のとおりです。これらの書式は、「裁判所」のサイト[4]からダウンロードできます(各家庭裁判所によって、必要書類が一部異なります)。

申立て書類一式：申立書、保佐・補助の場合は代理権・同意権付与申立書および行為目録、申立書付票(本人以外の申立ての場合など)

「本人」についての資料：戸籍謄本、住民票、被後見人などとして登記されていないことの証明(法務局で登記事項証明書としてもらう)、診断書、財産目録および収支目録と関係資料のコピーなど(※「診断書」は、精神科医でなく、かかりつけ医でも可)

「申立人」についての資料：戸籍謄本

「後見人等候補者」についての資料：照会書、戸籍謄本、住民票

「親族」についての資料：親族関係図、同意書(成年後見制度利用に同意している親族の分)

申立準備

必要書類を集め、申立書類を作成する。申立日の予約をする。

※申立書は東京家庭裁判所後見サイトからダウンロードすることができる。

※主治医による診断書で申立てをすることができる(精神科でなくてよい)。

- 申立書
  - ➢申立事情説明書
  - ➢親族関係図
  - ➢本人の財産目録およびその資料
  - ➢本人の収支状況報告書およびその資料
  - ➢後見人候補者事情説明書、親族の同意書
- 戸籍謄本(本人および後見人など候補者)
- 住民票(本人および後見人など候補者)
- 登記されていないことの証明書(本人)
- 診断書(成年後見用)、診断書付票
- 収入印紙、郵便切手、鑑定費用など

当日

申立書類の審査　即日面接

調査官が、書類を確認しながら、申立人、本人、候補者から詳しい事情を聞く。

審理

調査官の調査、鑑定　親族への照会　など

家庭裁判所による審理期間がある。

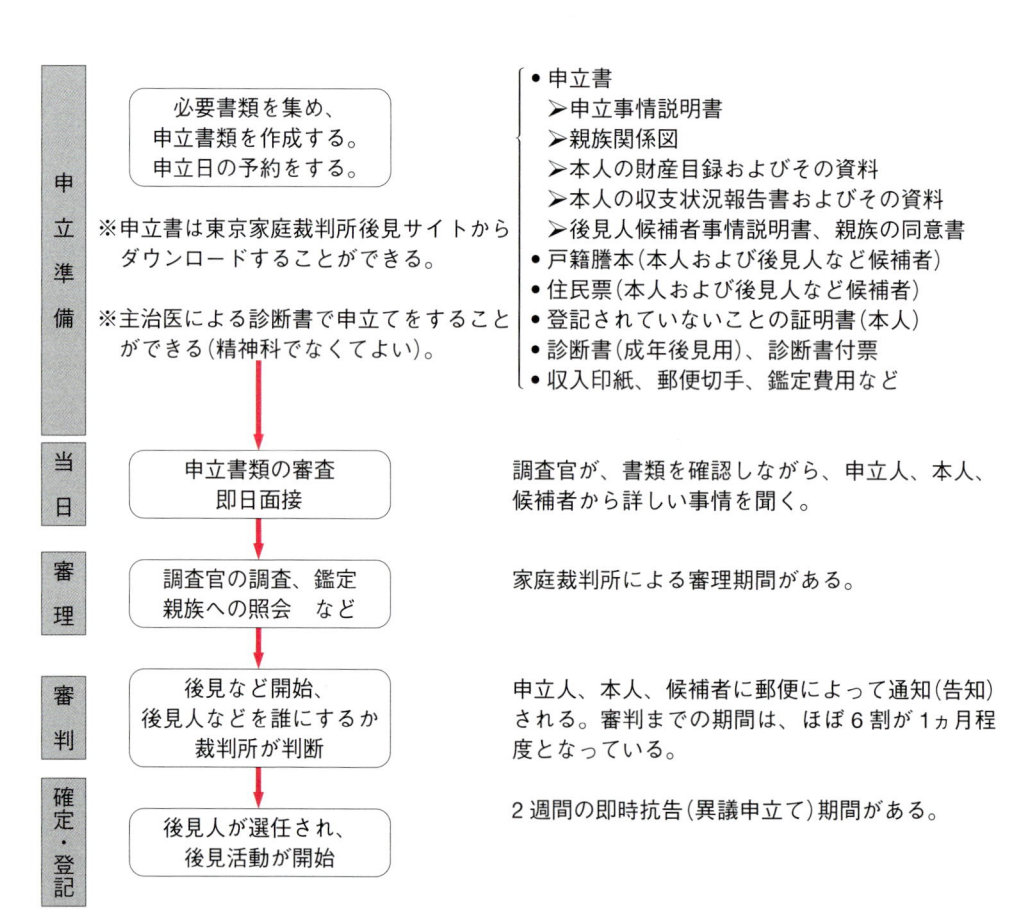

審判

後見など開始、後見人などを誰にするか裁判所が判断

申立人、本人、候補者に郵便によって通知(告知)される。審判までの期間は、ほぼ6割が1ヵ月程度となっている。

確定・登記

後見人が選任され、後見活動が開始

2週間の即時抗告(異議申立て)期間がある。

図 3 ● 成年後見制度利用の流れ

b．費用

申立てに必要な「費用」は、申立手数料800円、登記費用2,600円、郵便切手4,300円です。診断書では不十分な場合に「鑑定」を行うことがあり、鑑定料を要することがあります（必要な場合のみで省略されることが多い）。これらの費用は、申立人が負担することになりますが、負担が困難な低所得者などについては、「成年後見制度利用支援事業」があり、経費や後見人などの報酬を公費で負担できます。

このほか、後見事務にかかる「必要経費」と「後見報酬」があります。必要経費は、交通費や郵送料、振込手数料などで、それらは本人の財産から支出し、家庭裁判所に報告します。後見報酬は、年1回程度、後見事務報告を家庭裁判所にする際に報酬付与申立てをすると、本人の資産に応じ、また後見人などの仕事の程度などを勘案して家庭裁判所が決定します。本人が低所得者の場合、最初から後見人が報酬付与申立てをしないこともあります。もしも報酬付与申立てをする場合でも、支払える範囲の報酬しか裁判所が決定しませんので、ごく低額もしくは報酬が出ないこともあります。

3 成年後見制度の活用

1 ■ キーパーソンとなる成年後見人

成年後見制度の申立て支援は、地域包括支援センターや社会福祉協議会などで行っている場合もありますが、認知症の人などの権利擁護が必要な人ほど、自らを守ってくれる制度の存在を知りません。相談しつなぐところから、すべては始まります。

実際に成年後見人などが選任されると、多くの場合、本人を支援する各関係機関（ケアマネジャーや介護サービス関連事業者、親族など）に「○○さんの後見人になりました」と連絡し、ケア会議などでその職務を説明して連携協力体制を築いていきます。また事業者などは成年後見人などがいることで、リスク面でもコンプライアンス面でも安心して生活支援に専念できます。

▶事例◀ Aさん：心臓疾患あり。夫と2人暮らし（80歳代、女性）

　Aさんの夫は、要介護2のAさんをずっと介護してきました。しかし1ヵ月前に夫が亡くなりAさんは1人暮らしになってしまいました。認知症が進み「物盗られ妄想」が増え、今までサービスとして使っていた訪問看護や訪問介護の時間を忘れて外出することも多くなりました。主治医も「1人暮らしは、もう無理」という意見でしたが、本人は「死んでも、施設には入らないわよ」と言うばかりでした。

　ケアマネジャーは、キーパーソンのいないままでは在宅生活の維持も施設入所の申し込みもできないと考え、成年後見制度の申立てが必要であると地域包括支援センターに相談しました。Aさん本人による申立ては、Aさんが協力してくれそうもないので無理であると判断され、Aさんの1人息子に依頼しました。しかし、息子とはずっと疎遠で、申立人になることを拒否されてしまいました。そのため市長申立てとなり、後見人には第三者である市民後見人が就任しました。

　その後、後見人は、ケアマネジャーにケア会議を開いてもらい事業者などと協力しながら、年金を管理し介護サービスを増やしたり、火災の心配からガス台をIHヒーターに替えたりと、Aさんの生活環境を整えぎりぎりまで本人希望の在宅生活を維持してきました。

　最終的には、本人の地域とのつながりを大事にグループホームの利用につなぐことができ落ち着いた日々を過ごしていましたが、その後病院と行き来する生活となりました。後見人はそのたびに入退院の手続きをしたり、病院が行う身体拘束について説明を求めて改善させたりしました。また、Aさんが骨折時には手術同意を病院から求められましたが、そのときは息子との仲をうまく取りもち、かかわりを促し、医療同意にサインしてもらいました。そして、Aさんの最期には息子も立ち会うことができました。

　このように、成年後見人などになると、キーパーソンとなる家族がいない中では、在宅から施設へと居場所が変わっても、1人の人の一生を継続的に法的に支え、多くのケア関係者と連携しながら、最期までかかわることになるのです。

2 ■ 成年後見人などの人材

　事例のように、ケア関係者が「申立て」の契機となることもあります。また、この事例では、「市民後見人」が後見人になっていますが、適切な親族などがいなければ、弁護士・司法書士・社会福祉士や市民後見人などの第三者が後見人などに選任されます。平成24年度、後見人などの受任は、親族と第三者とがほぼ半々になっており、今後、ますます第三者後見人が求められることから、厚生労働省では「市民後見人」の養成に各市町村で取り組むことを奨励しモデル事業が始まっています。もともと欧米では、成年後見は生活を支える「福祉の制度」との認識も高く、社会サービス関係者が後見人などとなることも多いのです。日本でもケア関係者などが、きちんとした整備されたバックアップ機関の下に「市民後見人」として活躍する時代がくることが望まれます。

4　成年後見制度の課題と展望―本人の最善の利益のために

　成年後見制度に限らず「権利擁護」は、どのような姿勢をもった支援者(後見人など)が付くかによって、逆に、本人の権利侵害につながる危険もはらんでいます。権利擁護を必要とする人は、"自分の権利を守れない人"が多いからです。

　成年後見人などは、法的権限をもつ者だからこそ、本人の判断力低下の中で、他者の人生を決めることに畏敬の念をもち続けなければなりません。その一方で、ケア関係者の意見も求めながら、最後には決定しなくてはならない立場に置かれます。「本人のためだから」と勝手に決めつけず、また、みんなで決めればいいというものでもありません。ケア関係者も、法的コンプライアンスについて、また人権についてもしっかり意識することが必要です。

　成年後見制度は、決して金銭管理だけではありません。「人」が「人」にかかわることにより、被後見人が「これから先どう生きていきたいのか」という"最善の利益"を支え、一緒に考え代弁し実現することを目指すものです。

　本人を保護の対象としてではなく、自らの人生を決め生きることのできる"人生の主人公"として捉え、「自分で決められるように支援する」ことが重要です。

　しかしながら、成年後見制度の活用は十分に進んでいない現状があります。

　日本では本人から一律に権限を取りあげるかたちの後見類型の利用が中心となってお

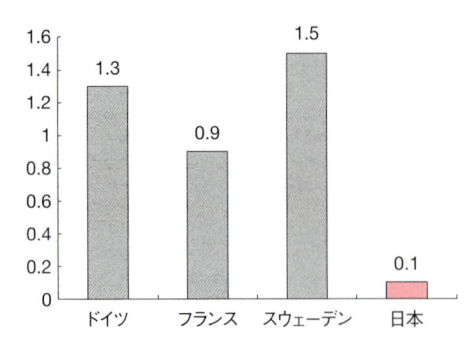

図4●ノーマライゼーションと関係がある成年後見制度の利用状況各国比較（対人口比％）
（2005年の現地調査により筆者作成）

り、制度設計上も身上監護の位置づけが弱く、諸外国に比べ本人のための意思決定・生活支援制度としての認識が薄い制度となっています（図4）。

　成年後見制度の申立ては、海外では、本人か自治体の福祉関係者などによる職権申立てに限られているのが主流です。日本では、高齢者などの本人が制度を理解してアクセスできないのにもかかわらず、制度に「つなぐ」役割の自治体やケア関係者が十分にそのメリットを認識し申立てにかかわっていないため、必要な方がその制度を利用できていません。

　また、本人意思を尊重する支援を具現化できる後見人などになる人材も不足しており、そうした中で「市民後見人」の養成と活躍が注目されていますが、人材として今後は、多くの福祉や介護関係者が参入することが望まれます。

　また、2013年3月に成年後見人が付いた人は選挙権を失うという公職選挙法の規定が違憲であると東京地裁が判決を出しました。それを受け、被後見人に選挙権を全面的に与えるという方向で法改正がされました。

● おわりに

　法治国家である現代の日本社会の中で、認知症の人が増え、また、家族などから適切な支援が得られない方が増えています。

　人は地域生活の中ではサービスや制度とお金を通して社会につながっています。それぞれの幸福感や価値観に従って、自らのお金を使い、自らの選択した介護サービスを使うなどして「その人らしい生活」は成り立っています。

　私たちは、認知症の人に家族や親族が適切にかかわってくれない場合であっても、人権面で誰でもが（認知症であっても）基本的に自分の人生を決め生きることができることを理解し、ケア実践を通してその実現を使命としています。

　そのために、成年後見制度などの権利擁護の制度を理解し、成年後見人など関係者と協力・連携して、本人の意思実現や「最善の利益」実現につなげ、地域社会での"その人らしい生活"の維持を可能とすることを目指します。

（池田恵利子）

◆参考文献

1) 東京都：東京都高齢者虐待対応マニュアル(http://www.fukushihoken.metro.tokyo.jp/kourei/ninchi/taio_manual.html).
2) 清水敏晶：ガイドブック成年後見制度；そのしくみと利用法．第2版，(公社)成年後見センター・リーガルサポート(監)，pp 109-119，法学書院，東京，2011．
3) 最高裁判所：パンフレット 成年後見制度；詳しく知っていただくために．2012(http://www.city.ibaraki-koga.lg.jp/06renewal/kurasi/fukusi/koureisha/seinen_kouken.pdf).
4) 裁判所ホームページ(http://www.courts.go.jp/).
5) 池田惠利子，いけだ後見支援ネット(編)：エピソードで学ぶ成年後見人；身上監護の実際と後見活動の視点．民事法研究会，東京，2010．
6) 新井 誠，池田惠利子，金川 洋(編著)：権利擁護と成年後見．ミネルヴァ書房，京都，2009．
7) 日本社会福祉士会(編)：権利擁護と成年後見実践．民事法研究会，東京，2009．
8) 村田 彰，池田惠利子，星野 茂：わかりやすい成年後見・権利擁護．民事法研究会，東京，2009．
9) 大渕修一(監)：高齢者虐待対応・権利擁護実践ハンドブック．法研，東京，2008．
10) 池田惠利子，川端伸子，高橋智子：事例で学ぶ「高齢者虐待実践対応ガイド」．中央法規出版，東京，2013．
11) 池田惠利子，あい権利擁護支援ネット：エピソードで学ぶ成年後見人Ⅱ；虐待等対応と後見活動の視点．民事法研究会，東京，2014．

若年性認知症とケアの課題

chapter 9

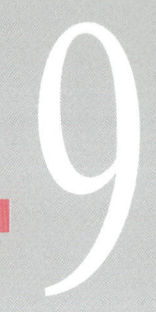

● はじめに

　認知症は、物忘れという症状を起こす病気全体の総称ですから、原因となる疾患は後述するようにさまざまです。認知症は、年齢を重ねるとともに発症しやすくなるので、一般的には高齢者に多い病気ですが、年齢が若くても認知症になることがあり、65歳未満で発症した場合には、「若年性認知症」と呼ばれます。高齢者であっても若年者であっても、病気としては同じであり、医学的な違いはありませんが、わざわざ「若年性認知症」として区別するのは、この世代の人が働き盛りであり、家庭や社会で重要な役割を担っているので、病気によって働けなくなると、本人や家族だけでなく社会的な影響が大きいからです。

　本人や配偶者が現役世代ですから、認知症という病気になると仕事にさまざまな支障が出ることになり、結果的に失職して経済的に困難な状況に陥ることになります。また、子どもが成人していない場合には親の病気が子どもに与える心理的影響が大きく、彼らの教育、就職、結婚などの人生設計が変わることにもなりかねません。さらに、この世代では、本人や配偶者の親の介護が重なることもあり、そのような場合には介護の負担がさらに大きくなります。介護が配偶者に限られてしまうことが多いので、配偶者も仕事が十分にできにくくなり、身体的にも精神的にもまた経済的にも大きな負担を強いられることになります。

1　若年性認知症の実態

　2009年3月、厚生労働省の研究班から発表された調査結果によると、全国の若年性認知症の人数は約37,800人であり、該当する年齢である18〜64歳の人口10万人あたりにすると47.6人です。65歳以上の認知症の人は、現在約400万人あるいはそれ以上ともいわれていますので、それに比べればかなり少ない数です。男性は人口10万人あ

たり57.8人、女性は36.7人と、男性の方が女性より多くなっています(**表1**)。これ以前に行われた若年性認知症の調査(1995〜1996年)では、18歳以上65歳未満の認知症は約26,000人でしたので、この10年あまりで約1.5倍に増えたことになります。これは単純に若年性認知症の人数が増えたのか、あるいは医療機関を受診し、的確に診断される人数が増えたのかはわかりませんが、いくつかの要因が重なっていると考えられます。

表 1 ● 日本の若年性認知症年齢階層別有病率

年齢(歳)	人口10万人あたり有病率(人) 男性	女性	総数	推定患者数(人)
18〜19	1.6	0.0	0.8	20
20〜24	7.8	2.2	5.1	370
25〜29	8.3	3.1	5.8	450
30〜34	9.2	2.5	5.9	550
35〜39	11.3	6.5	8.9	840
40〜44	18.5	11.2	14.8	1,220
45〜49	33.6	20.6	27.1	2,090
50〜54	68.1	34.9	51.7	4,160
55〜59	144.5	85.2	115.1	12,010
60〜64	222.1	155.2	189.3	16,040
18〜64	57.8	36.7	47.6	37,750

若年性認知症の発症年齢は、平均すると51.3歳であり、50歳未満で発症した人の割合は約3割でした。認知症の重症度は、軽度(職業や社会生活には支障があるが、日常生活はほぼ自立)、中等度(自立生活は困難で、見守りあるいは介助が必要)、重度(日常生活動作全体にわたり、介助が必要)の3段階に分けると、それぞれ1/3ずつでした。愛知県で行った調査で把握された1,092人では、重度が41.4％と最も多く、次いで中等度が35.1％、軽度はわずか15.8％でした(**図1**)。若年性認知症というと、映画やテレビのドキュメンタリー番組などを見ると、元気で体力がある人というイメージがあり、なんとなく軽度の人が多いと考えがちですが、実際にはそうではありません。

基本的な日常生活動作(ADL)、すなわち、歩行、食事、排泄、入浴、着脱衣についてほぼ自立している人は食事以外では半数以下であり、特に排泄、入浴、着脱衣では、全介助を必要とする人が1/3以上を占めており介護者の負担が大きいことがわかりました(**図2**)。愛知県の調査でもほぼ同様の結果であり、若年発症の認知症は必ずしも軽度ではなくむしろ介助を要する人が多いと言えます。

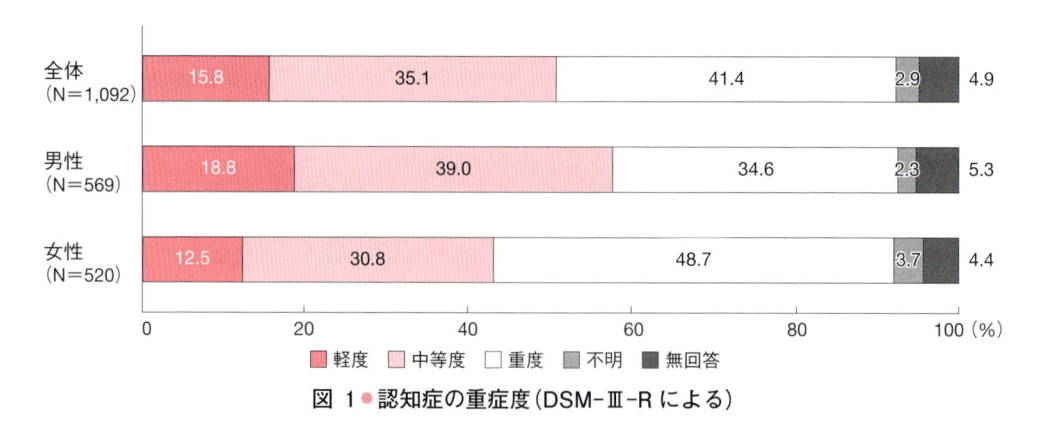

図 1 ● 認知症の重症度（DSM-Ⅲ-R による）

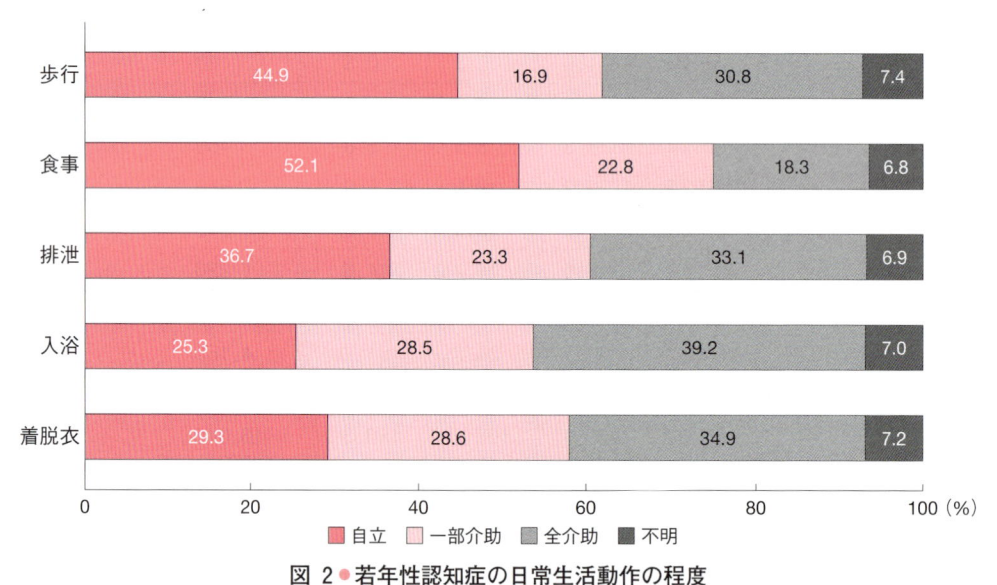

凡例：■軽度　■中等度　□重度　■不明　■無回答

	軽度	中等度	重度	不明	無回答
全体（N=1,092）	15.8	35.1	41.4	2.9	4.9
男性（N=569）	18.8	39.0	34.6	2.3	5.3
女性（N=520）	12.5	30.8	48.7	3.7	4.4

図 2 ● 若年性認知症の日常生活動作の程度

凡例：■自立　■一部介助　■全介助　■不明

	自立	一部介助	全介助	不明
歩行	44.9	16.9	30.8	7.4
食事	52.1	22.8	18.3	6.8
排泄	36.7	23.3	33.1	6.9
入浴	25.3	28.5	39.2	7.0
着脱衣	29.3	28.6	34.9	7.2

2　原因となる疾患

　日本の若年性認知症では、**図3**に示したように、脳卒中（脳梗塞や脳出血）が原因である血管性認知症の割合が多く、約40％でした。若年性認知症は男性に多いこと、脳血管障害が男性に多いことなどからこのような結果になったと考えられています。脳血管障害のタイプとしては、脳出血、脳梗塞、くも膜下出血が多く、高齢者の血管

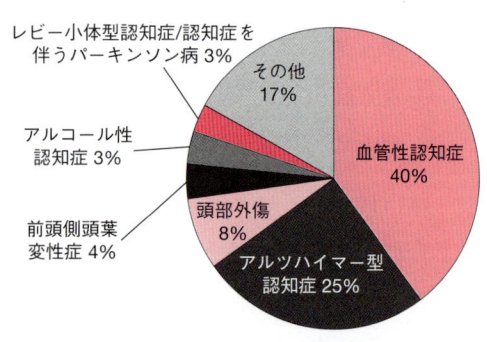

図 3 ● 若年性認知症の原因疾患

- 血管性認知症 40%
- アルツハイマー型認知症 25%
- その他 17%
- 頭部外傷 8%
- 前頭側頭葉変性症 4%
- アルコール性認知症 3%
- レビー小体型認知症/認知症を伴うパーキンソン病 3%

性認知症の原因は脳動脈硬化症による多発性脳梗塞が多いのに比べ、若年性認知症に特徴的です。これは、脳血管障害の危険因子である高血圧や糖尿病などの生活習慣病に対して高齢者の知識や意識が高まり、予防や治療が適切に行われるようになったためと考えられています。

　一方、高齢者に多いアルツハイマー型認知症は、若年性認知症では全体の1/4程度でした。その他、頭部外傷後遺症やアルコール性認知症などが多く、原因疾患が多様であることも若年性認知症の特徴です。また、男性では、血管性認知症、アルツハイマー型認知症、頭部外傷の順に多く、女性では、アルツハイマー型認知症が最も多く、次いで血管性認知症、3番目は前頭側頭型認知症とレビー小体型認知症であり、頭部外傷の割合は男性の1/3以下でした。アルツハイマー型認知症は年齢にかかわらず女性に多いので、このような男女差が出ると考えられています。

3　老年期認知症との違い

　若年性認知症は、65歳以上で発症する老年期認知症と、病気としては医学的には同じものですが、いくつかの特徴があります。つまり、①発症年齢が若い、②男性に多い、③異常であることには気がつくが、認知症と思わず受診が遅れる、④初発症状が認知症に特有でなく、診断しにくい、⑤経過が急速である、⑥BPSD（認知症の行動・心理症状）が目立つ、⑦経済的な問題が大きい、⑧主介護者が配偶者である場合が多い、⑨親の介護と重なり、複数介護となることがある、⑩子どもの教育・結婚など家庭内での課題が多いこと、などです。

1　■　医学的な観点

　病気という視点からみた若年性認知症は、第一に発症年齢が若いことです。平均の発症年齢は先に述べたように50歳代であり、まさに働き盛りに発症することになります。進行が早く、経過が急速であるとされていますが、客観的なデータはなく、必ずしもそうとも限りません。早期に発見できれば、適切な治療や対応ができることは他の疾患や高齢者の認知症と同じです。

　女性より男性に多いことも高齢者とは異なる特徴であり、そのために仕事に関することをはじめ、次に述べるようなさまざまな課題が出てきます。近年、女性の社会進出が

目覚ましくなってきていますが、現在、若年性認知症に罹患している世代では、やはり主として男性が働いている家庭が多いので、一家の大黒柱が病気になり、収入が減ったりなくなったりすれば大きな影響が出ます。

　最初に気がつく症状は物忘れが多いのですが、それ以外にも行動の変化や性格の変化、言語障害などがみられます。また、判断力が低下し、実行機能が落ちてくるので仕事の手順や段取りが悪くなることで気づかれることがあります。さらにイライラしたり、怒りっぽくなったりすることもあり、気分が落ち込んだりするとうつと考えられてしまうこともあります。

　物忘れによる仕事のミスや、家事が下手になったことについては、本人や家族は「いつもの自分とは違う」「どうも調子がおかしい」ことには気がつきますが、高齢者の場合と違って、これらの症状の原因が認知症であるとは思いつかず受診が遅れることもあります。

　また、認知症特有の症状がみられない場合には、認知症とは関係の少ない診療科を受診して診断が遅れる可能性があります。発症から診断がつくまでにかかる時間は高齢者より長い場合が多く、時にはいくつかの医療機関を受診した後でやっと認知症と診断されたという例もあります。

　しばしばうつ病と診断されることがあり、薬が有効といわれて飲み続けても軽快しない例、女性であれば、年齢的にも更年期障害と診断され治療を受けていた例もあります。医療関係者の間でも、まだまだ十分に知られているとは言えません。職場での対応や経済的支援、心理的な支援が最も必要な時期に正しい診断がなされていないのが現状です。

2 ■ BPSDは高齢者より現れやすいか

　認知症の人の介護では、中核となる認知機能の低下だけでなく、認知症の行動・心理症状（BPSD）の有無や内容、程度が大きく影響します。

　以前、商店で万引きをしたとして退職になった公務員が実は前頭側頭型認知症であったとわかり、復職したと報じられました。前頭側頭型認知症では特にBPSDの割合が高く、9割近くにみられます。前頭側頭型認知症は発症年齢が若いので、このような事例が報道されると若年性認知症ではBPSDが多いのかとか、BPSDが強く現れやすいのかという疑問が出ますが、BPSDの出現頻度は若年性認知症全体では高齢の認知症に比べて多いというわけではなく、約2/3の人にみられます。内容的には少し違いがあり、高齢者では「無関心」や「うつ」が多いのに比べ、若年性認知症では「興奮」が最も多く、体

力があることから見かけ上強く出ているように受け取られます。さらに「攻撃性」や「妄想」も少なくなく、これらの陽性症状は、「無関心」や「うつ」などの陰性症状に比べて、家族や介護者の負担の大きな原因になるだけでなく、施設入所や入院のきっかけになると考えられます。

3 ■ 家庭的な観点

　働き盛りで病気になり、休職や退職を余儀なくされる若年性認知症は、既に退職した年代で発症する高齢者とは違い、経済的な問題が大きくなります。本人や配偶者の生活はもちろん、子どもの教育にもお金が必要であり、さらに医療費や介護にかかる費用も少なくありません。また、若年性認知症の場合は、主介護者はほとんどといっていいくらい配偶者に集中しています。高齢者の場合は子ども世代、つまり息子や娘、その配偶者が主介護者であって、本人の配偶者はどちらかといえば副次的な役割である場合が多いのですが、若年性認知症の世代では子どもがまだ若かったり幼い場合もあり、配偶者が介護を一手に引き受けることになります。現代のように核家族が多くなると、きょうだいや親戚に頼るのも容易ではなく、そのような人たちに理解を求めることすら困難な場合もあります。さらに、本人や配偶者の親世代の介護が重なると、複数介護となることもあります。配偶者の介護と親の介護が重なり、そのうえ家事や育児もこなさなければならない状況になってしまいます。

　若年性認知症の家庭では、本人だけでなく介護者となる配偶者も介護のために仕事を減らしたり、場合によっては退職を余儀なくされます。そのため、ますます経済的に困難な状況が深まり、介護の疲れ、病気や将来への不安など、本人も介護者も大きな負担を強いられることになります。

4 ■ 社会的な観点

　定年という形で退職し、社会の第一線から退いた高齢者とは異なり、若年性認知症の人は、病気によりやむなく退職することになります。これは本人にとって不本意な退職であり、働く場を失ってしまうと経済的な面の不利益ばかりでなく、社会から取り残された気持ちになり自分自身の存在意義をも失ってしまうことになりかねません。初期の段階であれば体力も十分にあり、認知機能が低下していてもなんらかのサポートがあればできることが多く、仕事をしたいと希望する人もいます。このような社会復帰への願

望は、高齢者に比べ若年者ではより強いと思われます。

　働き盛りで、社会的にも重要な役割を果たしている人が病気のために退職したり、家庭での役割を全うできなくなることは社会にとっても大きな損失です。

　しかし、経済的な理由でなんとか仕事を継続していたが、最終的には退職となった若年性認知症の人に話を聞くと、「（後から振り返って）仕事をしているときはつらかった、十分に仕事ができないし、何をしていいのかわからず、周りに迷惑をかけていると思うといたたまれなかった。でも妻子のことを考えて我慢していた、辞めてホッとした」と言われました。このように、必ずしも仕事を続けたい人ばかりではないので、本人の意向や家庭の事情をよく理解する必要があります。

4　若年性認知症に対する支援

　若年性認知症は、仕事を現役で続けている年代に発症するため、就労中、退職後などその人の置かれている状況によって支援の方法は違ってきます。また、介護保険以外にも利用できる制度はいろいろとありますが、十分には知られていないのが現状です。

　就労中である場合は、まず現在の職場での勤務を継続することが第一です。今までの仕事がそのまま続けられる場合もありますが、作業能力が落ちてきて、配置転換を必要とする場合もあり、その人の能力に応じた配慮が必要です。また、認知症と診断されれば、「精神障害者保健福祉手帳」などを取得して、企業の障害者雇用枠に入るといった方法もあります。この段階では、医療費の自己負担を軽くする「自立支援医療」、病気などで休職した場合の生活の保障を目的とした「傷病手当金」が利用できます。さらに障害者として、障害年金を受け取ることが可能な場合もあります。

　退職した後は、経済的な問題がさらに大きくなります。退職後、失業給付を受けるには、ハローワークに行き手続きをする必要があります。また、住宅ローンや生命保険についても支払いが免除されたり、掛け金を減らすことができる場合があります。

　退職後も勤労意欲があり、能力が保たれている場合のさまざまな方法の1つが、障害者総合支援法による就労継続支援（障害者授産施設）です。

▶事例◀　Aさん（男性）は電気工事の会社に勤め、現場で働いていた55歳の頃、仕事先から会社に戻れなくなったり、仕事上の失敗が重なったりして家族に相談なく退職してしまいました。その後、医療機関でアルツハイマー型認知症の診断を受けたAさんは、元気がなく無口でした。奥さんは、Aさんの病気、経済的な不安に加え、自分自身もうつ状態になってしまいました。さらに「仕事がしたい」と思い詰めるAさんにどう対応していいのかわからなくなりました。仕事以外に趣味もなく過ごしてきたので、何をしたらよいのかわかりません。Aさんは、病院のソーシャルワーカーの勧めで、精神障害者授産施設で働くことになりました。記銘力や計算などは障害されていますが、仕事への意欲はあり、自信の回復が見込めると考えられたためです。その精神障害者授産施設では、若年性認知症を受け入れるのは今回が初めてであり、職員にも他の利用者にも戸惑いはありましたが、ソーシャルワーカーと連絡を取り合い体験利用から正式利用へとつながっていきました。Aさんの仕事は、病院や介護施設で使うリネンの回収・納品、洗濯、タオルたたみなどです。もとの仕事とはまったく違うことなので、施設では本人のプライドにも配慮して対応していきました。

5　介護保険の利用状況

　介護保険は原則として65歳以上の人が利用できますが、認知症であれば40歳以上からの利用が可能です。愛知県の若年性認知症の調査では、8割近くの人が介護認定を受けており、認定されている場合の区分では、要介護5が最も多いという結果でした（図4）。先に述べた日常生活動作の状況と合わせてみると、若年性認知症の人の多くが介護を必要とする状態であることがわかります。また、介護サービスの利用内容ではデイケア・デイサービスが最も多く約4割で、次いでショートステイが多くなっていました（図5）。しかし、現在の介護サービスは高齢者を対象としているものが多いので、プログラムの内容や方法が若年性認知症の人には合わなかったり、高齢者と一緒では満足できなかったり、施設側でもまだ経験が少なく受け入れにくいのが現状です。

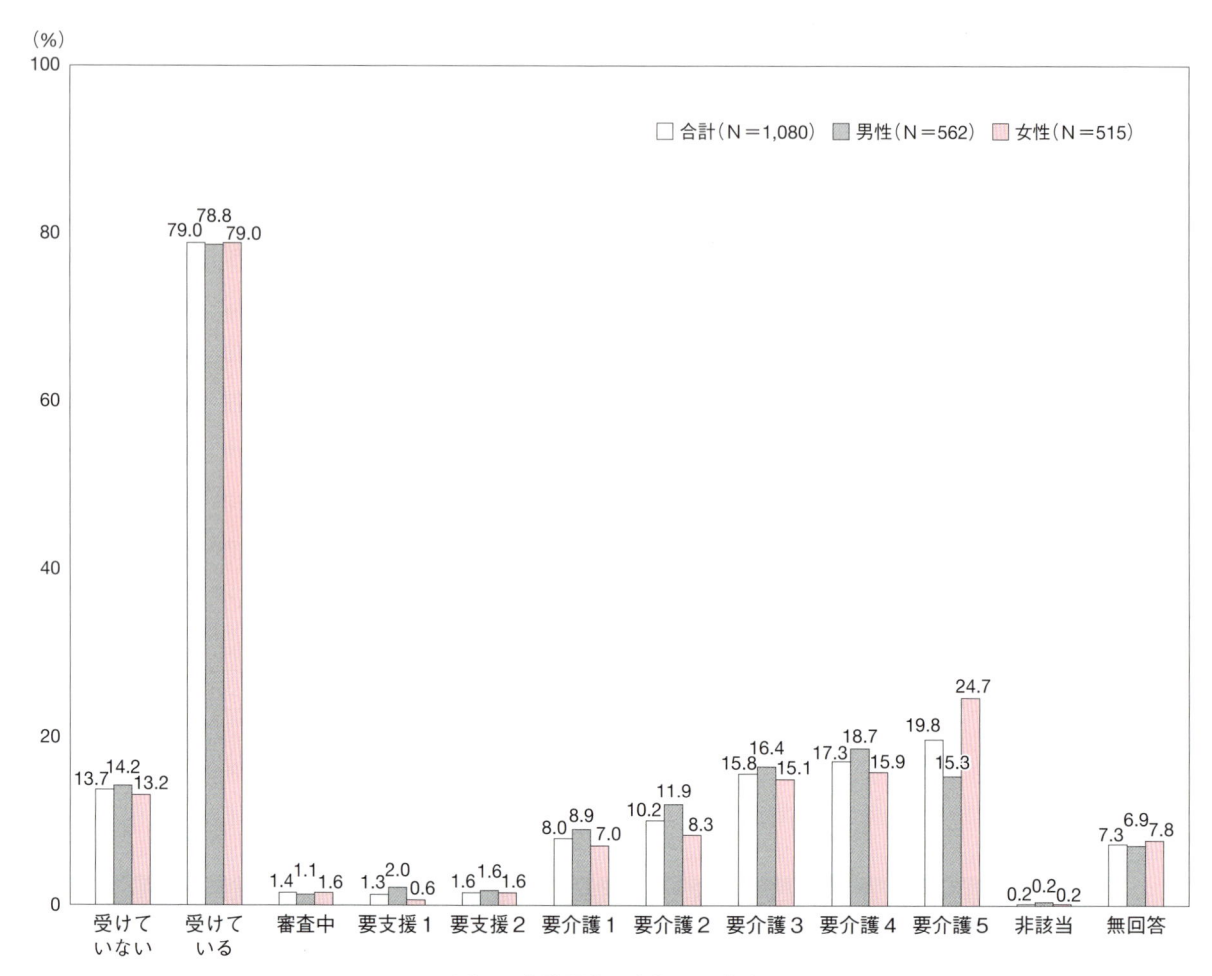

図 4 ● 介護認定の有無と認定度

6　若年性認知症のデイケア

　認知症介護研究・研修大府センターでは、若年性認知症のニーズをもとに、自己効力感を高め、達成感が得られるようなデイケアプログラムづくりを目指して、平成 21 年度から「若年性認知症デイケア」のモデル事業を始めました。「若年性認知症デイケアプログラム」の特徴として、①身体機能が保持されており、認知症が受容されていない状態であると高齢者のような簡単なプログラムでは満足できない、②今までの職歴により、好ましい作業とそうでない作業がある、③新しいルールを覚えるのは困難なことが多い、④手続き記憶が少ない作業が望ましい、⑤達成感が得られる作業が望ましい、ということが挙げられます。

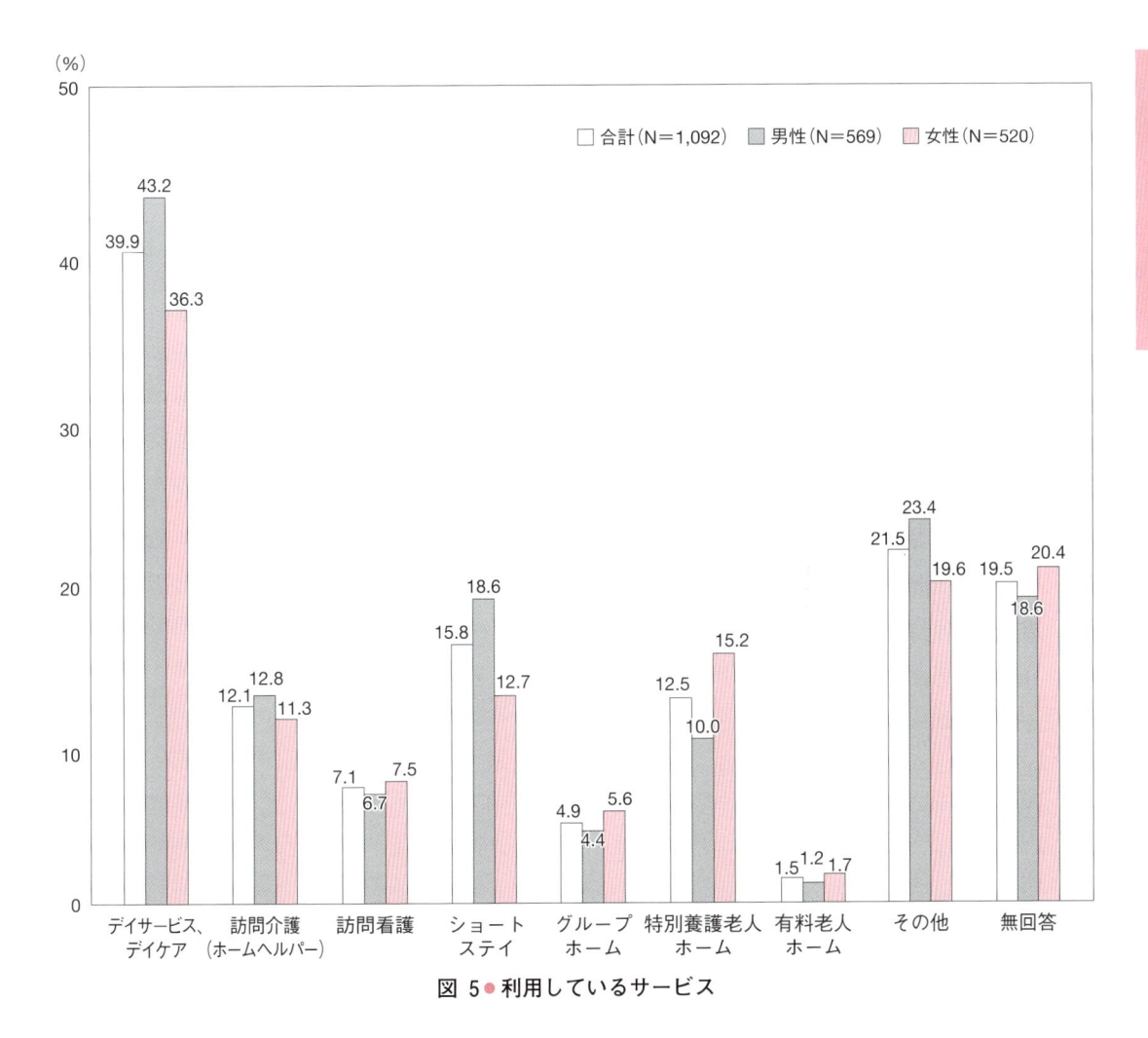

```
(%)
50
                □ 合計(N=1,092)  ■ 男性(N=569)  ■ 女性(N=520)
40   43.2
  39.9
     36.3
30

20                                    18.6                      23.4
   15.8                                                      21.5  19.6        20.4
        12.1 12.8 11.3      15.2                                           19.5 18.6
10                    7.1 6.7 7.5   12.7   12.5 10.0
                                                 4.9 4.4 5.6       1.5 1.2 1.7
0
  デイサービス、 訪問介護 訪問看護 ショート グループ 特別養護老人 有料老人 その他 無回答
    デイケア (ホームヘルパー)       ステイ  ホーム    ホーム     ホーム
```

図 5 ● 利用しているサービス

　実際にデイケアを始めてみると、女性の場合は利用者同士も、スタッフと利用者の間もすぐ打ち解けて話が弾み、作業への導入もスムーズでしたが、男性の場合はそうはいかず、スタッフのほとんどが女性だったためか話の糸口が見つからず、共通の話題も少なく、シーンとする場面もありました。男性の利用者は、このような場面で会話する経験が少ないせいか、なかなか話に乗ってきませんでした。しかし、会を重ねるうちに顔馴染みになり、「今日はBさんが来とらんね。どうしたのかね？」などと気遣う言葉が出るようになりました。

　プログラム内容は試行錯誤で行い、初年度は男性には障子貼りや車いすの整備などの作業、木製キットを使った棚やカラーボックス製作、陶芸、野菜づくりなど身体を動かせるものが好評でした。女性には、塗り絵、七夕やクリスマスの飾りづくり、フラワーアレンジメント、手芸など、座って行うプログラムが多くなりました。

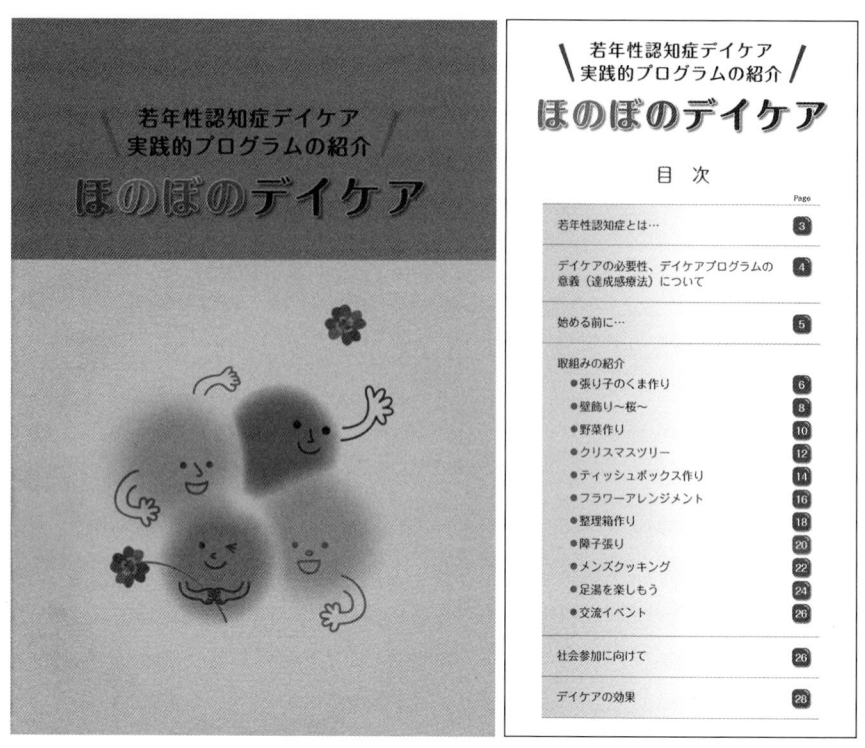

図6●ほのぼのデイケアパンフレット

　3年間続いたデイケア事業では、さまざまなプログラムを行い、その中から好評だったものを選んで、若年性認知症の人に興味をもってもらえ、実践できるようわかりやすく解説した『若年性認知症デイケア実践的プログラムの紹介　ほのぼのデイケア』というパンフレットを作成しました(図6)。「もっと身体を動かしたい」「もっと社会の役に立ちたい」「もっと仲間と一緒にいたい」「もっと家族を喜ばせたい」といった本人の想いを実現できるようなプログラムになっています(図6右)。

　認知機能は開始1年後にも開始前と変わらず、改善することはできませんでしたが、少なくとも維持することはできました。身体機能については、下肢の筋力が強くなりました。これは身体活動のプログラムも多く、週1回デイケアに来るということで外出の機会が増えたためと考えています。また、家族が参加するプログラムを用意したり、作品を家庭に持ち帰ったりしたので、本人や家族は満足感が得られており生活の質を高め、安心感をもたらしたのではないかと考えました。

　スタッフは高齢者の介護の経験がある人や看護職が中心でしたが、「高齢者は介助してもらうことを喜ぶが、若年の人は自立していることを喜ばれる」と気づき、高齢の認知症の人へのケアとの違いを実感していました。若年性認知症の人は、社会性を保ちたい

と考えていますが、発症して仕事から離れてしまうと、家族以外の人と接する機会が少なくなります。ですから、できないことを介助するだけでなく、その人の自立を見守りながら、共に楽しむ時間を共有するといったケアの姿勢が必要になってきます。

また、認知症の人本人からは「家族が最も大きな支えになっている」という声があり、若年性認知症のケアは家族、中でも配偶者が中心になることが多く、介護者への支援が重要です。配偶者も働いている場合が多く、経済的な困難も大きいので高齢者を介護する家族に対するのとは異なった支援が求められます。

● おわりに

以上のように同じ認知症といっても、65歳未満で発症する若年性認知症では高齢者とは異なったさまざまな課題があります。特に診断された直後には本人や家族の戸惑いや不安が大きく、必要な情報が伝わっていません。その状況を理解し、必要な支援やケアの手を差し伸べていくことが必要です。

(小長谷陽子)

◆参考文献

1) 朝田　隆：総括研究報告. 厚生労働科学研究費補助金(長寿科学総合研究)「若年性認知症の実態と対応の基盤整備に関する研究」平成18年度〜平成20年度総合研究報告書, pp1-21, 2009.
2) 小長谷陽子, 渡邉智之, 小長谷正明：若年認知症の発症年齢, 原因疾患および有病率の検討；愛知県における調査から. 臨床神経 49(6)：335-341, 2009.
3) 小長谷陽子, 渡邉智之, 小長谷正明：若年認知症の行動と心理症状(BPSD)の検討；愛知県における調査から. 神経内科 71(3)：313-319, 2009.
4) 小長谷陽子, 渡邉智之：愛知県における若年認知症の就業, 日常生活動作および介護保険利用状況. 厚生の指標 57(5)：29-35, 2010.
5) 小長谷陽子(編著)：本人・家族のための若年性認知症サポートブック. 中央法規出版, 東京, 2010.

災害時のケアと課題

chapter 10

● **はじめに**

　わが国では、認知症の人は半分が施設や事業所で生活し、半分の人が在宅で生活しています。したがって、災害が起こったときにどうするかという点については施設などでの対応と、在宅における対応のそれぞれの視点から考える必要があります。

　2011年3月11日に発生した東日本大震災では多くの高齢者が犠牲になりましたが、その中には在宅で生活する認知症の人や施設で生活する認知症の人も多く含まれています。東日本大震災は、千年に一度といわれる大地震で、犠牲者の多くは津波被害で亡くなった人たちです。またその後の避難生活が続く中で、変化した生活に適応できずに亡くなる人たちも少なからずいました。

　認知症介護研究・研修仙台センターでは、震災1ヵ月後から被災3県にいる認知症介護指導者41人を訪問し、災害時の施設の様子や認知症高齢者の様子などについてヒアリング調査を行ってきました。また避難所でのケアにあたられた514事業所・機関の方々を対象にアンケート調査を行い、震災直後に避難所で何が起こったのかを整理してきました。これらの調査結果を踏まえ、東日本大震災で実際に何が起こったのか、避難後に何が課題になったのかについて触れ、その経験から災害時のケアと課題について考えていきたいと思います。

1　東日本大震災で起こったこと

1 ■ 3月11日に起こったこと

　2011年3月11日午後2時46分に起こったM9.0の大地震は、死者、行方不明者合わせて約2万人という未曾有の大災害となりました。犠牲者は岩手、宮城、福島の太平

洋沿岸部の3県に多く、宮城県の犠牲者は全体の約6割を占めています。

　犠牲者が多かった理由は、地震そのものよりも、その後に起こった大津波の影響によるものです。津波は沿岸部だけに起こるものではなく、リアス式海岸の入り組んだ地形が影響して山間部まで広がっており、この津波の影響で多くの尊い命が奪われています。

　被災地以外の人たちはテレビなどを通して大津波警報の発令や実際の津波の映像を目の当たりにしていましたが、被災地では地震直後にライフラインが寸断されたため、そのような映像を見ることもなく、携帯電話やメールも使えない状態だったために、正確な情報が得られず被害に遭った人たちも多く存在します。このように情報の欠落が被害を大きくした原因の1つともいえるでしょう。

2　犠牲者の多くは高齢者

　東北地方は全国的にも高齢化率が高く、死者・行方不明者の6割以上は60歳以上で、75歳以上でみると45.5％を占めており、犠牲者の多くは地域で生活する高齢者でした。また岩手、宮城、福島の3県の高齢者施設では、少なくとも利用者496人と職員82人の尊い命が失われています。

　震災のあった3月11日は平日の金曜日であり、若い人たちの多くは職場や学校など、自宅から離れているケースが目立ちました。津波から自力で避難しようとした高齢者の中には、歩行機能が低下しているために犠牲になったケースがあり、1人暮らし、あるいは老夫婦2人暮らしの世帯では、避難することすらできず、犠牲になった人たちもいます。また家族が高齢者を車に乗せて避難した場合であっても、道路陥没や地割れ、避難道路の渋滞などの影響で、避難している途中で津波が押し寄せて亡くなったケースもあります。

　高齢者施設や事業所では、地震後に高齢者を屋外に避難させ、そこに津波が襲ってきたケースや、避難している途中で津波に襲われたケース、施設内に残ったまま津波が襲ってきて犠牲になったケース、津波では一命を取り留めたものの、雪が降るような極寒の中で低体温症で命を落としたケースなど、亡くなった原因はさまざまです。

2　災害の想定

1 ■ 起こりうる災害の想定

　災害にはさまざまなものがあります。例えば東日本大震災の場合には地震と津波でしたが、地域によっては台風や暴風、豪雨に伴う洪水被害、豪雪、高潮、噴火、火災などがあります。例えば水害では、台風や豪雨により河川が氾濫したり、河川から遠くても水はけの悪さによって水路が氾濫する場合もあります。山間部では土砂災害によって道路やライフラインが寸断されて孤立することもあります。また、台風は西日本を中心に毎年猛威をふるってライフラインを脅かすことになります。火災は地域性に関係なく、いつでもどこでも起こりうる可能性のある災害です。したがって、自分のところで起こる可能性のある災害とその対応に関する事前の想定を行う必要があります。

　例えば、自分の地域で災害が起こったとき、どの段階でどのような行動を起こすべきかについては、事前に何度も確認し、実際に訓練を行う必要があります。

■ a．地震被害

　地震は突然起こる災害であり、大雨や洪水のように予測がつかない被害です。今回の東日本大震災でも、携帯電話などで緊急地震速報が鳴りましたが、それは地震の起こる直前、あるいは地震が起こっている最中に鳴っています。これはその後の度重なる余震のときも同様でした。地震の直前にアラームが鳴ったとして、自分自身の身を守る心の準備はできるかも知れませんが、実際に認知症の人をかばうという行動には時間が短すぎます。施設で被災したスタッフは、大きく揺れている間に利用者の身体がベッドから落ちないように支えているのが精一杯だったといいます。しかも利用者の人数の方が多いわけですから、支えることができる人も限られています。したがって、日頃から地震に備えてベッド周りの高いところに物を置かないことや、避難の妨げになるような物を周囲に置かないなどの気配りが必要になります。また地震は予測がつかないため、避難勧告や指示が発令される前に避難を始めなければなりません。さらに大規模な地震の場合には、停電し、道路が寸断されることもあり、移動が非常に困難な状況になります。

b．津波被害

　今回の東日本大震災で多くの犠牲者を生んだのは、津波被害でした。過去に地震による津波の被害を受けた地域であれば、地震イコール津波という考えが頭に浮かぶでしょう。しかし、今回の東日本大震災では、まさかここまで津波がくるとは思わないと感じることの方が多かったようです。被災3県すべてで、津波被害による犠牲者が出ていますが、多いのは宮城県と岩手県です。津波は川を遡上していますので、海の見えないような地域にまで被害が及んでいます。津波に限ったことではありませんが、これまでの経験が教訓として活かされる場合と、これまでの経験が邪魔をする場合があります。

　だいぶ昔の話になりますが、1960年5月23日にチリで起きたM9.5の大地震は、17,500km離れた日本にも大きな被害を及ぼしました。地震による津波は、17時間後にハワイに到達し、22.5時間後に日本に到達して、宮城県で5〜6mの大津波が起こりました。津波の速度は平均時速777kmという驚くべき速さで、わが国でも142人の死者と855人の負傷者が出ています。一方、2010年2月27日にもチリでM8.8の大地震が起こっていますが、そのときに日本にはほとんど被害がありませんでした。この間は大丈夫だったから、おそらく今回も大丈夫だろうという根拠のない安心感が実は最も危険なのです。

　津波被害の場合、特に決断の早さが生死を分けることになります。今回の津波被害でも、早い決断をしたところでは、海辺に非常に近い施設であっても全員を助けています。津波被害が想定されるところでは、避難場所がどこか避難経路をどうするかということを事前に確認し、実践的な避難訓練を行ってみることも大切です。災害の場合には道路が渋滞したり、道路が寸断されることもあります。避難時に道路が渋滞したため津波に巻き込まれたという事例もある反面、土地勘があって裏道を抜けたことによって助かったところもあります。そのため、可能であれば複数の避難経路を確認しておくことも必要でしょう。

　頑丈で比較的高い建物は、津波で流されなかった事例もありますが、津波が建物の間を抜けて進む場合には、速度はより速くなり、威力も大きくなるため、被害は拡大することになります。特に都市部の海側の場所では十分気をつける必要があるでしょう。また鉄筋で高い建物であれば、避難所に避難するよりも上部階に避難する方が安全な場合もあります。自分の地域ではどの程度の津波被害が予想されるのか、その場合には避難所に避難するのか、あるいは上部階に避難するのかなど、あらかじめ避難方法を想定しておくことが大切です。

c．台風や豪雨、洪水被害など

　わが国ではこれまでに台風や豪雨による水害、洪水、土砂災害などが至るところで起こっています。そのため、自分のところで過去に洪水や土砂災害など大きな災害がなかったかを確認し、もし災害が起こったことがある場合にはどのような状況でそれが起こり、どの程度の被害だったのかを調べてみることが大切です。そして大きな災害だった場合にどうなるのかを想定し、防災や減災に役立てる必要があります。

　豪雨や土砂災害の場合には気象情報を確認することで比較的予測が立てやすいものですが、避難のタイミングが遅れると道路が通行不能になって孤立してしまうこともあります。洪水や土砂災害が予想される場合には、とにかく避難することを優先して考えることが必要です。河川のそばの施設や事業所では、たびたび洪水注意報や洪水警報が発令されることがあるかも知れません。これまでに注意報や警報が出ても、実際に被害に遭ったことがなかったところでも、今回も安全という保証はまったくありません。多分大丈夫だろうという過信が最も危険なのです。災害全般にいえることですが、避難所の場所を確認したら、実際に避難してみるなど実践的な避難訓練をしてみることが大切です。

d．雪害

　雪害は地域性の高い災害です。大雪によってどのような被害が起こるかはその地域によって異なるかも知れませんが、怖いのは交通が遮断されることによって起こる孤立と、送電線の切断による停電です。最近の暖房器具はほとんど電気がないと機能しないものが多く、寒冷地の冬の停電は深刻な事態を招くことになります。電気を必要としない暖房器具を備えておくことや、場合によっては避難することも必要になるかも知れません。また大雪で道路が閉鎖された場合には、物資が入ってこなくなることも予想されます。大雪による道路の寸断は長期間に及ぶことが少ない場合が多いのですが、数日間の食糧備蓄を心がけておくことも必要でしょう。

e．噴火による災害

　地域はごく限られてきますが、噴火による被害も想定しなければならない地域があります。噴火による粉塵被害程度であれば、直接的に避難には結びつかないかも知れませんが、これまでに噴火が起こったことによって実際に避難した施設や、過去に危険区域に指定されたために施設ごと移転しなければならない事態に陥ったところもあります。また三宅島では、住民全員が避難を余儀なくされたという過去もあります。噴火の徴候

が事前に現れる場合もありますが、地震と同じように突然起こる場合も考えられます。いずれにしても、避難指示や避難勧告が出たら速やかに避難しなければならないことはもちろんですが、避難時を想定した避難訓練などは日頃から行っておくべきでしょう。

f．火災

火災は、いつでもどこでも起こる可能性のある災害です。施設や事業所では、火災報知器やスプリンクラー、消火器などを装備していることが多いため、自分のところで火災が起こったときにはそれがある程度助けになります。しかし消火器で消火できるのはごく小さな火災の初期消火であり、過信できません。また広域で火災が起こった場合には、いち早く避難することが必要になるでしょう。地震のときに火災が起こった場合には、道路が寸断されてしまいます。このような場合には、消防車が火災現場に到達できないために大火災に広がることがあり、今回の東日本大震災でもこのようなことが実際に起こっています。最初は小さな火災でも消火活動ができないために大火災になる場合があることも想定して、避難が遅れないように気をつけなければなりません。

2 ■ 避難するにあたって

a．避難勧告や指示の種類

これまで述べたように、わが国ではさまざまな自然災害が1年を通して起こる可能性があります。こうした災害が迫ってくるとその緊急性によって避難勧告や避難指示が各自治体から発令されます。避難は強制されるものではありませんが、災害時に避難行動に時間がかかる高齢者などを介護する人や支援する立場にある人は、避難をするかどうかの判断に迷うことも多いでしょう。その災害がどの程度のものなのかによって、避難の勧告や指示についてもいくつかの種類があります。自治体からの発令に従わなかった場合の罰則規定などはありませんが、自分のところの施設や事業所、自宅などの避難を考える際の目安になります。

1）自主避難の呼びかけ

自主避難の呼びかけは、地域防災計画などで各市町村により独自に設定されているものを指します。

2）避難準備情報

避難準備情報では要援護者など、特に避難行動に時間を要するものに対して、避難行動を開始することが望まれています。

3）避難勧告

避難勧告は、災害基本法で規定されているもので、居住地域からの立ち退きを勧め、促すものです。

4）避難指示

避難指示も災害基本法で規定されているもので、被害の危機が切迫したときに発せられ、「避難勧告」よりも拘束力は強くなります。

5）警戒区域の設定

警戒区域の設定も災害基本法で規定されており、警戒区域を設定し、災害応急対策に従事するもの以外は立ち入りが制限、あるいは禁止され、その区域から撤去が命じられるものです。

b．災害時の避難（避難所の種類）

災害時には、多くの人が避難所に避難します。避難所は、あらかじめ指定されているため、自分の地域の避難所がどこなのかをあらかじめ必ず確認しておくことが必要です。また避難所の種類は自治体の指定によって多少異なりますが、いくつかの種類があります。

1）広域避難場所

広域避難場所とは、災害発生で大規模な避難を要する場合、それに適した広さなどの十分な条件を有する公園や学校などの地域のことで、各自治体がそれらを広域避難場所と指定しています。

2）一時避難所

一時避難所とは、一時的に避難できる広場、公園、空き地などのことで、災害の状況をみる場合にも利用されます。主に近隣の地域が割り当てられ、これらはある基準をもとに町内会や自主防災組織が指定します。

3）収容避難所

収容避難所とは、自然災害により住居などを失うなど、継続して救助を必要とする市民に対し、宿泊、給食などの生活機能を提供できる学校などを指しており、これは各自治体が指定しています。

広域避難所、収容避難所を指定避難所とする場合や、収容避難所を予備避難所、すべてをまとめて避難所とする場合など、自治体により表現は異なるため、確認することが必要です。

4）福祉避難所

　福祉避難所とは、災害時に一般避難所において避難所生活が困難な高齢者や障害のある人など、なんらかの特別な配慮を必要とする人が避難できる施設です。しかし、福祉避難所は必要に応じて開設される二次的避難所であり、最初から福祉避難所として利用することはできません。福祉避難所の利用と基準に関しては、次の手続きが必要になります。

①まず一般の避難所へ避難します。
②市職員などが障害、健康状態、要介護度などを考慮して避難対象者を選定します。
③福祉避難所ではスペースを確保し、決定された対象者を受け入れます。
④家族も同行可能です。

　ちなみに東日本大震災の被災地である仙台市では福祉避難所が60ヵ所あり、特別養護老人ホームやグループホーム、障害者福祉センター、社会福祉センターなどが指定されています。また東京都中央区では、「地域福祉避難所」として6ヵ所、「広域福祉避難所」として6ヵ所ありますが、高齢者は3ヵ所に指定され、要介護4以上と定められています。福祉避難所は地域によってその数や対象が異なるので、事前に確認しておくことが大切です。

c．避難時に気をつけたいこと

　東日本大震災では、多くの方が自宅で亡くなっています。中には避難を拒んで自宅に残った人もおり、その説得に時間がかかったことも多いようです。また説得に行った若い人が、津波被害に遭って亡くなられるという痛ましい事態もありました。被災地の保健師さんは「若い人のためにも必ず避難してください」ということを訴えていました。また認知症ということを地域の人に伝えていて、災害時に救助された人もいる反面、認知症ということを地域の人に隠していた人は、救助されなかったという話もあります。また避難所に避難した後でも、避難所の人に迷惑をかけるからといって避難所から出て危険な自宅に戻った人たちもいます。そうすると、避難所の人がその人の家に行って支援したり、救援物資を運んだりしなければならず、かえって迷惑をかけてしまうということもあります。

　また施設や事業所で避難を考えた場合、指定避難所に避難することになりますが、緊急避難先での環境は、認知症の人にとって過酷なものです。東日本大震災のときには、小学校に避難することが多かった中で、一般の人たちと認知症の人が一緒の空間で過ごすには限界があります。一方、施設の人たち向けに教室が提供されたところがあり、そ

こでは馴染みの人たちが多かったこともあって、比較的落ち着いて過ごすことができたという報告もあります。自分の地域の指定避難場所を確認することはもちろんですが、例えば避難先になる小学校などと事前に話し合いをもち、施設ごと受け入れてもらえるような仕組みをつくっておくことも必要でしょう。

3 災害時の施設におけるケア

1 ■ 緊急避難時の課題

　災害時の避難は、時間との勝負になります。上司の判断を待つ時間的な余裕がない場合も多いのです。そのため、あらかじめ災害時に想定される状況になったときには上司の判断なしで動けるようなシステムをつくっておく必要があるでしょう。

　災害が起こったときにまず考えるべきことは、利用者をいかに安全に避難させるかということになります。災害時にはエレベーターが使えなくなるため、特に上層階の利用者を避難させる訓練をしておくべきでしょう。要介護度の高いADLの低下した人の避難にあたっては、実際には毛布などを使って階段から下ろすという方法がとられますが、避難訓練時は職員が利用者役になってもらうなどの練習をし、どのくらいの時間を要するかを把握しておくべきでしょう。今回の震災時で避難活動を行ったスタッフの多くは、避難行動時の認知症の人は、たとえそれまで行動・心理症状（BPSD）がみられた人でも、驚くほど整然と指示に従って行動していたと報告しています。これは、おそらく認知症の人が、通常とは異なる異様な雰囲気や、ただならぬ状況を感じ取っていたのではないかと考えられています。

　一方、津波被害の場合は深刻です。津波被害に遭った高齢者施設では、ほとんどの人が自力で逃げることができないため、スタッフがベッドや車いすを押して避難させようとしましたが、スタッフが助けられる人には限界があり、今回の災害の場合には、身近な利用者を助けることで精一杯だったと報告されています。多くの高齢者の命を救った介護スタッフからは、「もっと多くの人たちを助けたかった」という無念の言葉が多く聞かれるのです。このように大規模災害では、必ずしも全員を助けることは困難であるというのも事実なのです。また海岸線からかなり近くにあった施設でも、150人を超える利用者とスタッフ全員を無事避難させたところもあります。これは決断が早かったこと

と、道路が渋滞しなかったこと、ピストン輸送体制がうまく働いたことと、受け入れ避難先の人が非常によく動いてくれたことなどが幸いしています。このような連携体制は日頃から気をつけておくべきことです。

また避難先の施設に移動する場合でも、ストレッチャーや車いすに対応した車両が使えない場合が多く、介護スタッフは普通の椅子に利用者を載せて固定したり、数少ないスタッフで移送することになります。

2 施設における災害時の認知症ケア

a．他施設に受け入れてもらう場合の課題

今回の東日本大震災では、津波被害は受けなかったものの施設が大きな建物被害に遭ったために、認知症の人が他の施設に分散して避難したところも多くみられます。そのような場合、数人のスタッフが一緒に避難することになりましたが、避難先の施設では、利用者と馴染みのスタッフが同じ空間で過ごすことも多かったようです。職員も避難先の施設に泊まり込みだったところでは、利用者とスタッフが一緒に過ごす時間が増え、スタッフも利用者によく気を配るようになったといいます。つまり、慣れない環境で生活することになった認知症の人に対しては、馴染みの人がいるだけでも大きな安心につながることになるのです。

また他の施設などに避難するときには、認知症の人が普段服用している薬も一緒に持って行くことが大切ですが、緊急時で間に合わない場合には、在宅であればお薬手帳のような服薬状況がわかるものを持参する必要があります。施設でケアを受けている人であっても、個人個人の情報を非常時に持ち出せるような工夫が必要でしょう。

避難した利用者や、避難者を受け入れた施設では、避難状況から以前の通常の環境に戻るときには、何事もなかったようにスムーズに馴染んでいったと報告をしている人が非常に多くみられました。このように、環境の変化は認知症の人に大きなダメージを与えますが、適切な環境が認知症の人を安定させる効果が高いことが今回の経験で明らかになったといえるでしょう。但し、津波被害に遭遇して助かった利用者で、認知症の症状がない人や、症状の軽い人はそのときの体験を覚えており、特に津波によって利用者や職員が犠牲になるところを目の当たりにした人は、職員と同様心的外傷後ストレス障害(PTSD)の症状を呈した人もいました。

b．被災した施設でケアを行う場合の課題

　津波被害のなかった施設や事業所では、地震による建物被害はあったものの、自分の施設で継続してケアが提供されていたところも多くみられます。しかし今回の震災では、直後からライフラインが遮断され、その中でケアを行っていく必要がありました。ユニットケアで個室という環境にあった施設では、ライフラインが途絶えた中での個室対応は難しく、ホールなどにマットなどを敷き詰めてケアを行ったところも多くみられます。ユニットケアで個室という通常のケアでは有効なケア環境も、災害時には逆に使いにくいということです。

　災害後は停電が続いたため、多くのところでは懐中電灯を使っていましたが、懐中電灯は片手がふさがってしまうため、ヘッドランプが役立ったと報告している人もいます。また停電の影響で、テレビなどの情報手段は限られており、ワンセグ携帯のテレビ映像やラジオなどによって情報を集めるしか方法がありませんでした。避難直後は自分のところ以外の情報はほとんど得ることができず、周囲に何が起こっているのかを知る方法がなかったのも現状です。ケアスタッフは自分の家族に連絡をすることもできず、自分が無事であることも伝えることができないまま、不安な時間を過ごしていました。また施設にいたスタッフには施設にとどまって利用者に寄り添っていた人も多くみられました。そのような中で、認知症の人は地震があったことを忘れている人も多く、比較的落ち着いていたという報告も多くみられます。しかし、変貌した町並みを見るたびに初めての体験として混乱を示す人も多かったといいます。さらに原発被害で、自分たちが危険な場所の施設にいる高齢者であっても、ニュースなどで報じられる原発の状況は他人事のようであり、危機感を感じている人は少なかったといいます。

c．被災者を受け入れる施設の課題

　災害時には、被害の少なかった施設が避難した人を受け入れることがあります。この場合には、避難してきた認知症の人の情報はほとんどないと考えた方がいいでしょう。被災地から内陸部の施設に避難してきた地域の高齢者は、バスなどで移送され、受け入れ施設に何人かずつ下ろされていくという場合もあり、高齢者は名札の代わりにガムテープに名前を書き、それを胸に貼って目印にしたところもあります。中にはガムテープの名札の貼り間違いもあり、名前の確認もできない人もいたといいます。受け入れ施設では、その人の情報がほとんどないままケアを行うという状況になります。また被災地の高齢の住民や認知症の人を受け入れた施設では、個室に複数人の人が生活することを余儀なくされたため、もともとその部屋の住人だった認知症の人が、自分の部屋に他

の人がいるという環境の変化によって混乱を示すことが多かったようです。一方、ホールなど1ヵ所に集まって過ごしていたところでは、スタッフも利用者も同じ空間で過ごしていたため、不安が軽減したという報告もあります。

d．地域住民を受け入れる場合の課題

　地震や津波だけに限ったことではありませんが、施設や事業所では災害時に近隣住民に助けを求めるだけではなく、実際には近隣住民を助けているケースもみられます。これはその地域が孤立した場合や、避難所に向かうことができない地域、避難所までの距離を移動できない人が近くに住んでいる場合などで起こる可能性があります。通常であれば地域の人に助けられることが多い施設が、逆に地域の人を助ける存在になることもあるのです。今回の災害でも地域の住民と介護スタッフ、利用者が同じ小さな空間で生活することで、地域の絆が生まれ、地域住民の施設に対する理解が深まったというケースもみられます。また、施設や事業所では備蓄している食材などには限りがあるため、地域の人たちから食材などを提供してもらうことが必要になります。施設や事業所は、日頃から地域の人たちと交流し、親密な関係になっておくことが望ましいでしょう。施設や事業所は地域の社会資源でもあります。住民に助けられるだけではなく、住民を助ける役割を担うということも忘れないようにしたいものです。

e．ボランティア受け入れの課題

1）ボランティアを受け入れる場合

　東日本大震災では、被災直後から多くのボランティアが被災地に駆けつけています。また介護ボランティアの派遣についても早い段階から被災施設や事業所に打診しているところが多かったようです。しかし受け入れ側の施設や事業所では、自分たちで頑張ろうという責任感の強さからか、最初のうちは断るところが多かったようです。しかし日が経つにつれて、介護スタッフも段々疲弊していきました。責任感はわかるのですが、長期的展望に立って考えると早い段階からボランティアを受け入れることが大切です。責任感だけでは少ない人数で認知症の人をケアすることは難しくなります。ボランティアを受け入れることが認知症の人のためになるという考えをもつことが重要でしょう。また災害時は通常のケアができない場合が多いので、ケアカンファレンスなどを開く時間もとれなくなります。そのため、ボランティアの人にも情報が簡単に伝わるような、ケースの概要と禁忌事項などを簡単にまとめたケアプランシートなどを作成することが効果的です。

2）ボランティアとして参加する場合

　災害時にボランティアとして参加する人は、強い使命感をもってこられる方が多かったようです。そのため、ケアの方法などについて自分たちのやり方と違うような場面に遭遇するときもあるでしょう。今回の震災でボランティアを受け入れた施設では、介護ボランティアとスタッフの間で考え方の違いや思いの違いなどがあり、スタッフ自身がなかなかボランティアに馴染めなかったと報告している人もいます。さらにケアの手伝いで入ったはずのボランティアの人が、施設のスタッフを教育的に指導したりすることもあったようです。被災施設の人たちは、自分たちも被災している場合も多く、これらの教育的なボランティアの存在に戸惑うことも多かったようです。さらに、介護ボランティアの人たちが施設でケアにあたる期間にも限りがあり、次々に訪れるボランティアに対するケアプランの説明や、介護方法などの説明自体が負担になったと報告している人もみられました。この点に関しては、ボランティアに参加する人が自主的に次のボランティアに引き継ぎできるようなケアの経過記録をつくっておくことも重要です。せっかく力になってくれようとしたボランティアも、介護スタッフに精神的なストレスを与えてしまうこともあるということを十分に理解して参加するべきであり、あくまでもケアの主役は被災地の介護スタッフで、自分たちはその人を支える存在であるということを忘れてはなりません。

4　避難所におけるケア

　これまでに起きた大規模な地震では、多くの人々が避難しています。例えば、1995年1月の阪神・淡路大震災では約24万人が避難しており、2004年10月の中越地震で約10万人、2007年7月の中越沖地震で約1万3千人が避難していますが、今回の東日本大震災で避難所に避難した人は約41万人といわれています。これらの地震被害による避難では、地域で暮らす認知症の人と家族も含まれていました。認知症介護研究・研修仙台センターでは、岩手、宮城、福島の被災3県の514事業所、機関の方々を対象に調査を行い、避難所を支援した人から実際に避難所で起こったことについて621事例を収集しました。その事例からわかったことは、実際に避難所に認知症の人がいたのは8割以上であり、避難所には専門的な支援が必要な人たちがいたということです。ここでは避難所の中で認知症の人がどういう状況にあったのか、避難所のケアはどうあるべきなのかについて考えてみたいと思います。

1 ■ 避難所での状況

■ a．避難所における認知症の人の状況

　避難所にいた認知症の人は、急な環境変化やストレスが原因となり、多くの BPSD が出現していました。具体的なものとしては「不穏」が最も多く、次いで「徘徊」や「帰宅願望」「興奮、攻撃的言動」「不眠、昼夜逆転」などが出現していました。また認知症の人は現状を理解できないため、周囲の人たちを疲弊させていくことになりました。

　避難生活の中で BPSD がどのくらいの時期に出現したかについて、上位 3 つをみてみると、「不穏」は避難直後から 1 日目で約 3 割の人が出現し、3 日目までに 7 割に出現しています。「帰宅願望」もほぼ同じで、直後から 3 日目までに約 7 割の人が出現しています。また「徘徊」は 3 日目からの出現が多いという特徴がみられています。

■ b．避難所における介護家族の状況

　介護家族は、環境が整わない避難所の中で、出現頻度が増加する BPSD に悩まされて疲弊していった様子がうかがわれます。家族の変化の主なものは、「疲弊」「対応に困難」「介護放棄」の順になっています。つまり家庭ではなんとか生活できていた認知症の人が混乱していく姿に対応できず、中には認知症の人を置いて避難所を出て行ってしまった家族や、自宅の片づけのために認知症の人だけを置いていく介護放棄のような状態の家族もいたようです。家族の疲弊は避難した直後から始まり、3 日目までに 6 割の人が疲弊しています。また「介護放棄」は 1 日目から 3 日目までに多くみられます。介護家族は、普段から常に介護負担を感じながら介護しているわけであり、不慣れな状況で混乱していく認知症の人の姿を見て疲弊していくのは無理のないことなのです。一方、弱音を吐かずに頑張っていた家族もいることは確かですが、このような場合も介護の限界を迎えやすく、危険な状態だといえます。

■ c．避難所における一般住民の状況

　認知症の人が一般住民とともに避難所生活を送るためには、一般の人たちの理解が不可欠となります。避難所での理解度は、避難所によって異なり、「理解されなかった」「あまり理解されなかった」が 4 割を占めていますが、「とても理解があった」「まあ理解があった」も約 4 割でした。理解がなかった方では、「周囲から拒否された」「認知症に対して否定的だった」「周囲の人に余裕がなかった」「追い出された」などがありました。一方、

理解があった方では、「話しかけてくれた」「介護職の人がいた」「レクリエーションがあった」「馴染みの人が多かった」などがありました。認知症サポーター養成に力を入れていた地域で、住民400人のうち約100人が認知症サポーターという地域の避難所では、保健師さんを中心にサポーターの人たちが見守りをしていたというケースもありました。認知症の人が避難所で生活するためには、周囲の理解が不可欠となるのです。

2　避難所生活の限界

a．避難所生活が限界となる日数

　認知症の人の多くは高齢で虚弱な人が多く、避難所で頑張り続けるにも限界があります。介護家族も普段の生活で精一杯な状況なので、負担感は増大していきます。私たちの調査でも避難初日から重大な影響を及ぼす出来事が起こっています。今回の調査で、認知症の人が初日で限界を迎えた割合は約2割であり、初日から3日という回答が全体の7割を占めていました。したがって、認知症の人が避難所で生活できる限界は3日と考えるべきでしょう。

b．避難所生活が限界を迎える原因

　認知症の人が避難所での生活に限界を迎える出来事を多いものから順にみると、「認知症の人がイライラして落ち着かない（不穏）」「周囲の理解不足・周囲からの苦情」「介護家族の疲弊」「徘徊」「排泄困難/おむつ交換のスペース」などがありました。また限界を迎える出来事がいつから起こるのかについては、「排泄スペースの問題」が避難所生活の初日から表出する問題であり、この課題は最も重要課題といえるでしょう。したがって避難所では、まず認知症の人の排泄スペースの確保が重要となります。また3日目までに「不穏」や「徘徊」も出現し、避難所生活に限界が生じてきます。一般の避難者は初日から2日目までは認知症の人に理解を示していた人も多くみられましたが、3日目あたりから周囲の人が限界を感じるようになってきます。こう考えると、避難所生活が限界になるのは、認知症の人の症状だけではなく、周囲の理解不足や家族の疲弊などが原因になっていることがわかります。

c．認知症の人が避難所で生活するために必要な条件

　認知症の人が避難所で安心して生活できるためにはどのような条件が必要なのでしょうか。今回の震災で実際に避難所で支援にあたった人たちからの意見をまとめると、次

表 1 ● 認知症の人が避難所で生活するために必要な条件

1. 住民の理解
    - 地域住民に対する日頃からの認知症啓発活動
    - 防災訓練や防災教育の中での教育
    - 地域における認知症サポーター養成研修の実施
    - 避難所では支援ガイドを掲示して住民の理解を得る
2. 避難所における個室や専用スペースの確保
    - 学校などの避難所での教室の確保
    - 段ボールやパーテーションの確保
    - 避難先の学校などとの事前の申し合わせ
3. 排泄スペースの確保
    - 専用排泄スペースの確保
    - 優先排泄スペースの確保
4. 避難所での専門職の確保
    - 避難住民の中にいる介護職や看護職への協力依頼
    - 避難住民の中にいる認知症サポーターへの協力依頼
    - 避難住民の中にいる認知症介護経験者への協力依頼
5. 馴染みの人の確保
    - 認知症の人と家族を分離しない
    - 近所の人など馴染みのある人の確保
    - 認知症に理解のある特定の人を活用
6. 介護家族への支援体制
    - 介護家族の負担軽減（介護の代替や見守りの交代）
    - 家族の相談相手
7. 緊急的避難所からの早期脱出
    - 緊急避難所から介護環境の整った場所への移動
    - 福祉避難所への早期移動

のようになります（**表1**）。

1）住民の理解があること

　最も大切なことは、住民の理解や協力があることです。これは災害時に避難所で認知症についての理解を求めることも重要ですが、日頃から地域住民に認知症の理解に関する教育の機会を設けることが大切です。この点に関しては、認知症サポーター養成研修などが有効となります。また事業所や各機関の人による避難訓練や防災教育の中で、避難所には認知症の人や支援が必要な人がいるということを住民に意識してもらうことが何より大切なのです。

2）個室や専用のスペースを用意すること

　次に大切なことは、個室が用意できること、あるいは要介護者専用のスペースを確保することです。認知症の人は、環境の急激な変化に弱く、騒々しい場所や寒さなどの外的環境の悪さがストレスとなって症状が悪化し、BPSDも増長していくことになりま

す。BPSDの悪化は一般の避難者との間にトラブルを生じさせやすくなり、BPSDがより増悪するという悪循環になっていくため、認知症の人が安心できる環境づくりが重要となります。一般に学校などの大きな避難所では、個室を確保できる可能性もありますが、緊急的な避難所ではそれが困難です。そのため、事前に段ボールやパーテーションになるようなものを準備しておくことが望ましいでしょう。

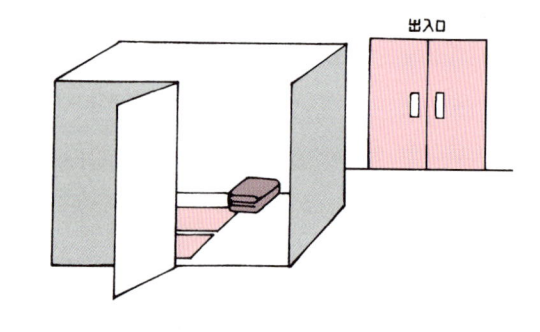

3）専用、あるいは優先の排泄スペースを確保すること

排泄の問題は、避難所ケアの限界を招く大きな原因となります。認知症になると排泄の失敗が目立ったり、おむつを使用している人も少なくありません。一般の人と同じ排泄場所では、時間がかかったり回数も多くなったりします。おむつの問題は臭いの問題も含め、周囲とのトラブルが起きる原因にもなります。可能であれば、大きなトイレを専用に使用できることが望ましいのですが、困難な場合には、せめて1ヵ所のトイレを「要介護者優先」とするような配慮が必要であり、そうすることが認知症の人や介護者と一般避難者にとってよい環境となるのです。

4）避難所に専門職がいること

認知症のケアには専門的な知識や技術が必要となります。普段であれば認知症の人に優しく接することができる人であっても、自分自身が恐怖で不安になっているときには、自分のことで精一杯になってしまい、適切な対応ができなくなってしまいます。そのようなときには認知症の人のことを一般の避難者に無理に理解してもらおうとするよりも、介護の専門職が避難所にいるかどうかを確認し、協力を求めることが大切になります。避難所にはいろいろな人がいますので、その中には看護師や介護職の人がいる可能性もあり、認知症のケアを経験したことがある家族や、認知症サポーター養成研修を受けた人もいるかも知れません。今回の震災でも実際に専門職の人と認知症サポーターで認知症の人の見守りをしてくれたケースもあります。避難所にいる人材を活用し、対応の協力体制をつくることが大切なのです。

5）顔見知りの人や馴染みのある人がいること

認知症の人は、家族や馴染みの人が周りにないと不安になります。避難所の部屋割りやスペース割りでは、必ず家族と同じスペースにすることだけではなく、馴染みのある人や理解のある人を捜してなるべく近くにいてもらうようにすることが大切です。もし

馴染みのある人がいない場合には、認知症に理解のある特定の人が対応して馴染みの関係をつくり上げていくように心がけましょう。

6）介護家族を支援する体制づくり

認知症の人を介護するということは大きな負担を伴います。普段の生活では、なんとか頑張って介護してきた家族であっても、避難所のように介護環境が整っていないところであれば介護負担は非常に大きなものとなり、介護者の体力や精神力を奪っていくことになります。よい環境でよいケアを受けると認知症の人は落ち着いて生活できますが、過酷な環境で満足がいくケアが受けられなければ認知症の人も不穏になるでしょう。認知症の人のBPSDは介護家族に大きなストレスを与え、その結果として不適切なケアが行われるという悪循環が起こるようになります。こうした悪循環を断ち切るためにも、介護する家族を支援する体制づくりが望まれます。

7）緊急的避難所生活からの早期脱出

緊急的な避難所は、認知症の人と介護家族にとって過酷な環境です。このような状況では、認知症の人の症状が悪化したり、ADLの低下が起こることにもなります。また何より介護家族の身体的・精神的健康も損なわれかねません。そのため、緊急避難所からよりよい環境の避難先へ早期に移動することを考える必要があります。行政や介護保険事業所職員などと連携をとり、福祉避難所や医療、介護機関に家族と一緒に移れるような配慮が必要になります。また介護家族は、保険証や認知症の人本人の状況を記載したものなどを準備し、いつでも移れるような心がまえをもっておくことが重要です。

3 ■ 避難所での支援ガイド

東日本大震災では、災害直後に厚生労働省をはじめいくつかの団体から「避難所で認知症の人を支援するためのガイド」が作成されました。私たちの調査で実際に支援にあたった人たちにその内容を評価してもらったところ、「わかりやすい」「イラストがよい」「声かけの方法がわかった」などよい評価が得られています。しかし、実際に東日本大震災で活用されたかというと、「現地にて活用し、役立った」と回答したのはわずか1.5％であり、8割近くはあったこと自体知らなかったと回答しています。つまり、内容はよいものの、実際にはほとんど活用されなかったのです。こう考えると、事前にこのようなガイドを避難所で準備しておくことが必要といえるでしょう。

私たちはこれまでのさまざまなガイドを参考に「避難所での認知症の人と家族支援ガイド」としてまとめました。これは「認知症介護情報ネットワーク（DCネット）」からダウ

ンロードが可能です。支援ガイドは、避難所で支援する人たち向けのものと、一般住民向けにわかりやすい表現で簡潔にまとめた一般住民用のものを作成しています。特に一般住民向けガイドは、災害時に避難所で配布するだけではなく、一般市民向けの防災教育や認知症サポーター養成講座で活用したり、避難所になる小学校の体育館などの壁に事前に貼っておくなどして活用して頂きたいものです（http://www.dcnet.gr.jp/）。

5　防災と減災に向けた備え

1 ■ 備蓄すべきもの（表2）

かつての阪神・淡路大震災の経験から、ライフラインは通常3日程度で復旧すると考えられてきました。しかし今回の震災では、ライフラインの復旧に平均1週間から10日程度かかっており、遅いところでは数週間、あるいは復旧の見込みの立たないところ

表 2 ● 防災・減災に向けた備え

1．水の備蓄
　・1人あたり1日3 l の水10日分の備蓄（分散備蓄）
　・飲料水以外の水の備蓄（ポリタンク、受水槽、浴槽）
2．食糧の備蓄
　・火を通さずに食べられるもの
　・レトルト食品や缶詰類、野菜ジュース
　・レトルトのおかゆ、ベビーフード、栄養補助食品など
　・トロミ剤
　・薬品
3．介護用品の備蓄
　・普段使用している介護用品の多めの備蓄
　・紙おむつ
　・使い捨ての手袋
　・清拭用ウエットティッシュなどの紙類
　・ビニール袋
4．備品などの備蓄
　・懐中電灯、ヘッドランプ、ろうそく、ソーラーや手回しの照明器具
　・電池、携帯電話用充電器（電池式やソーラーなど）、発電機
　・ラジオ（手回し充電式を含む）
　・カセットガスコンロとカセットボンベ
　・燃料類（灯油、ガソリン携行缶）
　・電気を必要としない暖房器具（灯油ストーブなど）
　・油性ペン、紙、ガムテープなど

もありました。施設内の備蓄には限りがあり、支援物資が届くまで、あるいは必要な食糧が届けられるまでは、1回の食事量を減らしたりして対応しているところもありました。栄養の偏りは避けられず、野菜ジュースなどで対応するところもありました。救援物資の食糧も、最初の頃はおにぎりやサンドイッチという軽食が多く、賞味期限ぎりぎりの食糧が大量に届くことも多かったようです。また最初の頃は、高齢者施設に配慮した食糧が届くわけではなく、嚥下障害のある人に対するトロミ剤などが不足していたのが現状です。備蓄すべきものはたくさんありますが、津波や水害などが予想される地域では、備蓄場所を1階ではなく上層階にしておくことが必要となります。

a．水や食糧など

　水というと飲料用水を考えますが、実際には飲料以外の水も大量に必要になります。今回の災害からわかったことは、1人1日3lの水を人数分で10日分備蓄する必要があるということです。もし50人定員の施設であれば、1.5tの水を備蓄することになります。これに職員の分も入れるとかなりの量の水の備蓄が必要になるということです。これは1ヵ所では無理なので、分散する必要があります。水は飲料用だけではなく、食器を洗ったりトイレを流すのに使われます。特にトイレの水が流せなかったという経験が多く寄せられているため、震災後はポリタンクなど以外に受水槽などをつくって備蓄している施設もみられます。また近くを流れる川の水を利用する場合もあるでしょう。入浴が終わっても、次回の入浴まで浴槽から水を抜かないなど、さまざまな工夫をする必要があります。

　また食糧は、火を通さずに食べられるもので保存がきくものが重宝します。災害時にはトロミ剤が不足するので、十分な備蓄が必要です。支援物資は被災直後では高齢者向きでない場合がほとんどであり、特に経管栄養の人などは支援物資が役に立ちません。また、特に災害時には薬が不足するため、災害時に薬をどう調達するかは大きな課題です。

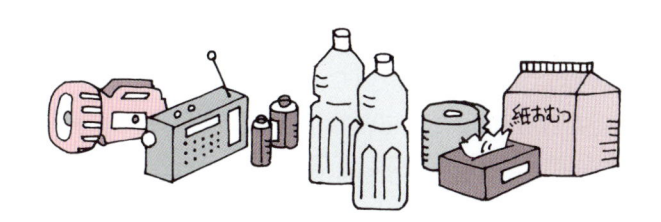

b．備品など

　今回の災害ではガソリンが入手できず大変な苦労をしました。燃料はガソリンだけでなく、季節によっては灯油も必要となります。またガソリン携行缶、ポリタンク、受水タンク、ヘッドランプ、発電機、充電器、ソーラーの照明器具、水を入れる入れ物（飲料用、雑排水用）、紙おむつなどの備蓄が必要です。

　停電が起こると情報がまったく入らなくなります。今回の災害でも携帯のワンセグテレビなどが役立ちましたが、バッテリーが切れてしまって使えなくなっています。そのため、乾電池の備蓄だけではなくラジオ（手回しやソーラー）、携帯充電器（電池・手回し・ソーラー）などの情報入手に必要なものを備蓄しておく必要があります。災害時には日頃便利に使っているさまざまな機器は使えなくなり、役所の掲示板や貼り紙といったアナログ的手段が効果的だったりするため、油性ペンや紙、濡れても大丈夫なビニール袋、ガムテープなどの用意も必要でしょう。

2　防災、減災に向けたシステムづくり

a．防災マニュアルづくりと本気の訓練

　災害はいつ何時訪れるかわかりません。今回の東日本大震災では「想定外」という言葉がよく使われました。こう考えると、想定を超えた想定、いわゆる「想定外を想定する」ということが必要になってきます。防災マニュアル・災害マニュアルを作成することはもちろんですが、それをつくるだけではなく、実際にそれを使って訓練をしてみることが大切です。震災の数日前に起こった地震で、避難時に利用者をうまく避難させることができなかった施設が、その課題をみんなで話し合い、震災当日は無事に全員が避難できたというところもありました。こう考えると本気の訓練というのは非常に重要なことなのです。

b．連携施設の確保

　今回の大震災では、さまざまな団体が支援に入りましたが、団体に加盟していない小さな事業所などでは、支援の手が遅れたという経験があります。このような場合に限らず、施設や事業所同士の連携は、災害時には非常に役立ちます。多くは近隣のところと連携をとる場合が多いのですが、広域災害の場合には、近隣がすべて被災します。そのため、近県の施設や事業所と連携をとっておく必要があります。日頃からの交流も必要であり、スタッフの交換研修をするなどして、お互いの施設、事業所の状況をよく把握

しておく必要があるでしょう。

● おわりに

　災害は認知症の人だけではなく、日常生活を送っていくうえで支援が必要な人たちにとっては非常に過酷な出来事です。また大規模災害の場合には、支援をする人たちも被災者となります。特に不幸にして利用者が亡くなったりした場合には、遺族との対峙がスタッフにとって大きなストレスになるため、支援される人だけではなく、支援する人のメンタルヘルスの問題も考えておく必要があるでしょう。また被災施設や病院では、利用者の記録まで失われてしまいます。これは1つの可能性ですが、セキュリティを万全にしたうえで、電子記録をネット上におくという方法もあるかも知れません。特に認知症の人の医療情報は、被災後の生活にとって非常に重要な情報なのです。

　忘れた頃にやって来るのが災害です。日頃から備えておいても、時が経つにつれて忘れ去られていくこともあるため、今回の経験から得た教訓を風化させないようにしたいものです。

（加藤伸司）

◆参考文献

1) 加藤伸司, 阿部哲也, 矢吹知之, ほか：被災者支援活動；ケアスタッフの活動レポート. 老年精神医学雑誌 23(2)：195-195, 2012.
2) 加藤伸司, 吉川悠貴, 矢吹知之, ほか：東日本大震災が認知症高齢者に与えた影響. 高齢者虐待防止研究 8(1)：23-28, 2012.
3) 加藤伸司, 矢吹知之, 阿部哲也, ほか：東日本大震災と被災者の行動. 老年社会科学 33(4)：598-605, 2012.
4) 認知症介護研究・研修仙台センター：災害時における在宅認知症者の避難所での具体的な支援方法のあり方に関する研究. 平成24年度老人保健健康増進等補助事業報告書, 2015.

認知症の終末期ケア

chapter 11

●はじめに

　認知症の人は症状が進行すると、最期には自分で食べることも動くことも困難となり、すべての日常生活動作に支援が必要になります。

　日常生活動作のすべてに支援が必要になってくると、食べることの支援や排泄・清潔に関しても技術や設備などが求められることから、大型施設や医療機関で最期を迎えるという考え方が一般的であったように思います。

　認知症の人が最期までその人らしく暮らすことを目指し、介護施設やグループホームなどで医療のサポートを受けながら看取られることが多くなりました。

　ここでは、「認知症緩和ケア」の理論をもとに、最期までおいしいものを食べ、トイレで排泄し、ゆっくりお風呂に入り、家族と過ごす時間を大切に、穏やかな看取り支援の在り方について、グループホームでの実践を通して紹介したいと思います。

1 認知症の人の終末期とは

　まず、ここから先を読み進めるうえでの共通認識として、言葉の定義をしておきましょう。認知症の人の終末期とは、どのような状態のことをいうのでしょうか。

　認知症の人がどのように死に向かうかは、一人ひとり違っています。ただ、多くの方は歩行が不可能となり、座位保持が不可能となり、ほとんど表情がなくなり、最期に意識が不明瞭になり、昏睡状態になるという段階を踏んでいきます。

　「終末期」とは、全国認知症グループホーム協会の定義（平成18年度老人保健推進事業）では、「看取りとはケアを含める言葉として使うのに対して終末期は期間をあらわす言葉で看取りを行う期間をあらわす」[1]とあります。

　また、同協会は終末期の始まりは、「老衰などで徐々に食べられなくなり自然に衰弱していく時期」「がんや他の病気などで、症状が進行し、医師から余命を告げられる時期」[1]

の2つの状態が考えられるとしています。

そこで、本稿では、認知症の終末期は、「老衰などで徐々に食べられなくなり自然に衰弱していく時期」で、FAST分類[注1]（69〜71頁参照）の7c以上の状態に相当するようになったら、すなわち歩行が困難となり座位保持が困難になり自分で食べることができず、水気の多いものはむせて飲み込むことができなくなる頃からを終末期として捉え、焦点を当てることにします。

但し、これから先を読み進めるうえで、覚えておいて頂きたいのは、すべての日常生活動作に支援が必要になってから本人の状況に応じて支援を行うと、その後4〜5年の長きにわたってゆっくり穏やかな時を過ごすことができるということです。私たち生活を支える者は、最期のその時が来るまで生きるための支援（QOLの向上が最終目標）を行うことを大切にしなければなりません。

2 認知症緩和ケア

「認知症緩和ケア」とは、耳慣れない言葉かも知れません。看取りについて話し合うと、医師の方々は「認知症で死に至ることはない」とよく言われます。確かに重度認知症の方々の身体状況を隈なく調べると、いろいろな疾患があります。そういった疾患に対する治療や食べられなくなった時の医療処置として経管栄養などを行っている側からすると、いろいろな臓器の機能不全などで亡くなることになるのでしょう。

厳密には認知症とは認知機能の低下から引き起こされるさまざまな生活上での困難が現れた状態を指し示す言葉とされていますから、「認知症で亡くなる」というのはおかしなことかも知れません。しかし、認知症の人の終末期は、認知症ではない人のそれとは明らかに異なります。ですから、相応の支援が必要だと私たちは考えています。

そのうちの1つが、「認知症緩和ケア」です。

筆者は計6回にわたり、スウェーデンのバルブロ・ベック＝フリース教授[注2]のもとで、「認知症緩和ケア」の理論を学びました。

日本とスウェーデンでは社会の制度や生活文化も異なるため、学んだとおりにはなら

注1）：アルツハイマー型認知症の進行度や程度を、日常の行動観察から分類する評価尺度（Functional Assesment STaging）。
注2）：認知症緩和ケア教育の専門機関であるスウェーデン王立財団シルヴィアホーム最高責任者。医学博士。

ないことから、まずは緩和ケアの理念をもとに実践を重ねてきました。

1 ■ 緩和ケアとは

　緩和ケアというと、日本ではがんなど生命を脅かすとされる疾患をもった人に対して行われていることはご存知でしょう。

　私たちの実践の内容を記すにあたって、基本になった考え方を明らかにしたいと思います。

　2002年WHOの定義は次のとおりです。

> 緩和ケアとは
> ・痛みやその他の苦痛を緩和する
> ・生を肯定し死ぬことを正常のプロセスと考える
> ・死を早めることも遅らせることもしない
> ・苦痛となる症状の軽減を図る
> ・死が訪れるまで積極的に生きるための支援を行う
> ・その人の心理的側面・スピリチュアルな面の統合を行う
> ・その人が亡くなってからも家族の支援を行う

　これらを初めて学んだとき、看護職であった筆者は、「死を早めることも遅らせることもしない」さらに「死が訪れるまで積極的に生きるための支援を行う」という言葉に非常に心を揺さぶられました。

　私たち医療職は死を早めることはしていませんでしたが、遅らせることは当然のことと捉えていましたので、大変な衝撃を受けたのです。

　死を遅らせることはしないで、その時まで積極的に生きるための支援をするということが具体的にどういうことなのか悩みましたが、QOLを上げることと知り、納得しました。

2 ■ 緩和ケアの4つの柱

　緩和ケアの柱として、①症状の緩和、②チームで仕事をする、③コミュニケーションをとる、④家族支援、という4つが挙げられています。これらについて、認知症緩和ケアにおいてどのようなことを行ってきたかを具体的に述べます。

a．症状の緩和

　認知症の人の症状の緩和について、多くの話し合いをもったことを覚えています。まず身体的苦痛はもとより、心理的社会的スピリチュアルな面までの苦痛というと、どういったことがあるかを考えました。

　身体的痛みがないのはもちろんのこと、家族の人間関係などその人を取り巻く環境などについて、認知症の終末期の人はどのように感じているのかを話しました。

・自分が日常生活の中でできなくなっていくことが多くあること
・話したいことがあっても言葉に出てこないこと
・何か感じてもすぐに消えてわからなくなること

　そういった不安を感じながらの生活の中で、症状の緩和とはどう接することなのでしょうか。

「忘れてもいい。ゆっくり穏やかに暮らしたい」

「自分のペースで静かに過ごし、時には仲よくしてくれる人と穏やかな時間があったらうれしい」

「不自由さを一緒に感じてくれる人がそばにいてほしい」

　このような気持ちがあるのではないかということが挙げられました。

　病気の進行によっても、症状の緩和の内容が変わってくるとは思いますが、支援者がその人の苦しみや悲しみを一緒に感じ、共に分かち合えることが大切なことといえます。

b．チームで仕事をする

　認知症緩和ケアに限ったことではありませんが、認知症の人を支えるには、医療や介護、福祉にかかわる専門職、地域の人たちや家族のチーム連携が大切になります。

　日常の生活支援は介護職がより多くかかわります。このときに医療者の終末期に関する考え方と、介護者の終末期ケアの考え方がかけ離れていると、認知症の人の終末期支援はとても難しくなります。同じ情報のもとに同じ目的に向かって支援するのでなければなりません。

　また、家族についても、医療の方針や介護者の目標とかけ離れた考えをしているとうまくコミュニケーションができなくなります。ご近所の方々も、戸外で見かけたら声をかけてくださるようなかかわりができていたら、本人にとって地域の中で生きることが実感できるのではないでしょうか。

　チームで仕事をするとき、目標が明確で、みんなが同じ目標に向かっているとスムーズにチームが結成されます。グループホームでチームをつくっていくとき、私たちは認

知症の人たちの生活支援を行うという大前提のもとに、それぞれの役割を果たします。細かなことも、それは誰にとってよいことなのかということを常に念頭において考えると答えが明らかになります。

医療・介護・福祉の専門職、そして家族や地域の方々とともに「認知症になったことは残念だけれど不幸ではない」という社会を築いていきたいものです。

c．コミュニケーションをとる

チーム構成員のコミュニケーションもさることながら、ここでのコミュニケーションは認知症の人本人とのことを指しています。

終末期の認知症の人は自分からコミュニケーションをとるための働きかけができるわけではありません。本来はできるのですが、誰かに気づいてほしいと思い視線を向けても、介護者がそれに気づいてかかわっていかないとコミュニケーションが成立しないのです。

ケアをする人が死を恐れていると、コミュニケーションをとる以前に、視線を向けなくなります。視線を向けてもらえない重度認知症の人は、自分の人生を諦め、近くにいる介護スタッフに対して反応しなくなります。

自分から表現することはできませんが、介護者が話しかける簡単な言葉やその場の雰囲気を理解することはできます。本人が理解できる力をもっていることを信じていないと、話しかけても反応してもらえないことがあります。

ゆっくり・一緒に・楽しくという認知症ケアのモットーに、重度認知症の場合は「静かに」も付け加えていきたいと考えます。

d．家族支援

認知症の人の家族は「二度失う」といわれます。一度目は家族が認知症になり、共に生きた自分の世界から離れること。そして二度目はその人自身を失うことです。

認知症の人の家族は、多くの場合介護者でもあり、本人とともに認知症を歩むことから、家族も病気であるとバルブロ教授は言いました。

家族の立場になって何が一番困るかというと、これから先どうなっていくかがわからないところだと言います。認知症の疾患について、症状と対応の在り方などが理解できると楽になれるかと思います。

しかし、家族の場合、今までの生活の積み重ねもあり、客観的な見方ができないことも多く理解が難しい場合があります。家族関係でも「夫婦の場合」「親子の場合」では違い

があるように思います。
　家族なりの課題を抱えつつ終末期を見送る側の役割と悲しみを受け止められるように支援することは、生きることの意味を一緒に考えるということかと思います。

　バルブロ教授は、以上のような緩和ケアの4つの柱で苦しみを緩和することができ、そして最終的な目的はQOLの向上であると言われました。
　治らない病気であり先に大きな希望がなくても、今この時を精一杯生きるために、支援者である私たちは、共に前を向いて日々を暮らしたいと思います。その人の人生の最終章にふさわしい心地よい場所と時をつくるための支援をしたいと考えています。

3　死に向かうプロセス

　どんなにその人にとって快適な支援を行っていても、最期の時は近づいてきます。その時に向けて、周りにいる支援者が主体となりその人にとって最善の状況をつくっていかなければなりません。
　支援者の思い込みではない最善の状況をつくることは、その人と家族にとって何が大切なのかを汲み取る力がなければできないことであり、支援者の大切な役目といえます。
　私たちがどのようなかかわり方をしてきたのか、以下にご紹介したいと思います。

a．死に向かうプロセスは人によって違う
　13年間で、グループホームで看取りを行った方は35名です。皆さんさまざまなプロセスとドラマがありました。
　自分ですべてを予期しながら病院に行かないと言い張った男性は、呼吸が止まりかけたときに奥さんが「飛行機で兄ちゃんが来るよ」と話しかけるとまた呼吸が戻ったこともありました。家族と一緒に、最期までその人らしく生きること、家族にとっても大切な最期の時間を過ごせるよう支援します。

b．本人・家族・介護者も死が不安である。みんなで話し合うことが最善
　「場面づくりは介護者の役割」とバルブロ教授は言います。その場面づくりのために私たちは、状況が変わるたびに「このように過ごしているがこれでいいのか」「今後このようになる可能性がある」など家族と話し合ってきました。

本人の意向確認は、意識があるときで「どこかつらいところはありますか？　病院に行きますか？」と声をかけたときに、「目線が変わる」ことを見逃さないようにします。「このままでもいい？」と言うと安堵の表情が見えることもあります。元気でなんでも話せたときに、「ここに最期までいるから」と言っていた人にも、最期のところで本人の意向確認をしています。

c．本人・家族・介護者が同じ考えのもとに死に向かうその過程をつくる：介護者の役割

　家族の中で、1人でも医療行為を受けて、延命の治療を行ってほしいという人がいる場合は、できるだけ1人の意見を大切にして頂けるように話し合いをもって頂きます。多数決で決めてよいことではないため、家族の皆さんが考え方を一致できるように何度も話し合いを行います。

　日常的なケアに不信を抱いている場合は、看取りにまでつながらないことも多々あります。

d．最期のその時まで生きるための支援をする

　口から食べられるものを用意したが、さまざまな工夫をしてもどうしても受けつけなくなってきたときに、居室に1人でいると淋しいのではないかと考え、居間の隣の和室にマットレスと布団を敷き、他の人たちの日常生活を感じながら、家族が来ても一緒に過ごします。目を開けたときに見えるところに大好きだった物や花を置き、音楽が好きだった方ならその音楽を流します。ふかふかの羽毛布団ですが、適宜に体位交換を行います。

　そのような状態になると、毎日清拭を行い全身状態の確認をします。職員や他の入居者、入居者の家族も静かに声をかけ、いろいろなお話をします。

e．人の一生について考える機会になる

　本人を前に家族やスタッフがその人との思い出などを話すということは、自分とその人とのつながりの振り返りになります。振り返りをする中で、その人に感謝をし、自分の人生をも振り返ることができます。さらに、人が生きるということについて考えるきっかけとなり、生きることを考えることが死についても考えるきっかけとなります。

　死について考えるきっかけがないと、人の死を受け入れることが難しいと思います。

f．がんと認知症は経過が違うが、最期の時はよく似ている

死に向かうプロセスの中で、医療的対応として延命のための点滴や経管栄養などを行うことなく、最期まで生きるための支援をします。

4　終末期の生活支援

看取りをするにあたって、重度認知症の人のケアができることが必須になります。認知症の人は重度になると何もわからなくなり口から食べることが困難になるといわれてきました。しかし、認知症が進行し、日常生活のすべてに支援の手が必要になっても、コミュニケーションがとれ、適切な支援によって最期まで（FAST 7e 笑う能力の喪失状態になっても）食事をすることもでき、生活が成り立つように実践できることがわかりました。

認知症の人の終末期栄養補給に関して、認知症疾患治療ガイドライン[2]によると、「重度認知症の栄養障害治療のために行う経管栄養には栄養改善、褥瘡予防、誤嚥性肺炎を減らす、生存期間を延長するなどのエビデンスはない。まずは介護者による経口摂取の可能性を追求すべきである」とあります。

さらに日本老年医学会の「立場表明」[3]の中では、最善の医療およびケアとは、「適切な医療、残された生活の質を大切にする医療及びケア」であるといわれています。胃瘻、経管栄養などに頼らないであるがままの生活支援をしていくことは「見殺しにする」などということではなく、「その人の命を包み込むように支えていく」ことで、QOLの向上を目指しながら最期まで生きるための支援なのだと感じています。

また、食事の姿勢を正すこと・口腔ケアをしっかり行うことによって、誤嚥性肺炎は防げることもわかりました。ここでは、食事以外にも基本的な生活支援の在り方について記していきます。

1 ■ 移動（立位が取れると歩ける・歩けるうちは歩く支援）

歩行にふらつきがみられるようになったからといって、車いすの生活を考えるのではなく、「歩けるうちは歩く」を大切に、歩く支援をしていきます。手すりを利用しサポートする・両手引き歩行・後ろから抱きかかえるように歩く（図1）など、その人の状態に応じた支援で最期まで歩くことを目指し、どうにも立位が取れなくなってきてから車い

すを使うようにします。家庭的な環境で空間の狭さが最期まで歩くケアを可能にしているのかも知れません。

支援が必要だとしても歩いて移動できることは、誰にとってよいことかを考えていきたいと思います。

また、車いすは移動手段として活用すべきものであり、車いすに乗ったまま食事をするとか、休息には適していないと考えます。食事をするときは食卓の椅子で、休息のときは一人掛けの椅子を目的に応じて使います。しかし戸外の散歩などには、歩行にふらつきがあると車いすを使います。

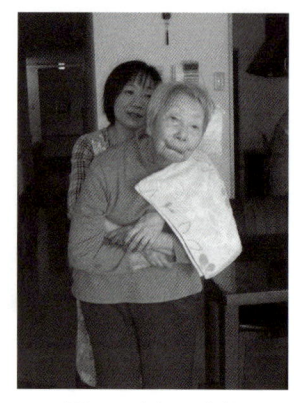

図1●歩行の支援

2 ■ 食事（最期までおいしく食べる支援）

■ a．環境

重度認知症の人が食事をする環境としては、ほかの人の動きが視野に入らず、静かな落ち着いた環境を用意します。

賑やかなところでは「食べる」ということに集中できないため、時間がかかり疲れてしまいます。食事中はテレビも音楽も消し、介助者以外の職員は黒子に徹します。食事中は食器洗いなどの台所仕事も控えるようにし、静かな集中できる空間をつくります。

また、テーブルや椅子の高さが本人の体格に合っているかということも、大きく影響します。椅子の高さが調節できない場合は、足台を使うなどし、足底が床にしっかりとついていることが望ましいでしょう。体勢保持できない場合は、クッションなどを使い、身体の位置を固定できるように支援します。

■ b．食事内容（図2）

食事の内容は、見ておいしそうで・食べてみてそのものの味がして・おいしかったらまた次の箸が出ます。見て何かわからないものに箸を出すには勇気が必要になります。どんなに重度になろうとも、刻み食・ミキサー食は考えません。

野菜を軟らかく煮たもの・魚も調理の工夫で食べることができます。卵料理や豆類も工夫次第で、重度認知症の人に食べて頂ける食事は十分に工夫できます。普通食の煮物の中から、こんにゃく・たけのこ・シイタケなどを抜いたものを圧力鍋に入れもうひと手間かけると、軟らかな煮物になります。

お粥は食事介助しているうちに水分が分離して、むせ込みの原因になります。もち米

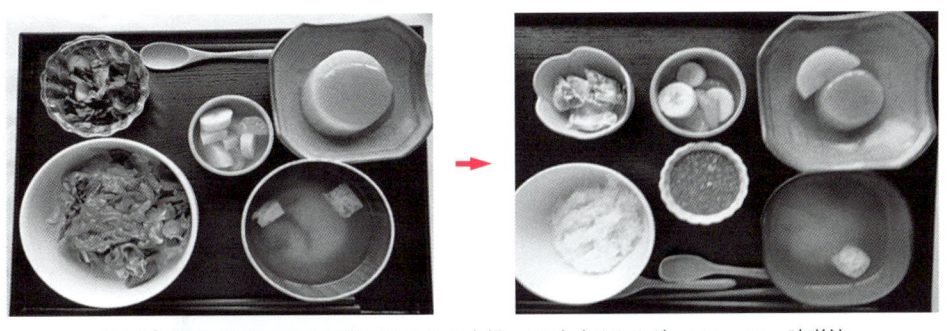

【献立】牛丼/牛肉トロトロ煮、ふろふき大根、アボガドサラダ、フルーツ、味噌汁

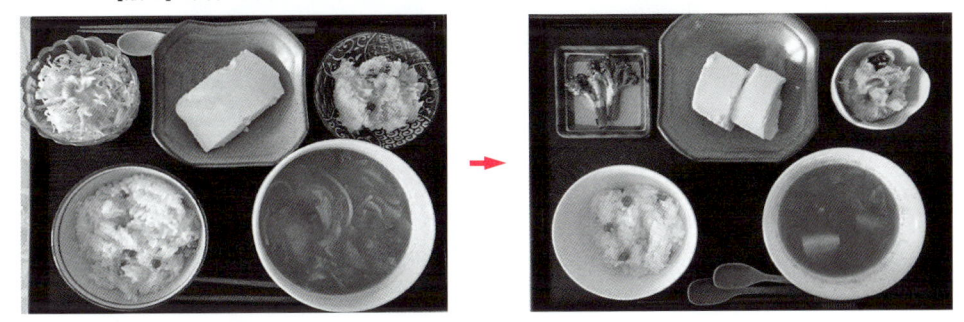

【献立】トマトシチュー、卵蒸し、野菜サラダ/ブロッコリー、さつま芋マッシュ、豆ご飯

図 2 ● 食事の献立工夫例

とうるち米を半々に入れて全粥をつくると、水分の分離でむせることもなく、腹もちがよくおいしく食べることができます。時には、もち米の入ったお粥に、きな粉やあんを載せおはぎとして食べて頂きます。

　最期の最期まで、軟らかくおいしいものを口から食べる支援を行い、終末期のケアを行います。水分は、ゼリーやトロミ粉を使って対応します。終末期になると、食べる量が減少し、水分も 500 ml の摂取も難しくなります。

C．姿勢

　食べる姿勢として、ベッド上で飲食しないということを原則にしています。ベッド上で食べると姿勢を正しく保つことができず、飲み込みづらく誤嚥につながるからです。食べるときは食卓テーブルの椅子に座って食べるということを心がけます。

　椅子の座面に直角というより少し前傾姿勢をとることにより飲み込みやすくなります。椅子の背にもたれかかるような姿勢ではむせ込みが多くなります。前傾姿勢とテーブルの位置を適切に、椅子に腰かけた状態で微調整できるように、椅子の足にテニスボールにカットを入れて履かせ、移動可能にしています(**図3**)。

　テーブルに向かって食べる人の場合は、本人の利き手側から介助します。本人の利き

図 3 ● 姿勢を保つ工夫

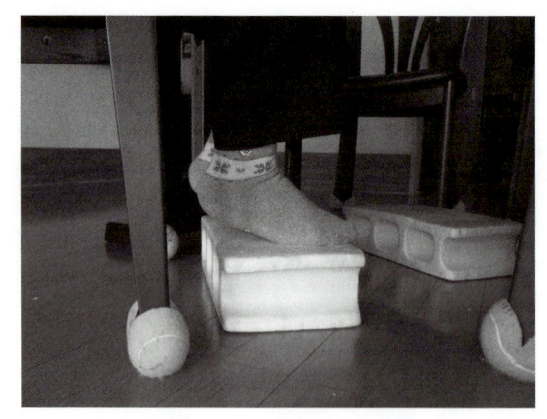

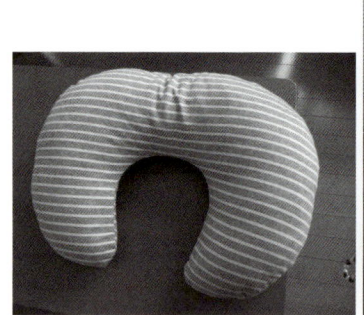

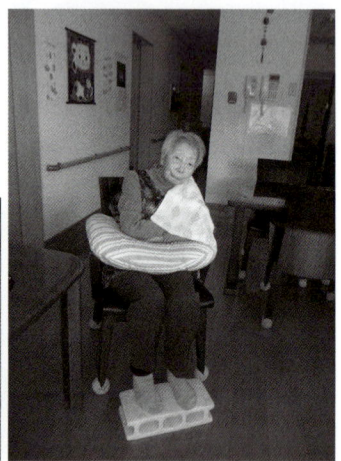

図 4 ● 姿勢を保つ補助具

手側から、食べるものが視野に入るように口元へ持っていくことがポイントです。

　もっと重度(FAST 7c 以上)になると、正面から介助を行いますが、前傾姿勢では前に落ちそうになることがあることから、U 字型の授乳クッションを使い体勢を保持します(**図 4**)。

　介助者は本人と同じ目線で、口腔内や飲み込むときの咽頭の動きを観察できるように、低めの椅子を使い介助をします。

d．食べる支援

　水分はほとんどゼリーにして摂取しますが、ゼリーの硬さはいろいろで、その人の状態に合わせてつくります。

　食事内容に関しては見て何かわかるようにつくります。食べてみてそのものの味がす

るようにつくるということです。おいしいと感じる味つけにするなど特別なことではなく、私たちが好んで食べるものを中心に考えます。

その中で工夫することは、食べられないものを明らかにすることです。こんにゃく・たけのこ・シイタケなどは一緒に煮ても盛りつけません。生野菜は出さずに軟らかめに熱を通すなどの工夫をすると食べられます。軟らかいものを食べる人用に圧力鍋を使うことで食事の工夫ができます。

介助をするときに、木製・プラスチックのスプーンなどを使うと口当たりがよく食べやすくなります。また、認知症が重度になると舌の動きによって食べ物を送り込んだり、丸めたりできなくなることから、口の中でバラバラにならないものを、舌の中央に載せるようにスプーン使いをすることが大切です。私たちが歯で噛む咀嚼とは違って、舌と上顎ですり潰すようにして咀嚼し飲み込むのです。

昏睡状態になると、食べる支援はできませんが、表情がなくなった状態であっても、姿勢を正し、軟らかいものや本人の好きなおいしいもの（ケーキ・饅頭・おはぎなど）は味わいながら食べることができます。

3 ■ 口腔ケア（食後だけではない）

食事や水分を摂る前に、口腔内の状態を観ることは大切です。乾燥していれば湿らせ、傷はないか・歯の状態などを観察します。また、食事後の水分摂取は口腔内の残渣を除去し、誤嚥性肺炎を予防しながら、本人が爽快感を感じることへもつながります。口腔ケア専用のガーゼやスポンジを使用することもあります。毎日の観察によって、異常の早期発見ができます。認知症の人には、歯垢が残って炎症を起こし、食欲が減退するなど口腔内のトラブルが多くあります。

4 ■ 排泄（排泄はトイレが最高）

紙オムツを使っていても、トイレで排泄できるように支援することは、本人の尊厳ある生活を支える中で当然のことといえます。

トイレに行って便器に腰かけても1人で座っていることができないので、傍についていなければなりません。なるべく本人の視野に入らない位置で、「トイレなので、おしっこしてもいいですよ」などと静かに声をかけるなどしていると、排泄できます。便も出ます。

そのようにトイレで排泄ができることは、本人にとって何より満足することになります。そして、最期までトイレに連れて行って排泄を支援してくれる人は、一番信頼できる人になっていきます。
　トイレで１人にすることは、転倒の可能性を大きくします。本人は「あれ！　行ってしまった。私も行かなくては……」と立ち上がりバランスを崩します。トイレに誘導するときは、着替え・拭き取るもの・パッドなど必要なものを揃えてから誘導することが大切です。
　夜間の排泄介助は、眠っているのに起こして介助をするより、目が開いているときに行う配慮がほしいものです。また、自分で動けない方などは、夜間の尿量に応じたパッドを選んで、これも目が開いているときに取り替え、ゆっくり眠れる状況をつくって頂きたいものです。

5　入浴（湯に浸かる幸せな文化）

　お風呂の浴槽をまたぐことができなくなったからシャワー浴で、というところがあるようですが、日本の生活習慣を考えると"湯に浸かる"ということが、豊かな気持ちにさせることは言うまでもありません。
　最近いろいろ工夫された介護用品や浴槽などもありますが、設備がないと入浴支援ができないということではないと思います。浴槽のお湯の量を少なく（20〜30cm くらい）すると浮力による危険回避ができ、半身浴であってもファーラー位であっても浴槽の中で身体を洗うことも可能です。
　浴槽に少なめの湯を張り、湯に浸かって頂きます。そして温まってから身体をさっと洗い、シャワーで石けんを落とし上がってくるような入浴方法にし、浴槽の出入りに２人で介助をするとよいでしょう。
　浴槽をまたげなくなったら湯に浸かるのは無理と諦めるのではなく、本人の身体状況に応じた工夫を考えたいものです。浴槽の出入りの介助で手を滑らせないように「タオルを巻いて抱える」「安全ベルトを使う」などの工夫を考えましょう。

6　睡眠（眠りを妨げないケア）

　終末期を迎えると、眠って過ごす時間が多くなりますが、すっきりとした朝の目覚めと空腹感から、朝食はよく食べることができるようです。食べた後の休憩は、人とタイ

ミングによって長さはまちまちですが、しっかり自分で目覚めたときに起きて食事をする(または水分を摂るなど)生活のリズムをつくり、その人の生活リズムを崩さないように支援することが大切です。

　終末期の昏睡状態になるまでは、朝起きたら洋服に着替え、夜はパジャマに着替えるなどの支援をして頂きたいものです。最期の時まで、その人がその人らしく生きる支援の在り方として、夜は眠り昼間は活動できるリズムをつくります。

　夜勤者は夜間の睡眠時間に静かに、大きな物音を立てないなどの配慮が求められます。

7 ■ 褥瘡予防(苦痛をつくらない・褥瘡は介護の恥)

　1日の大半を寝て過ごすようになると、ベッド上の通気性・軟らかさ・ほどよい弾力性・シーツのしわなどが問題になります。低反発褥瘡予防マットなど多くの介護用品が開発されています。でもグループホームは在宅の分類にはなっているのですが、介護用品のレンタルは使えない仕組みになっています。

　ある日、終末期を迎えた男性に清拭を行うと仙骨部に10円硬貨ほどの発赤があり、まさに「これから褥瘡になります」という状態でした。ビーズマットもムートンも何も用意していなかったため、タンスの上に置いてあった羽毛布団(掛け布団)をシーツの下に2つ折りにして敷いたところ(図5)、翌日その発赤を探しても見つけることができないのです。

　それからというもの、寝返りができなくなった高齢者には羽毛布団を敷いています。通気性があり圧力が分散されることから、褥瘡予防用の低反発マットレスを使用しても発赤のできる人に羽毛布団を使用すると、発赤がみられなくなったという事例もあります。

　何よりも、日常的に使われているものの代用で効果を上げることが素晴らしいと考えます。

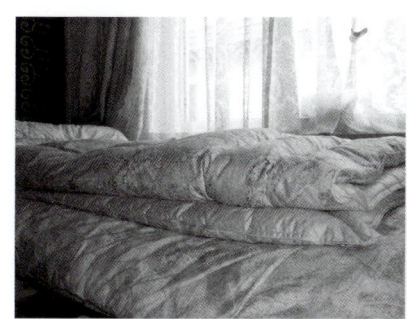

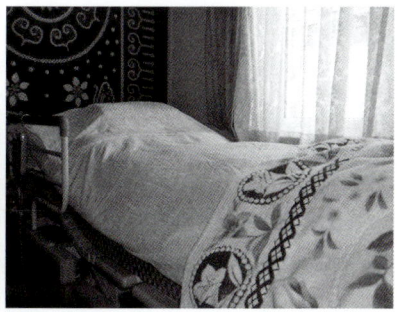

図 5●褥瘡予防の工夫

5　医療連携

　249頁でチームで仕事をするときの共通の認識について書きましたが、認知症の人の終末期について、その人の人生の最終章を精一杯生きていることに敬意と尊敬の念をもち、チーム員それぞれが自分の役割をしっかり果たしていくことが大切です。

　医療連携は、日常的なかかわりの中で、認知症の人一人ひとりにどのように医療を行っていくかの療養計画と介護計画がリンクし、専門性は違えどもその人を支えるゴールは同じになるように連携を取れることが求められます。介護者は、最期までQOLを高めるためのケアを考え、医療者はその人の今を見て苦痛があるか、医療行為の必要はあるかなどを判断して家族に現状の説明をして頂きたいと考えます。

　もちろんそういった連携を行うにあたって、介護職も学びの姿勢を大切にして、わからないことを確認しながら日々の生活支援を行い、医療者が安心できるようなケアの体制をつくりたいものです。

6　終末期認知症ケアの実際

　ここから、私たちが終末期の方にどのようなかかわりをしてきたか、事例を2つ紹介します。

▶事例◀　Aさん：終末期のケア

　92歳、女性。グループホームに入居して7年が過ぎている。

　朝、訪室すると既に目は覚めている。「おはよう！　起きたー？　トイレに行こうか」と朝のあいさつをしてトイレに行くか尋ねると、小さく頷く。介助にて起き上がり、両手引きにてトイレまで歩行。ドアの外で見守り待っている。排尿あり。その後、顔と手を洗い、着替えてソファーに腰かける。すぐに深い眠りに入ってしまう。身体が冷えないように膝かけをかけておく。

　朝食の時間、何度目かの声かけでようやくうっすら目を覚ます。しっかりと目覚めるまで、ゆっくり・はっきりと何度も声をかけ、目覚めたところで朝食を始める。

朝食メニューは、他者とは少し違うもの（お粥・味噌汁・かぼちゃの煮物・煮魚のゼリー寄せ・プリン・煮豆のペーストなど）を用意している。煮魚のゼリー寄せを口元へゆっくり運ぶと、おいしそうに食べている。Aさんの状態に合わせて朝食を終え、膝かけをかけて少しの間そのまま座っている。
　15分ほどしてトイレへ行くと排便があり、排便による疲労から居室で休むこととする。
　昼食時に居間へ来ると、とてもすっきりした表情をしており、用意した食事は全量食べられた。そのまま眠りに入り、しばらくしてから居室へ戻る。
　他者がおやつを食べる頃、様子を見に行くと目が開いている。入浴の誘いに頷き、2名で介助し入浴を行う（家族が手伝ってくれることもある）。湯船に浸かっている間、とてもくつろいだ表情をしている。

　いつもと変わらない1日の生活の中で、本人の覚醒状況に合わせた生活リズムをつくることを心がけています。食事やおやつは目覚めたときに食べられるように支援し、眠いときはいつでも眠れるように環境を整えることに気を配ってきました。病気が進行しても、おいしいものを食べ、トイレで排泄し、ゆっくりお風呂に浸かることのできる生活を心がけています。

▶事例◀　**Bさん：グループホームでの看取り**

　平成〇年6月、グループホーム福寿荘の和室は黒い幕で覆われ、中央の祭壇にとびっきり笑顔のおじさん（Bさん）の顔があった。Bさんは74歳。身寄りがなく、本人の情報は不明なことが多い。
　平成△年の冬、行き倒れになっているのを助けられ、市役所の紹介でグループホームに入居。頑固な性格のうえに認知症が進んで、納得できないことは頑として聞かず、気に入らないときは「関係ない！」と見向きもしない。さらに、自分の世界に入って混乱すると、大河ドラマを見ていて「切腹だ！」と怒鳴ることもあった。時には「俺、学校に行く」と出かけていく。自称早稲田大学中退、「文学というものが俺の人生を狂わせた」などと言いながら、わがままなところが見える素敵な紳士であった。
　グループホームに入居して4年、食道癌の胃転移癌の末期と診断された。「俺は、俺の人生を歩む・終わりの時は終わりよ！」「そこまでしなくともいいだろう」などと

言っていた。そんなBさんの意向を踏まえたうえで、本人のQOLを高めることを目的に日々の生活支援を大切にした。

　かねてより、故郷の話をたくさん聞かせてくれたことから、故郷を訪問することにした。車での訪問であったが、ご本人は「サイコーの記念だ‼」と喜んでいた。写真に撮ったその風景は拡大し、部屋に飾った。

　徐々に体調が悪く・気分が優れない日が多くなっていく中で、「俺はいったい何の病気だ！」とスタッフに詰め寄ることもあり、医師から病気について話してもらった。「俺、ばばのところに行くから」「さまざまだ……人生さまざまだ」「怖くてふるえるよ！　この世界は怖い！」など、本人の「命」を見つめる言葉にしっかりと向き合い、本人の思いを受け止めていた。

　たくさんの思い出を残してくれたBさんは、かわいがっていたスタッフ（チョンコちゃん）と8人のおばさんたち（他の入居者や私たち）の見守る中で息を引き取った。

　8人のおばさんたちと、Bさんの葬儀の方法について話し合った。「昔はみんな家から葬儀を出したものだよ。ここで葬儀を出そう」と言ってくれたのは「物忘れがひどくって‼」とぼやくCさん。入居者の意見が決まった後、入居者家族にグループホームで葬儀を行うことを伝えた。入居者家族は、葬儀に参列してくれる人、お花を供えてくれる人もあり、ほとんどが来てくれた。Bさんはなんと幸せ者なのだろう。いよいよ送り出すとき、棺にいっぱいお花を入れて最期のお別れをしようと顔を見ると、ほんのりピンク色の頬、薄目を開けて微笑んで眠っているように見える。「おじさん、喜んでくれたねー。よかった‼」一同大きな安堵感の中で、見送り終えた。

　おじさんの写真は、今でも福寿荘の和室に飾られ、入居しているおばさんたちの話題になります。「あのおじさん誰？」「前にここに住んでいた人だよ」「亡くなったの？」「この和室で亡くなったの」「私もここに最期まで置いてくれるかな…」などという会話になることもあります。

　おじさんの孤独な半生も、たまたまめぐり合う人に大きな影響を与え、忘れられない人として私たちの心の中で生き続けます。

●おわりに

　認知症の方々の看取りを行うことができたのは、緩和ケアの理論を学んでいたからだと考えています。迷い悩みながら本人と家族がどう考えているのか話し合うことが何度もありました。ご家族は、「長い時間をかけて大切な人をグループホームの職員と一緒に

看取ることができた。自分の時もよろしく」と言ってくださいます。

　認知症と診断され多くのものを失い、家族ともども悩みに悩んでたどり着き、ゆっくり暮らす様子を見て安堵されます。やがてできないことが多くなり、寝ている時間が長くなりますが、何もわからないのかというとそうでもなく、肺炎にもならず、褥瘡もできず、少ない量ですがご飯を食べ、トイレに行って排泄し普通の生活を送ります。

　これからも、「認知症になったことは残念なことですが、不幸な人生ではなかった。楽しかったよ」と言って頂けるように支援していきたいと思います。

　認知症緩和ケア理論をご教授くださった、バルブロ・ベック＝フリース女史に心より感謝申し上げます。また私たちと一緒に暮らし、多くのことを教えてくださった35名の方々とそのご家族に心から感謝致します。

(武田純子)

◆参考文献
1) グループホームにおける看取りに関する研究事業. 平成18年度老人保健推進事業, 2007.
2) 日本神経学会(監)：認知症疾患治療ガイドライン2010. pp216-218, 医学書院, 東京, 2010.
3) 日本老年医学会：立場表明2012(2012年1月28日理事会承認).

家族のケア

chapter 12

● はじめに

　認知症の人の在宅介護を、長期にわたり専門職ではない家族が担うことは、大きな負担が伴います。また、家族による介護は時に虐待を生むことがありますが、一方で家族の絆の再構築につながる場合もあることから慎重に行われる必要があります。専門職による在宅介護への、信頼関係なき介入は却って孤立を深める結果になることも懸念されるので、家族を深く理解したうえでかかわることが望まれます。そこで、社会の中で最も小さな集団であり、システムである家族の背景、周辺や家族間の関係性を踏まえ、その舵とりの在り様や絆のバランスに着目しながら家族の視点で支援を行うことが求められるのです。

　本稿では、家族介護者の心理的な側面を理解したうえで、専門職の役割と連携について概観し、また介護負担の軽減の視点において高齢者虐待の未然防止の具体的な方法を示します。さらに、在宅介護の長期的な支援を行うための介護者交流会の企画運営方法について解説を加えています。

1　在宅介護者の心理的理解と支援方法

1 ■ 家族介護者の心のゆらぎ

　介護問題は、親、配偶者、きょうだいなど、自分自身の介護も含めると誰もが人生の中で一度は直面するものです。しかし、こうした介護負担を軽減するために各種介護サービスがあるのにもかかわらず、多くの介護者は苦しみ、時に虐待にまで至ってしまう事例や事件が後を絶ちません。第7章「虐待について」(181頁)において紹介した市町村への通報を起点とした厚生労働省の調査結果においては、養護者(現に介護する者)による

虐待は、養介護施設従事者(老人福祉法もしくは介護保険法に定める施設・事業所)のそれをはるかに上回る件数です[1]。この背景として介護者の知識や技術、置かれた環境の違いがあることは容易に察しがつくところですが、介護する家族とかかわってゆくと単純にそれだけではないことを証言から読み取ることができます。

▶事例◀ Aさん(女性、既婚)は、25年間施設で介護職員として働き介護主任まで務め認知症介護を専門とした敏腕ケアワーカーでした。そのAさんが義母と実母の介護のために中途退職をしたのです。「長年認知症の人の介護をしてきて、おおよそ察しがついており、自宅でもうまく介護ができると思っていましたし、うまくやっていく自信もありました。しかし、実際に介護をすると涙が止まらなくなるのです。これではいけないと思っていてもどうしてもうまくいかなくて。こんなはずではなかったのに。本当に苦しい。情けない」このような手紙を頂きました。

認知症介護の知識や技術を持ち併せているはずのAさんの"苦悩"は、何から起因したものでしょうか。認知症の人と家族の会代表である高見は、認知症の人を介護する家族には4つの苦しみがあると述べています[2]。第一に24時間気の休まることのない介護による心身の疲労、第二に介護に費やす時間と心を奪われた末の家庭生活の破綻、第三に先行きの不安、第四に周囲の理解者の不足、であると説明しています。

Aさんが感じる苦悩を、上記4つの苦しみと重ねてみると、彼女が長年務めた施設における認知症介護との明らかな違いを読み取ることができます。

介護の専門職としての知識や技術、経験があっても、自らも予測できない心の動揺に戸惑っているように思えるのです。Aさんは、できていた施設での認知症介護と、うまくいかない家族の介護を体験し、「できる私―できない私」という意識と現実の狭間で生じる葛藤を自覚した瞬間から、さらなる苦悩が増していったのです。

また家族関係に起因する苦悩もあったようです。親子、娘、母親、嫁、姑という、これまでの家族関係から、介護を「するもの―されるもの」という新たな関係の変化によって生じた葛藤です。よく、「在宅介護は体験した人にしかわからない」という当事者感情が背景となります。しかし、「ほかの人にはわからない」という介護者の認識がより孤立・孤独を生み、先の見えない不安に陥ることとなるのです。介護者1人と被介護者1人という二者関係は、施設介護ではできていたはずである認知症の人の行動から発せられる意味を解釈することや、認知症の人の背景から心理状況を読み取る技術を相対的に難し

くさせてしまい、相互の混乱を招いてしまう悪循環に陥りやすくなります。家族だからわかることは、家族だから見えなくなってしまっていたのです。こうしたことは多くの家族介護者にみられる傾向です。したがって「家族だからうまくいく介護」と「家族であるが故にうまくいかない介護」を専門職である支援者が明確にしたうえで必要な介護や医療サービス、社会資源を活用し、うまくいかない部分を補うことが求められます。故に、介護者と被介護者の二者関係を一度客観的に見つめることで家族のもつ本来的な力や関係の再構築に方向づけることができるのです。

2 ■ 在宅介護を継続するための介護・医療・地域の連携

　介護者と被介護者の二者関係の長期化で、家族介護者は心身の疲労に陥り、知らず知らず介護者の想いや都合を優先した介助になってしまう恐れがあります。また孤立化すると、それを咎める者もなく、結果的に被介護者の健康状態に悪い影響を及ぼすことになります。被介護者が認知症であれば、このような介護環境が行動・心理症状（BPSD）を誘発し、お互いにとってますます悪い方向へ進んでいきます。まさに悪循環です。

　老いゆく高齢者、そして静かにひたひたと進行する認知症、いつ起こるともわからない加齢に伴う疾病など同時並行・多発する課題に直面しやすい家族による在宅介護は、安定するまでには時間がかかります。また、認知症がある場合は、日々生活の中で起こる困難を対処的に防いでも、手のひらから砂がこぼれ落ちるように次々と他の問題が起こってくることがあるために支援の手の連携・増加が不可欠です。**表1**は、在宅介護を継続することが難しくなる要因とそのために必要な支援について表したものです。これらすべてが揃うと在宅介護の継続は難しくなることが予測されるため、以下に示す支援と各連携体制の構築が必須です。

表 1 ● 在宅介護継続を阻害する要因と支援提供者

在宅介護を継続することを阻害する要因	必要な支援の提供者
(1) 認知症の症状が多く出現する	介護専門職による助言
(2) 認知症以外の病気の発生やADLの急激な低下	医療関係者による助言
(3) 家族の介護力の低下	地域住民や介護専門職による支え

（(1)〜(3) 連携）

※これら3つが揃うと在宅介護の継続が難しくなります。

a．認知症の症状が多く出現する──介護専門職による助言

　認知症の進行に伴い、さまざまな症状が出現します。特に在宅介護場面で最も一緒にいる時間が長い人への依存的な態度（シャドーイング）や、嫉妬妄想、物盗られ妄想、また見当識障害がもたらす徘徊や排泄の失敗など家族の心も身体も休まらない状況をつくり出していきます。こうした場面で求められるのは、在宅介護を支える居宅介護支援事業所、訪問介護事業所、通所介護事業所などの居宅系介護サービス提供事業所の専門職からの支援です。特に、介護支援専門員やデイサービス、デイケア、ホームヘルパーなど、最も家族と接する機会の多い専門職から家族への、認知症の知識や介護技術についての助言は有効です。但し、助言では注意しなければならないことがあります。家族のこれまでの対応や介護方法を否定するのではなく、苦労を認めたうえで、今困惑している事柄についての解決方法を助言することです。「認知症の進行はこの先こうなりますよ」というように過度の一般化を避け、サービスや福祉用具を活用し今の課題をどうしたら切り抜けることができるのかという助言が求められます。

b．認知症以外の病気の発生やADLの急激な低下──医療関係者による助言

　高齢者は、加齢に伴う疾患や慢性疾患をもっている場合が多くなります。また、体力も低下し、低栄養、脱水によるせん妄などの症状も現れやすくなります。心臓などの循環器や血管は加齢に伴い機能が低下し、骨粗鬆症、糖尿病などもあり、放っておけば急速に老化や虚弱が進みます。認知症も同様に加齢の影響が大きいためにさまざまな薬や治療が必要になります。家族は見守ることしかできず無力感にさいなまれます。こうした場面では、訪問看護での服薬指導、医師による治療など医療的な支援が必要になります。もちろん家族自身の健康状態の確認が必要になるでしょう。

c．家族の介護力の低下──地域住民や介護専門職による支え

　家族機能の低下は最も深刻な問題です。家族の世帯構成の変化でみると、65歳以上の高齢者が「子ども夫婦と同居」する世帯の占める割合は、昭和55（1980）年では全体の5割であったものの、平成23（2011）年では全体の5割が「1人暮らし」と「夫婦のみの世帯」で、「子ども夫婦と同居」世帯は2割に満たないのです（図1）[3]。つまり、在宅で介護が必要になったとき、補助介護者不在の1人介護者の世帯が増えているのです。介護者は高齢化し自らの健康問題と直面し、同時に少子化により子どもや親族も少なく、必然的に誰が介護を担うのかが家族の問題になります。頼みの子どもたちは、仕事を求め親と離れて暮らしており安易に介護を頼むこともできません。そしてきょうだいも少なく、娘

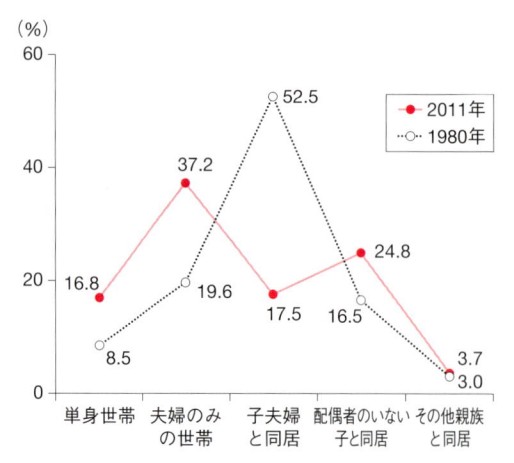

図1 ● 65歳以上の人がいる世帯構成の比較
（数字は総数からの割合）
（厚生労働省：国民生活基礎調査結果を参考に作成）

だけという世帯も増加し介護問題を口にすることを遠慮する老親もいます。さらに、男性の生涯未婚率(50歳までに一度も結婚したことがない人の割合)の増加は将来に深刻な影を落とします。こうした状況が、主たる介護者の続柄の変容の要因となっています。以前は、嫁が主介護者の大半を占めていたものの、現在は、夫や未婚の息子という男性が介護者の1/3を占め、さらには高齢者が高齢者を介護する、いわゆる老老介護世帯が増加していくのです(**図2**)[4]。男性は、そもそも家事や子育てを経験していない人が多いため、家事などの在宅介護の基盤となる生活維持能力が養われていません。地域のつながりが強い時代には、不足する部分を近隣の住民間で相互に補完し合う機能をもっていました。つまり、相互扶助意識により地域の力を期待することができたのです。しかし、現在は家族や地域というシステムに、以前ほど期待できず、親子、夫婦の情緒的なつながりが唯一のよりどころとなり、その情緒的つながりの破綻は、介護生活の破綻を意味するものとなってしまっています。非常に脆く危うい関係性です。そこで、専門職の働きかけとして考えられる方法は、地域

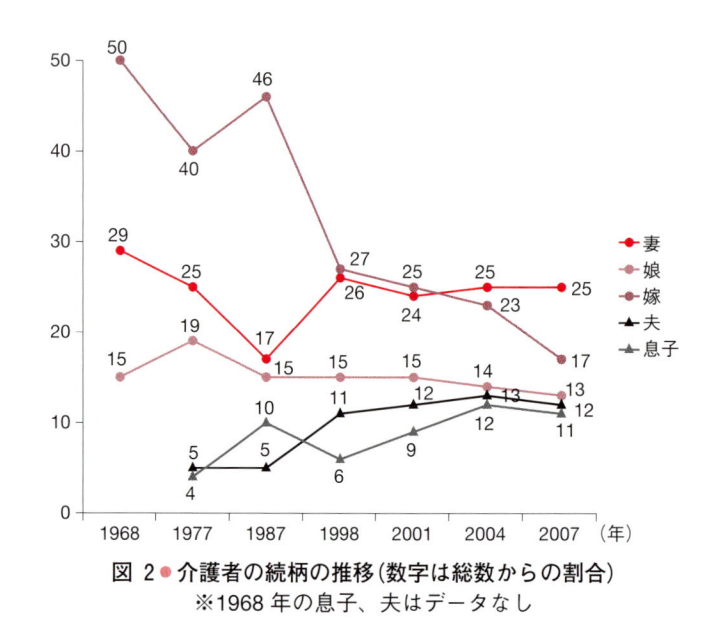

図2 ● 介護者の続柄の推移（数字は総数からの割合）
※1968年の息子、夫はデータなし

住民に対しての認知症の理解と介護者支援の行動に結びつける教育的支援です。例えば、認知症サポーター養成講座のような一般住民への普及啓発は有効な手段でありますが、単に認知症の理解や対応を教育するだけではなく、家族を支え、孤立する家族を介護者と被介護者の二者関係から解放するための一助となるように、家族への具体的な声かけをすることも念頭においた内容となることが望まれます。

2　在宅介護継続に向けた観察と声かけ

　在宅介護の担い手である家族には、生活の中で営まれる介護の負担感を増大させる要因が極めて多く存在しています。介護によるストレス状態と緊張感が常に続いているのです。但し、20年以上も介護生活を上手に継続している家族もいることから、苦しみのみならず、継続できるやり甲斐や喜びも存在することも確かなようです。ここでは、家族の支援者が、支援にあたり理解しておきたい介護負担と介護の肯定的評価という2つの側面の解説を加えたうえで、具体的な支援の在り方を考えていきます。

1 ■ 介護者の声なき声を読み取る介護負担の予兆

　表2は、介護負担尺度の項目をもとにして、家族の介護負担の度合いをかかわりの中で読み取るポイントを挙げました[5]。

　在宅介護者の介護負担を増大させる要因には次の2点があるとされています。

表 2 ● 家族介護者の介護負担感を読み取る視点

「介護を必要とする状況に関する否定的な感情の程度（Personal strain）」
1. 介護を受けている方の行動に対し、困っている
2. 介護を受けている方のそばにいると腹が立つ
3. 介護を受けている方のそばにいると、気が休まらない
4. 介護を誰かに任せてしまいたいと思う
5. 介護を受けている方に対して、どうしていいかわからないと感じている

「介護によって社会生活に支障をきたしている程度（Role strain）」
6. 介護があるので、友人とつきあいづらくなると感じている
7. 介護があるので、自分の社会参加の機会が減ったと感じている
8. 介護を受けている方が家にいるので、友人を自宅に呼びたくても呼べないと感じている

（Zarit 介護負担尺度日本語版短縮版（J-ZBI_8）を参考に作成）

第一に、介護者の介護に対する否定的な感情です(Personal strain)。被介護者に対しての否定的な感情も含まれており、イライラしたり、止めてしまいたいと口にすることや、何も考えたくないと逃避するような態度や表情、言葉を発していることはないでしょうか。この状態を読み取ったならば介護者の介護負担感が高いと考えられます。介護者の会話やしぐさ・表情・声色をよく観察し耳を傾けてみましょう。しかし、信頼関係の薄い人には、家庭内問題と捉えられがちな介護については言い出し難いものです。そこで、同じ立場の介護者や家族交流会への参加を促したり、開催したりすることは、介護者の気持ちを吐露するために非常に有効な方法です。

　第二に、介護によって自分の社会生活を制限されてしまっているという被害感です(Role strain)。被介護者から目を離すことができない、また外出したり友人と遊びに行く機会が減少している、被介護者が家にいることから友人を呼べないという介護者の発言を聞いたり、日常生活を読み取ることはないでしょうか。介護者は「この人を介護できるのは私だけ」という過度な責任感から、自己犠牲をもいとわない生活になってしまっており、疲労は日に日に蓄積されていきます。その想いを尊重し早急にケアプランの見直しを図ることが必要です。支援者は、近隣住民や親族などのインフォーマルなサービスの活用を視野に入れ、被介護者だけではなく介護者に目を向け社会活動へ参加する機会を検討することが望まれます。

2 ■ 認知症の人を介護する家族を支える介護への肯定的評価

　介護は必ずしも介護負担のような否定的側面だけではなく肯定的側面も存在することが明らかになっています[6]。このような介護への認識を肯定的に捉えることは介護負担感を軽減する要因であると考えられています。介護の肯定的評価の考え方の一部を紹介します(表3)。

　介護に対する肯定的評価や認識は、介護負担を軽減させ継続意思を高める力であり、介護を通じてのみ得ることができる報酬です。こうした喜びや楽しみという報酬は誰しもが得られるものではなく、他者に評価されたりしたうえで、自分を客観的に観察できることによって生まれる心理なのです。ただ一方では、「介護の大変さはわかっています。

表 3 ● 介護に対する肯定的評価
- 介護をすることで成長したと感じる介護成長感
- 介護能力および介護活動に関する充実感や達成感(介護役割の充実感)
- 介護者との一体感(愛着・親近感)

頑張りましょう」「ものは考えようですよ」といった問題を一般化し過ぎる言葉は、無責任な価値転換にもなりかねない危うさをはらんでいます。安定時であれば、介護者教室や家族会、認知症や介護の講演会などの外的な支援によって肯定的な視点へ転換が可能ですが、介護者が責任感や孤立感から「24時間目が離せない」「私しかいない」「家の問題だから」と感じている家族にとっては、肯定的側面について評価を得る機会が少なくなっていきます。認知症の人を介護する家族への支援では、こうした肯定的評価を積極的、かつ継続的に行う支援者を必要としています。補助介護者がおらず、介護者1人で背負っている家庭においては、最も家族と接する機会の多い在宅介護の専門職である介護支援専門員のみならず、通所サービスのデイサービス、デイケア職員、訪問サービスのホームヘルパー職員から家族に対して積極的に声かけがなされることは大きな支えになります。

3 介護離職と介護を苦にした自殺の防止

1 ■ 介護離職をなくす地域づくり

　介護がもたらす負のキーワードとして高齢者虐待が取りあげられます。その中で注目されやすいのが「誰が」虐待者なのかということでしょう。すると必ず問題になるのは男性介護者であり、特に未婚の息子による虐待ではないでしょうか。厚生労働省の調査結果をみると、配偶者のいない息子による母親への虐待ケースが最も多い結果であることも影響しているようです。

　この結果を短絡的に捉えると「未婚の息子」または「男性」の介護は危険だ、となってしまうかも知れません。この認識は極めて危険で、社会によってこれが正当化されることは虐待を助長し、より潜在化させてしまう結果を生む可能性があるからです。つまり、ラベリングです。支援者が考えなければならないのは、そうならざるを得なかった理由はなんだったのかという背景に注目することが大切です。

　介護がもたらすキーワードとして介護を理由とした離職、いわゆる「介護離職」については、総務省の就業構造基本調査と厚生労働省の雇用動向調査に興味深い結果が示されています[7)8)]。報告書によると、介護を理由にした離職者は10万人を超え、年代による内訳では50代と60代の割合が高いことが明らかになります。この年代といえば、子育

てがひと段落し、仕事や収入も最も充実してくる年代です。この年代の親は80歳以上と推測でき、被介護者の年代をみると、80歳以上が85%を占めています[9]。つまり、最も充実しているはずの世代の人が自分の親を介護するために離職する割合が高いのです。一生懸命働き、介護を理由に会社を辞めて介護に専念しなければならないことから、「自分の人生はなんだったんだ」という気持ちになってしまうのかも知れません。一生懸命やっても介護はうまくいかず、周囲からは「仕事はどうしたのかしら」とささやかれ、他者と比較してさらに悲観し、バリバリと働く同世代の人を見て自暴自棄に陥る気持ちもわからなくはありません。会社員時代からの趣味であったアルコールに溺れ、パチンコや競馬をする、しかし収入が限られているために長期の介護で経済的にも苦しくなり食費を切り詰めるようになる、結果、本人は意図していなくても高齢者虐待のような状況になってしまうことがあります。個人の問題と言い切れるのでしょうか。私たちは、高齢者虐待を考えるうえでは、社会の在り方を見直していかなければなりません。介護者を虐待者にしないために、介護者への個人的な支援と同時に、介護しやすい地域環境や、仕事をしながら介護ができる雇用環境への働きかけを、地域全体で取り組まなければ根本的な解決にはつながらないのです。

2 ■ 介護者の自殺や心中の防止

　家族など介護者による高齢者虐待は、被介護者を傷つけ尊厳を奪う行為ですが、もう1つの深刻な問題として、介護を苦に介護者自らの命を絶ってしまう自殺の問題も忘れてはなりません。警察庁の集計では、動機が明らかな全体の7割のうち、「介護・看病疲れ」を理由にした自殺が年間292人(平成24年度中)であり、うち男性が半数を超えていることが明らかになっています(図3)。自殺者の7割はなんらかの機関に相談しているという調査結果もあることから、その苦悩やサインに気づいて対応ができていれば防げる命もあったはずです。同様に献身的な介護の末の心中事例も同じことがいえるでしょう。

　表4は、DSM-Ⅳの気分障害の分類を参考に、介護者から発せられるチェックしておきたいサインです。わずかな時間であっても介護者の声なき声に耳を傾け、徴候を読み取り、積極的に声をかけることが介護者と要介護者を支える働きかけになるものと考えられます。

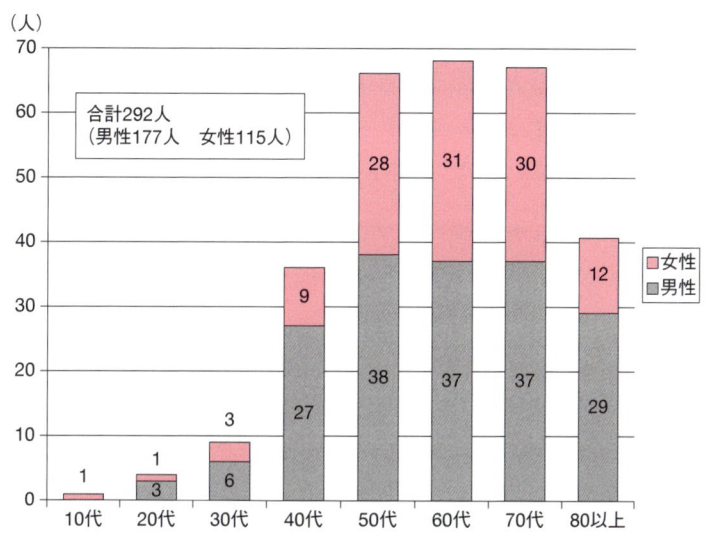

図 3 ● 平成 24 年度の介護・看護を理由とした自殺者数（原因特定者 20,615 人のうち）
（警察庁生活安全局生活安全企画課資料より）

合計292人（男性177人　女性115人）

年代	男性	女性
10代	-	1
20代	3	1
30代	6	3
40代	27	9
50代	38	28
60代	37	31
70代	37	30
80以上	29	12

表 4 ● 家族介護者のチェックリスト

- 夜明け前に目覚め、眠気があるが眠れないと言っている
- 必要な介護を、つい後回しにしてしまう
- 些細なことでイライラしている
- 食欲がない、食べ物がおいしいと感じない
- すぐに疲れる、だるいと言う（倦怠感）
- 最近楽しいことがないと感じている
- 風邪でもないのに、頭痛や発熱がある
- 洒落っ気がなくなってきた

（DSM-Ⅳ分類を参考に作成）

4　家族を支援する介護者交流会の企画と開催

　家族を支援する具体的アプローチには、当事者同士の語りから介護継続への意欲と気づきを促すことを目的とする「介護者交流会」、知識や技術の伝達を目指す「介護技術講座」や「講演会」、集合型の研修に参加しにくい状況にある介護者を対象にした「訪問」や「電話」での個別支援があります。

　急性期ではない在宅介護では、一朝一夕に大きな変化が生まれ突如問題解決に至ることは極めて稀です。特に認知症の人の介護者支援では、長期化する介護生活、予測できないBPSDの発生への対応、また、介護者は孤独感にさいなまれやすいことから、継続

12 ● 家族のケア

的にいつでも、どこでも受けられる場として「介護者交流会」が各地域で準備されていることは非常に重要であるといえるでしょう。ここでは、「介護者交流会」の企画・運営に向けたポイントを示します。

ここで示す「介護者交流会」は、家族交流会や家族会など、介護当事者による交流の場のことを表しています。セルフヘルプグループは、そもそもアルコール依存症など問題を抱えた当事者や家族が自発的に集まり、悩みを打ち明け合う過程で相互に支え問題を乗り越えようとする小集団です。家族介護者による当事者会は、現在のところ行政や専門職によって企画・運営される場合が多くみられます。わが国では、市町村自治体の高齢者福祉担当課や地域包括支援センター、介護保険施設・事業所であったり、公益社団法人認知症の人と家族の会などの活動があります。

1 ■ 基本的なルール

一般的によく挙げられる基本的な会の運営のルールは3点です。

第一に、参加者同士の守秘義務です。ここで話された内容はこの場でとどめ、外部では内容について口外しないというものです。秘密保持が保障されることによって、普段は言いづらい体験や感情、考えについて自由で自発的な発言を促すことができます。それぞれが自分を語ることで、協力者、理解者がいないと絶望していた参加者の孤独感が和らぎ、自分自身や認知症の人、周囲の人の存在に改めて気づき再度介護に向かうきっかけになるのです。

第二に、受容と傾聴です。参加者の異なる体験、価値観を認め合うことで、お互いの学びになります。批判や議論をすると参加者は自信を失い、却って介護を継続していく意欲が低下してしまいます。励ましや共感が孤独感を軽減し、継続的に会に参加することにもつながるのです。

第三に、結論は求めないことです。よく「言いっぱなし、聞きっぱなし」が大切と表現されます。会の中ではさまざまな情報や知識が飛び交います。例えば「あの病院はよい」とか「あの施設は悪い」などですが、それらを問い詰め批判をすることはこの会の目的ではありません。あくまで、介護者自身が日常の慌ただしい介護生活を見つめ直し、語りの中で自尊心を獲得し、自分の考えの再構成を行うことが目的となります。

2 ■ 企画者の悩みと対策

　「どんな内容がよいのか」という相談を受けることがあります。参加者が、語りの中で自己成長や自尊心の回復を図り、介護の継続を目指すことや情報を得ることが会の目的です。継続的に参加してもらうためにレクリエーションなどを毎回行うのではなく、リフレッシュ程度で考えた方がよいでしょう。

　「参加者が少ない」と感じている企画者も少なくありません。しかし、会は多くの参加者を集めることが目的ではありません。継続的に開催されていることが介護者にとっては安心できることなのです。

　「同じ人しか参加しない」という問題があります。市町村単位で開催した場合、特に人口の少ない町や村では、守秘義務が守られないことが予測されます。人口が少ないと必然的に顔見知りが増えて、言いたいことが言えなくなってしまいます。こうした場合には内容を少し変えて、介護サービスの情報提供や知識提供などの教育的支援に重点を置いた方がよいでしょう。また、他の地域の専門家に入ってもらい相談を行い、個人的な相談を個別に受ける時間をとる、または続柄や性別を分けて開催するなどの工夫をしましょう。

　「新規の参加者が来ない」場合は告知の方法を見直しましょう。テーマと日時と場所だけでは、孤独感を抱えながら介護生活を送っている人は参加にまで至らない可能性があるので、基本ルールのいくつかを明記することで参加しやすくなることが考えられます。

3 ■ 効果的な介護者支援に向けた運営に向けて

a．「話をしたい気持ちを支援する」

　参加者は、日々介護を行っている中で、話をしたいという気持ちから日程を調整し会場に足を運んでいます。開始当初は他の参加者の話を聞く側に回っているかも知れませんが、運営者が話を振ることで堰を切ったように話し始めることがあります。

b．「周囲に話せない想いを解消する」

　介護者は何よりも理解者を求めて参加しています。介護を経験していない友人に話しても「場の雰囲気を壊すのでは」「理解してもらえない」というやるせなさをもっています。また、親戚や家族に話をしても「聞いてもらえない」「協力してほしいのに人任せ」と

いう孤独感を感じています。こうした想いについて運営者が触れていくことで会話が深まります。

c.「"私は悪くない"に耳を傾ける」

在宅介護での認知症の初期には、物盗られ妄想や嫉妬妄想などの妄想が多く出現します。そして、その対象が、最も近くにいる介護者となりやすいという特徴があります。さらに、認知症の人が周囲に吹聴したり取り繕ったりすることにより介護者が疲弊します。すると、介護者には「私が悪いのではないか」と「私は悪くない」という相反する想いが交錯しさらに疲弊していきます。その想いを汲み取る配慮が必要です。

d.「男性介護者の悩み」

ある男性参加者は介護について、「男性同士では自分のことも話したくないし、相手も話さないと思う」と断言していました。男性介護者は、全介護者の1/3にもかかわらず、実際の会参加者の割合は1/5程度です。男性の場合には集合型ではなく訪問による個別指導や相談が有効な場合もあるので、地域包括支援センターや介護支援事業所などと連携して多様なアプローチを検討しましょう。また、男性だけの会を開催することも有効です。

e.「家族同士の助言を尊重する」

運営者は知識がありますのでどうしても助言や指導をしたくなります。専門職の指導・助言は控え、家族の声に耳を傾けることを心がけましょう。解決は目的ではなく、参加者に多く話をしてもらうことなのです。

f.「運営者からの助言の留意事項」

参加者が今解決したいことが必ずあります。その疑問や課題について、会の中で触れられることなく終了してしまった場合には、個別に助言をするようにしましょう。介護者も日々状況が変わる認知症介護の中で今を生きています。助言をする際にはこれから起こることを予測して助言するのではなく、現状の打開を視野に入れましょう。

（矢吹知之）

◆文　献

1) 厚生労働省老健局：平成23年度高齢者虐待の防止，高齢者の養護者に対する支援等に関する法律に基づく対応状況等に関する調査結果．2013．
2) 上野千鶴子，大熊由紀子，大沢真理，ほか(編著)：ケアその思想と実践(4)；家族のケア　家族へのケア．岩波書店，東京，2008．
3) 内閣府：平成25年版高齢社会白書．2013．
4) 津止正敏，齊藤真緒(編著)：男性介護者白書；家族介護者支援への提言．かもがわ出版，京都，2007．
5) 荒井由美子：Zarit介護負担尺度日本語版および短縮版(J-ZBI_8)．日本臨牀62(増刊号4)，2004．
6) 陶山啓子，河野理恵，河野保子：家族介護者の介護肯定感の形成に関する要因分析．老年社会科学 25(4)：461-468，2004．
7) 総務省統計局：平成24年度就業構造基本調査結果．2013．
8) 厚生労働省：平成23年度雇用動向調査結果．2013．
9) 厚生労働省：介護給付費実態調査月報(平成24年3月)．2013．

認知症医療とケアの今後の課題

chapter 13

● はじめに

　認知症の人を在宅で介護している家族は、どのような状況であろうと日々の介護に大きな負担を強いられます。家族が医療機関を受診する目的は、認知症の診断や治療のみならず、介護の不安や負担の軽減、さらには肉体的にも精神的にも限界の状況にある家族自身の支援を求めてであることも少なくありません。認知症は、生活障害をきたす疾患であることから、家族や介護専門職の支援なしには生活が営めませんが、特に在宅での介護には家族の大きな負担が生じます。このような認知症の医療では、従来の疾病に対する検査、診断、治療対応のみでなく、認知症の人がこれまでの在宅での生活をできるだけ継続できるように支援するために、ケア専門職との連携を主眼にした医療サービスが求められます。

　本稿では、わが国における認知症医療の実態とその課題に触れ、医療とケアの連携に視点に当てたこれからのサービスの在り方を解説します。

1　認知症の医療

　認知症専門医療を提供している医療機関の多くは、「もの忘れ外来」や「メモリークリニック」などと標榜し、外来診療を主体に行っています。また、行動・心理症状（BPSD）や認知症の重度化に伴う在宅介護破綻による入院加療は、主に精神科単科病院や総合病院精神科病棟での対応となります。また、2008年6月に厚生労働省から発表された「認知症の医療と生活の質を高める緊急プロジェクト」で提案された認知症疾患医療センターは、2013年4月現在、175ヵ所設置され、認知症の地域医療の中核的役割を担っています。ここでは、これらの認知症医療現場の現状について述べます。

1 ■ 認知症の外来診療

■ a．「もの忘れ外来」

　平井は、「もの忘れ外来」の今後の動向として Hospital based と Community based に分かれ、地域での両者の連携が重要と指摘しています[1]。前者は、大学付属病院や大規模の総合病院に所属し、最新の医療機器や診断技術などを駆使し、認知症の早期診断と早期治療に重点を置き、臨床治験実施機関の役割も果たします。このような「もの忘れ外来」として神戸大学付属病院精神科の「メモリークリニック」や福島県立医科大学付属病院精神科の「もの忘れ外来」などが紹介されていますが、そこでは認知症の早期発見・早期治療のみならず、地域の中核病院として他の医療機関や社会資源との地域連携に指導的な役割を演じています。

　一方、Community based の「もの忘れ外来」は、地域の診療所、精神科単科病院あるいは総合病院などの医療機関の外来診療の1つとして開設しています。そこでは、認知症の早期発見や早期治療に加え、BPSD の対応など処遇困難な高齢者の入院対応を含めた具体的な精神科診療に主眼を置いた医療サービスを提供しています。さらに地域住民の気楽なもの忘れ相談から、訪問診療、精神科訪問看護、デイケアなどさまざまな在宅医療サービスを展開している「もの忘れ外来」も少なくありません。

　認知症の外来診療の多くは予約制による診療ですが、初診から再診の過程はさほど変わりません。初診で血液・生化学検査、心理テスト、放射線医学的検査が行われ、その結果を踏まえて専門医による診断と治療方針が説明されます。その後は、外来で経過を診たり、他の医療機関や介護施設に紹介したり、社会資源の有効活用に努力しています。

　大学病院などの特定機能病院では、MRI や SPECT といった最新機器を用いてより確実な診断を目指しますが、中には家族性アルツハイマー病の遺伝子検査などの先端技術を駆使した研究や治療薬開発などの研究機関としての性格が色濃い「もの忘れ外来」もあります。その反面、認知症家族会をサポートするなどの地域活動を積極的に行っている外来もあります。

　一方、精神科病院の「もの忘れ外来」の場合は、認知症の診断や在宅介護をさせる地域医療の役割と同時に BPSD の対応が主体で、その後の転帰も入院や入所が多いです。ここではむしろ比較的重度の認知症患者が通院していることが窺えます。

　さらに地域診療所は、気楽にもの忘れに対して相談できる医療機関であり、またアルツハイマー型認知症をはじめ認知症のプライマリ・ケアとしての役割、家族介護者にとっ

ての身近な支援者として在宅介護を支える機関です。認知症専門外来を診療所に設置することで地域の多様なニーズに応えることができます。

b．診療の現況

　認知症外来での診断は、多くはアルツハイマー型認知症で、その頻度は神戸大学病院の82%から川崎メンタルクリニックの39%とまちまちです。神戸大学病院の報告では、152人のアルツハイマー型認知症患者の中の12人(0.8%)が若年発症のアルツハイマー病でした。若年性アルツハイマー病など高度な診断技術を要する症例は、大学病院などの専門機関を受診することが窺えます。

　また血管性認知症は認知症患者の7〜23%であり、特に神戸大学病院では13人(7%)と非常に少なく、ほとんどがアルツハイマー型認知症の患者でした。2000年の田子らが報告した福島県立医科大学病院の「もの忘れ外来」[2]では血管性認知症が認知症患者の36%を占めていましたが、最近の報告では減少しています。この理由として、脳神経外科や神経内科など精神科以外の診療科が、脳血管障害に伴う認知症に対して積極的に対応していることが窺われます。

　軽度認知機能障害(MCI)と診断された患者は、神戸大学病院の22.6%を筆頭に10%から3%と幅がありますが、ほとんどの外来でMCIを診断していることがわかります。いずれにしても、MCIの段階での早期発見・早期対応は認知症医療の重要な役割であることから[3]、今後ますますアルツハイマー型認知症予防を念頭に置いた医療が「もの忘れ外来」で展開されることが期待されます。

c．患者動向

　神戸大学病院や福島県立医科大学病院の初診患者の約7割が3ヵ月後の時点で通院継続中である一方、約2割がかかりつけの医療機関に転院しています。それに対して、精神科病院では、外来通院の継続が3割前後で、入院や入所が約4割を占め、大学病院とは異なる動向がみられます。

　単科のクリニックでは、デイサービスや訪問介護などのサービスにつなげたり、また地域のサービスと連携しながら診療所で経過観察を行うなどさまざまなサービスを展開しています。訪問医療を活発に取り入れているあるクリニックでは、初診3ヵ月後の転帰で、通院を継続している患者が1.1%であるのに対し、訪問診療、訪問看護、デイケアなどで経過観察を受けている患者が79.8%と多く、入院・入所は9.5%でした。このように特徴的なサービスを展開している診療所もあります。

2 ■ 認知症の入院診療

■ a．精神病院の認知症医療

　認知症の人の精神病院入院の実態について、厚生労働省「新たな地域精神保健医療体制の構築に向けた検討チーム」の作業部会が2010年9月に実施した「精神病床における認知症入院患者に関する調査」(以下、精神病床調査と称す)の概要をもとに述べます。

1) 入院理由

　精神病床調査(図1)で最も多い入院理由は、約7割が「精神症状などが著明となり、在宅療養や介護施設などでの対応が困難となったため」で、約2割が他の一般病床で入院加療中に精神症状の出現や対応が困難となった患者でした。すなわち入院患者の93％がBPSD対応困難で、また14％が身体症状悪化によるものでした[4]。そして、入院前の患者の状況は、約47％が自宅、34％が他の医療機関入院、18％が介護施設入所者でした。

　入院者の診断は、56％がアルツハイマー型認知症、29％が血管性認知症で、その90％以上が「認知症高齢者の日常生活自立度」がⅢ以上で、要介護度3以上が50％を超えていました。またADLは、トイレ、入浴、衣服の着脱など基本的な身辺に関するADLの

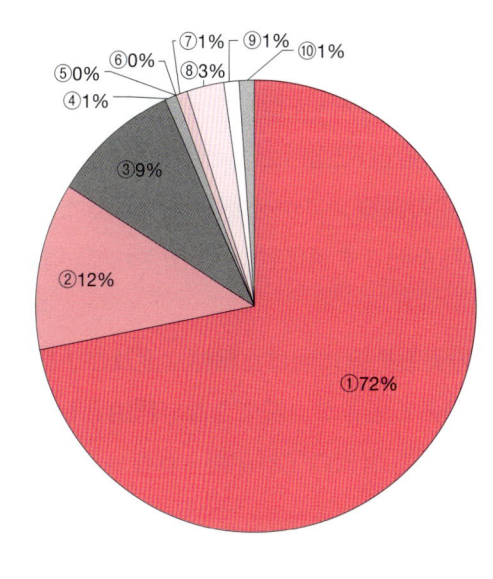

①精神症状などが著明となり、在宅療養や介護施設などでの対応が困難となったため
②精神科以外の医療施設で身体合併症の治療を行っていたが、精神症状などが著明となり治療継続ができなくなったため
③身体疾患の急性期状態が安定し、精神症状の加療が必要なため
④精神症状は安定しており、精神科以外の医療施設や介護施設などでも対応できると思われるが、適切な施設に空きがなかったため
⑤精神症状は安定しており、精神科以外の医療施設や介護施設などでも対応できると思われ、適切な施設に空きはあったが、医療介護サービスの対応が困難と言われたため
⑥精神症状は安定しており、在宅療養でも対応できるが、必要な在宅医療が確保できないため
⑦精神症状は安定しており、在宅療養でも対応できるが、必要な在宅介護サービスが確保できないため
⑧精神症状は安定しており、在宅療養でも対応できるが、家族の介護困難、または介護者不在のため
⑨上記以外で、家族などが強く希望するため
⑩その他

①72％　②12％　③9％　④1％　⑤0％　⑥0％　⑦1％　⑧3％　⑨1％　⑩1％

図 1 ● 認知症患者の入院の理由（N＝453）
（厚生労働省：精神病床における認知症入院患者に関する調査．2010による）

全面介助者がどれも40％前後であることから、十分な身体介護を必要とする患者の入院も多いことが窺えます。

以上から、精神病院に入院する認知症患者像は、激しいBPSD症状を有し、在宅や施設でのケアが困難になった患者で、比較的重度の認知症で日常生活においても十分な介護が必要な者です。

2）入院加療の実態

入院加療の目的はBPSDの軽減であり、それには主に向精神薬が用いられますが、精神症状の改善や鎮静効果を期待して投与される抗精神病薬は認知症患者の56％に、また抗不安薬、睡眠導入剤、抗うつ薬、抗てんかん薬などの抗精神病薬以外の向精神薬の投与も56％でした。それに対してドネペジル塩酸塩のような抗認知症薬の投与はわずか7％でした。

また、身体疾患の治療薬は82％の患者に投与され、中でも入院加療が必要なほどの重篤な身体疾患を有している患者は26％で、さらに日常的に身体疾患の薬物による管理が必要な患者は61％でした。

このことからも、精神病床での認知症患者の加療は、BPSDに加え、身体疾患の治療が必要となります。また、入院患者への抗認知症薬の投与が極端に少ない理由は明らかではありませんが、重度の認知症患者でBPSDの治療が主眼となることから、抗認知症薬をあまり必要性としない患者が多い、と推測します。

精神病床での在院日数をみると、1年以上3年未満の入院患者が27％で最も多く、3年から5年以上の入院患者は21％でした。精神病床調査によると、住居先や支援が整った場合に退院が可能な患者が20.3％である一方、住居先・支援を整えても状態の改善が見込まれず、6ヵ月以内に退院の可能性がない患者が62.3％で、そのうちの37％が「精神症状などを伴うため、入院による身体合併症の医療ケアが必要」が理由でした。また28％の退院の可能性がない患者には「迷惑行為を起こす可能性」が指摘されていました（図2）。

また、厚生労働科学特別研究事業「認知症の実態把握に向けた戦略立案及び予備的研究」の2008年度報告によると、退院の可能性がある患者が退院できない理由として最も多いのが「転院・入所の順番待ち」の53.7％で、次に「家族の了解が得られない」が22.9％でした。

認知症の人の精神病床入院患者の増加について、厚生労働省はオレンジプランで『認知症の人の不適切な「ケアの流れ」』と言及していますが、その実態を明らかにするとともに、その課題解決のための「適切なケア」とは何かを示す必要があります。

図 2 ● 認知症患者の退院の可能性がない理由（N＝283）
（厚生労働省：精神病床における認知症入院患者に関する調査．2010による）

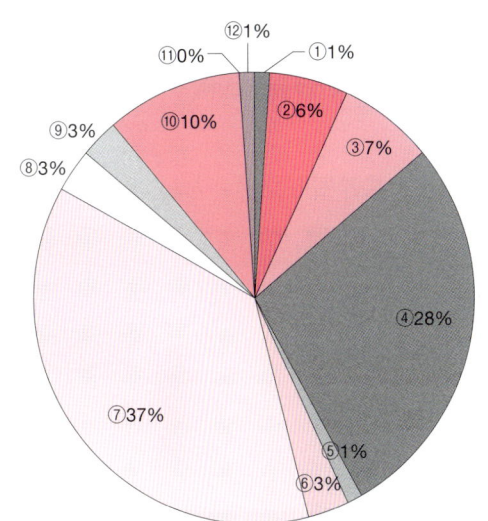

①自傷行為・自殺企図の可能性が高い
②他害行為の危険性が高い
③大声を出す可能性が高い
④上記、②、③以外の迷惑行為を起こす可能性が高い
⑤治療・服薬への心理的抵抗が強い
⑥陽性症状（幻覚・妄想）が重度
⑦精神症状などを伴うため、入院による身体合併症の医療ケアが必要
⑧生命維持が必要な程度の身体合併症を伴う（気管切開・高カロリー輸液など）
⑨本人の症状は落ち着いているが、家族からの退院の了解が得られない
⑩介護が必要だが、本人の症状が落ち着かず、介護の支援があったとしても生活が組み立てられない
⑪経済的な理由
⑫その他

3 ■ 認知症疾患医療センター

　2008年6月に厚生労働省は「認知症の医療と生活の質を高める緊急プロジェクト」を発表しました。そこでは、認知症における専門医療の提供、介護との連携の中核機関として全国150ヵ所に認知症疾患医療センターを設置することが謳われました。さらに2013年には175ヵ所の設置が報告されています。

　このセンターの役割は、専門医療相談、早期診断に基づく初期対応、BPSDの治療、身体合併症のマネジメント、かかりつけ医や介護スタッフとの連携・医療研修の実施、標準的な認知症医療の普及・啓発などがあります。

　その設置基準には、専門医療機関で認知症疾患の鑑別診断のための人員配置と検査体制を有していることが示されています。人員配置では専門医（日本老年精神医学会または日本認知症学会）または認知症医療に5年以上かかわった経験のある医師が1名以上配置されていること、専従臨床心理技術者1名以上、専従精神保健福祉士などが1名以上配置されていることと定めています。検査体制では、CTまたはMRIを有していることや、SPECTは活用できる体制が整備されていることとしています。

　そして各施設は、認知症疾患の周辺症状に対応できる精神科病床と身体合併症に対する急性期入院治療を行える一般病床が必要ですが、一般病床と精神病床の確保が困難である場合は、他の医療機関との連携ができていることとしています。

その他、認知症疾患にかかわる専門の部門を設置し、認知症の専門医療相談を行っていることや、地域の社会資源との連携や連携協議会、研修会の設置や実績報告を義務づけています。

　例えば熊本県では、2009年から熊本大学病院を基幹型センターとし、9つの地域拠点型センターの2層構造で認知症疾患医療センターを設置しています。この熊本モデルでは、各地域拠点型センターの認知症医療の標準化を図るために、基幹型センターが中心となり事例検討会を実施し、地域拠点型センターの長をはじめ連携担当者や地域の介護支援専門員などが参加しています。

2 認知症ケアの現状

　アルツハイマー型認知症をはじめとする認知症をきたす疾患は、認知機能、行動、ADLが障害されることで日常生活が障害され、介護が必要となります。「介護」と「ケア」とはその用語の使い方が若干異なる印象を受けますが、ほぼ同義語として用いられています。「介護」とは、「人の生活過程を整える援助行為」で、その人の残存能力を最大限に発揮できるように直接手を差し伸べて援助する行為で、生活の自立と質を高めることを目的としています。それに対して「ケア」とは、「介護」より広い概念を有していると解釈できます。例えば「地域包括ケア」と称されているように、システムや政策などの間接的な支援行為も包含されます。

1 ■ 認知症のケア

　認知症の人のケアについて、その定義や理念を初めて明確に提唱したのはおそらく室伏でしょう。室伏は、有吉佐和子氏の『恍惚の人』(1982年)の発表から2年後の1984年に『痴呆老人の理解とケア』(今剛出版)を出版し、そこで「老年痴呆者のケアの原則(20か条)」を提唱し、認知症ケアの理念の基盤をつくりました。室伏は、彼の臨床経験から、認知症の構造を神経心理学と精神病理学的観点から捉え、認知症ケアについて「…このような老人(痴呆の人)にケアをしてゆくということは、その心を知って、その生き方にそって、生活や情況をふさわしくして安定化をはかる中で、生きれる人間へと援助してゆくということになる」とし、「理にかなった介護」の必要性を説いています。このとき既に室伏は、認知症の人の尊厳とその人の生活、生き方を支えるケアの大原則を示し、日々

の認知症の人同士の会話や仲間関係の観察から、彼らの安寧は、良好な馴染みの関係であり、認知症のケアにこの関係を積極的に利用することに価値があることを述べています。

　2000年の介護保険施行後も認知症ケアの理念や概念、その構造について諸家の説があります。認知症ケアの教科書(『認知症ケア標準テキスト』ワールドプランニング)の中で長谷川は「認知症をもつ人もまったく同じように独自の自分をもつ。自分らしさ、ユニークな個性をもって生きていこうとする。個別的な人間存在の基にある姿こそがパーソンフッド(personhood：個人性)であり、その人らしさに通じるのである。ここに個人のもつ尊厳がある。その人らしさを中心におくケアこそが、人の尊厳を支えるケアに他ならない」と、高齢者の尊厳を支える介護の重要性をTom Kitwoodのパーソンセンタード ケアの理念から説明しました。

　このように30年前に唱えられた室伏の「その心を知って」が、長谷川の「個別的な人間存在」に、「生きれる人間」が「自分らしさ、ユニークな個性をもって生きていこうとする」と表現が変わってもその基本的理念は変わりません。そのほかに多くの研究者や実践家が高齢者ケアや認知症ケアの理念について述べていますが、そのキーワードは高齢者あるいは認知症の人の「生活主体」「エンパワーメント」そして「尊厳」であり、これらは抽象的な表現ではありますが、ケアの理念に欠かせないキーワードです。

　すなわち、認知症のケアは、認知症の人のそれまでの生活や個性を尊重し、彼ら自身のペースでゆったりと安心して過ごしながら、心身の力を最大限に発揮して暮らせるように、ノーマライゼーションとエンパワーメントを基盤としたケアです。そして、認知症の人がたとえ1人暮らしであっても365日・24時間の安心を提供する切れ目のない地域密着型の在宅サービスに対し、住み慣れた街でその人らしく生きることを保障するためにサービスの複合化・多機能化を推し進めること、地域に新たな形の高齢者のための「住まい」の提供、さらに施設サービスの機能を地域に展開して在宅サービスと施設サービスの隙間を埋めること、そして施設においても個別ケアを実現していくこと、が求められます。

2 ■ 認知症の人の生活を主体としたケア

　アルツハイマー病をはじめとする認知症をきたす疾患は、生活障害がその病態の主です。この生活障害とは、2001年9月にWHOが示した国際生活機能分類―国際障害分類改訂版(International Classification of Functioning, Disability and Health；ICF)に

よると、心身機能・身体構造の障害、社会活動の制限、社会参加の制約のすべてを包括したものです。すなわち、身体の機能と構造に視点を当てた「身体レベル」、個人の生活活動に視点を当てた「個人レベル」、そして社会への参加、個人の社会へのかかわり方、社会への統合と相互作用に視点を当てた「社会レベル」、この3つのレベルから生活障害を捉えるものです。この考えは、これまでの医学的・生物学的なレベルの障害 impairment が人間の活動や能力の障害 disability につながり、社会的不利益 handicap をもたらすとした一方向だけの過程をモデル化した国際障害分類（International Classification of Impairments, Disabilities and Handicaps；ICIDH, 1980）の概念から、人の生活は心身機能・身体構造、社会活動、社会参加の構成要素が相互に関係していることから、生活障害を多角的に捉えようとしたのです。

　認知症の人の生活を主体としたケアとは、ICF の生活機能分類に視点を当てると、認知症の人の日常生活の適応と行動変容を目標とした治療的かかわりと、認知症の人が自由に活動でき、制限なく日常生活・社会生活に参加できるような環境の提供であり、人権擁護を最優先する社会全体の行動です。

3 ■ エンパワーメント

　エンパワーメントは、ソーシャルワークを実践するうえでの重要な概念で、困難な状況に置かれた者がその状況を自分自身でよい方向に変化させる力を強化することをいいます。つまり、認知症の人をはじめ高齢者の支援では、ケアスタッフによる高齢者本人あるいは家族（クライアント）への一方的な情報提供や助言さらには援助の押し売りではなく、彼らがもつ力を最大限に活用し、自身で問題を解決していくパワーを発揮できるように能力を高める方向に導くことがエンパワーメントです。

　これまでの認知症のケアでは、その人のできないことや介護者にとって困る行動への対応がケアと考える現場のケアスタッフが多かったです。例えば、廊下で放尿してしまう認知症の人に「失禁」と断定しおむつを使用することが日常茶飯事でした。その人は、トイレの場所がわからない見当識障害をもちますが排尿行為は自らできます。それ故、見当識障害があってもトイレに行ける環境をケアスタッフが整えてあげれば、放尿は消失し、おむつも必要なくなります。このように認知症の人のもっている力を最大限に活用し、自らの力で生活上の困難を克服する環境を整えること、このようなケアが求められるのです。それには、ケアスタッフが認知症の人の意思や意向を十分に理解し、彼らの生活ニーズを把握できるスキルを備える必要があります。

4 ■ 尊厳を支えるケア

　尊厳を支えるケアの実践とは、ケアスタッフが医療・福祉現場で認知症の人のニーズや権利を明確にし、それを最大限に尊重したケアを提供することです。すなわち、「尊厳を支える」とは、アドボカシー（advocacy, 権利擁護）であって、ケアスタッフは、認知症の人の代弁者として彼らの権利を守るアドボケイトであることを表明することです。
　権利擁護とは、諸家によってその解釈が多少異なりますが、平田は「自己決定権の尊重という理念のもとに、本人の法的諸権利につき、本人の意思に即して過不足なく本人を支援すること」（『これからの権利擁護』筒井書房）で、権利擁護で最も重要なのは本人の自己決定を尊重することである、といっています。この考え方には、従来の権利擁護が権利侵害から守ることに主眼が置かれていたのに対して、本人の意思や意向が十分に活かされるような支援を行う「過程としての権利擁護」も重視したものでもあります。この平田の視点に立って認知症の人の権利擁護を説明すると「認知症の人の基本的な人権の侵害を擁護することと同時に彼らの自己決定を十分に尊重し、本人の意思や意向に即した過不足のない支援を行うこと」です。認知症の人は、その病初期から認知機能障害により適切な判断が冒され、自分の意思・意向を明確に伝える能力に欠けることから、彼らの自由な選択や決定が他者に委ねられることが多いので、尊厳を支えるケアの実践にはこのアドボカシーの視点は欠かせません。

5 ■ 認知症ケアの専門性

　認知症ケアは、医学をはじめ看護、介護、社会福祉など多くの学問分野がそれぞれの専門性を活かして認知症の人の支援にかかわる学際的な学術領域と位置づけられます。それ故、認知症ケアの専門性とは、認知症ケアに関する確かな知識と技術を実践の場で有効に活用できる他に秀でた能力で、それを有する者が専門家といえます。具体的には、**表1**の7つの能力と筆者は考えます。
　認知症ケア専門職は、認知症の病態を十分に把握したうえで認知症の人やその家族へのニーズに即した生活支援を行うことが求められ、そのためのアセスメントやケアプラン作成の能力や他専門分野との連携による十分な支援体制を整備する能力、チームアプローチ技能などが求められます。すなわち「認知症の人が自立した生活を送ることができるように彼らの生活を整えることを目的にした日常生活の支援行為で、そこにはその

表 1 ● 認知症ケアの専門性として必要な能力

①認知症ケアの原理・原則を理解し、認知症の人の人権擁護やエンパワーメントを含めた尊厳を支えるケアの理念のもとで認知症ケアを実践できる能力
②認知症を病気として理解し、認知症の診断方法、治療法（薬物療法、リハビリテーション、非薬物療法など）、口腔ケアやターミナルケアなど、医療保健に関する最新の知識を理解し説明できる能力
③認知症の人の身体状況や心理的側面、取り巻く環境、社会資源、さらには高齢者福祉など学際的な知識をケアに役立てることができる能力
④認知症の人への支援にあたり、彼らやその家族介護者のニーズを明らかにするアセスメントの手段とそれをもとにケアプランを作成し実行する能力
⑤それぞれの専門分野で活用できる豊富なモデルケアプランを有する能力
⑥他の専門分野との連携がもてる能力、またチームアプローチを実践する能力
⑦実施したケアの効果を検証できる能力

人らしさを中心に置く尊厳を支える支援」を念頭に活動できる能力です。

3 認知症医療とケアの今後の課題

　認知症の医療・ケアの技術的進歩は、2000年の介護保険制度施行後に際立って発展したといってよいでしょう。1980年代の、家庭で妻や嫁といった女性を中心とした介護、そして90年代は、いわゆる老人病院や介護施設での施設介護が主流で、半ば収容所的な介護が展開されていました。しかし、2000年になり介護保険制度のもとでは介護の社会化が謳われ、地域や施設でより質の高い介護が提供されるようになりました。その施策のもとになった考え方が、2003年の介護の在り方を明確にした「尊厳を支える高齢者介護」であり、その後の「地域包括ケア」です。そして2013年のオレンジプランでは、認知症の早期発見・対応を主眼とした「ケアの流れを変える」政策として展開されてきました。

1 ■ 国の示す認知症医療の課題とその方略

　2013年6月に厚生労働省認知症施策検討プロジェクトチームが発表した「今後の認知症施策の方向性について」では、最近の精神病床での認知症患者の急速な増加について、『認知症の人の不適切な「ケアの流れ」』と言及し、今後の認知症施策の方向性を示しました。そこで示された認知症医療の課題として表2の5点を挙げています。
　これらの要因について厚生労働省は、表3の5つの重点施策に取り組むべきと、決意を露わにしています。

表 2 ● 認知症医療の課題

① 早期の診断に基づき、早期の適切なケアに結びつける仕組みが不十分。このため、早期の適切なアセスメントによるケアの提供、家族への支援があれば、自宅で生活を送り続けることができる認知症の人でも、施設や精神科病院を利用せざるを得ない。
② 不適切な薬物使用などにより、精神科病院に入院するケースが見受けられる。
③ 一般病院で、身体疾患の合併などにより手術や処置などが必要な認知症の人の入院を拒否したり、BPSDに対応できないので精神科病院で対応。施設でも、BPSDに対応できないので、精神科病院に入院させるケースがある。
④ 認知症の人の精神科病院への入院基準がないこともあり、必ずしも精神科病院への入院がふさわしいとは考えられない認知症の人の長期入院がみられる。
⑤ 退院支援や地域連携が不十分であり、精神科病院を退院できる認知症の人も地域の受け入れ体制が十分でない。

表 3 ● 取り組むべき 5 つの重点施策

① 早期診断と「認知症初期集中支援チーム」による早期ケアの導入
② 「認知症の薬物治療に関するガイドライン」の策定
③ 一般病院入院中の身体合併症をもつ認知症の人や施設入所中のBPSD発生者に対する外部からの専門家によるケアの確保
④ 精神科病院に入院が必要な状態像の明確化について、有識者による調査、研究の実施
⑤ 「退院支援・地域連携クリティカルパス（退院に向けての診療計画）」の作成と地域での受け入れ体制づくりの推進

　これらの施策が2013年度から5年間にわたって実施される「認知症施策推進5か年計画（オレンジプラン）」の主要な柱になっています。

2 ■ オレンジプランから見えてくるもの

　オレンジプランは、2013〜2017年までの認知症施策を推進する5か年計画です。その内容は、①標準的な認知症ケアパスの作成・普及、②早期診断・早期対応、③地域での生活を支える医療サービスの構築、④地域での生活を支える介護サービスの構築、⑤地域での日常生活・家族の支援の強化、⑥若年性認知症施策の強化、⑦医療・介護サービスを担う人材の育成、です。このプランのコンセプトは、地域で認知症を見守り、支えるための具体的な方略であり、これまでの認知症の人に生じたBPSDなどの危機的な状況に対する「事後的な対応」から、危機の発生を防ぐ「早期・事前的な対応」に対する方略です。すなわち介護の流れを変える施策です。
　このオレンジプランで見えてくるものは、認知症は決して高齢者の特殊な疾病でなく、多くの高齢者が生活の中で遭遇する最も一般的な疾患であり、その早期発見と早期対応

により、生活障害の重症化を回避する施策の具体的な展開です。そして医療が提供するサービスの中に生活障害への対応を考えていく必要があります。そこで筆者は認知症医療が目指す方向性として「認知症のDisease Management」実践を提案しています[5]。

3 ■ 認知症のDisease Managementとは

　この認知症のDisease Managementとは、認知症の診断・治療のみにとらわれるのでなく、認知症の人の生活を医療と介護の両側面から捉え、認知症に冒されても彼らの日常生活を豊かなものにするための多職種間連携による医療サービスの実践です。この考え方にはICFの障害者に対する日常生活支援の指針が根底にあります。Disease Managementは、疾病に対する医療サービスのみを提供するのでなく、病気の人の生活全般におけるニーズを把握し、彼らの生活を整えるサービスを提供することで、認知症の医療には欠かすことができないものです。

　外来診療では、その目的達成のために診断と治療としての薬物療法が欠かせません。しかしアルツハイマー型認知症をはじめとする認知症医療では、完治を目的とした薬物療法がいまだ開発されていないことから、医療サービスのゴールが見えにくいのが現状です。このような状況下でも1999年11月にドネペジル塩酸塩が発売されてから認知症医療の形態が変わりました。それは、ドネペジル塩酸塩がアルツハイマー型認知症の進行を約12ヵ月だけ抑える効果しかないのにもかかわらず、その臨床的意義としてケアの補助薬と位置づけることで、アルツハイマー型認知症患者の豊かな生活を確保するというゴールが明らかになりました。そして、医療現場でアルツハイマー型認知症の行動障害やADLの障害に伴う生活の混乱に直面することで、臨床医がアルツハイマー型認知症に果たす医療の役割を真剣に考え始めました[6]。そして、患者の日常生活支援や家族への支援の必然性とその方法論を模索することで、ケアの重要性が見えてきたのです。またアルツハイマー型認知症患者の生活を支えるための社会的活動も医療と製薬企業が一体になり取り組むことを始めました。すなわちアルツハイマー型認知症を治す医療から患者や家族の生活を支援する医療に変わりつつあります。認知症の人の生活を少しでも豊かにすることを目的としたDisease Managementが始まり、その中心的役割を果たすのが「もの忘れ外来」で、医療が社会資源を有効に活用すること、すなわち介護保険サービスとの協働を念頭に置いたサービスの提供が必然となりつつあります。

4 ■ 多職種間連携とは

　医療・保健・福祉の連携の重要性が指摘されてから久しくなります。1980年代には、高齢者人口の増加に伴い老人医療費の増大と高齢者の社会的入院が社会問題となり、高齢者在宅福祉サービスの基盤整備が大きな課題として施策に取りあげられました。その頃から高齢者生活支援にかかわる多職種間連携への動きがみられました。そして1989年10月に「高齢者保健福祉推進十ヵ年戦略(ゴールドプラン)」が策定され、将来の福祉ビジョンとして具体的な目標をもった福祉サービスの整備が行われました。その後、1996年12月に新ゴールドプラン、2000年4月に介護保険制度が策定され、高齢者分野での医療・保健・福祉の連携システムの具体化が叫ばれ、2006年度の介護保険改定においても地域での連携システムの構築が主要な課題でした。

　認知症医療では、保健・福祉サービスとの連携が必須であり、「ケア」の旗の下に医療・保健・福祉のあらゆる職種が協働する地域医療システムを整備することが重要であり、また医療が地域の居宅介護サービスのリーダーシップの役割を果たすことが求められています。認知症のDisease Management実践は、この多職種間連携の実践でもあり、当然そこにはケアマネジャーや他の介護・福祉専門職との協働は欠かせません。すなわち、認知症の人の質の高い生活を支援するための地域での認知症ケア支援システムとして機能することが求められます。

　認知症医療の専門性を高めるためには、本人とその家族の豊かな生活を念頭に置いた医療支援が必要であり、それを実践するには、地域の社会資源を有効に活用することが望まれます。そのためには、認知症の人の生活を支援する介護専門職や地域のフォーマル、インフォーマルの社会資源を有効に活用する必要があります。

5 ■ 認知症の人の生活の場所

　少子高齢化に伴い、若い世代が結婚すると、その夫婦には4人の高齢者が存在することになります。すなわち、将来的には2人の若い夫婦が4人の超高齢者の世話を求められることも少なくないでしょう。ますます高齢者の独居や夫婦2人の家族形態の増加が見込まれますが、認知症に冒された人を、どこで誰が世話するのかが問題となります。おそらく、自宅での介護には限界が生じますし、また例えば、過疎地では地域の社会資源を十分活用できない高齢者も存在します。

そこで、これからの医療、ケアの課題は、このような高齢者が安心して生活できる環境をどのように提供するかの仕組みです。近年、高齢者専用住宅、サービス付き高齢者賃貸住宅など、高齢者の新たな形の住まいを提供していますが、そこでの認知症の人へのケアサービスの仕組みは明確にされていません。すなわち、認知症の人が安心して「住まう場所」の提供が重要となります。

● **おわりに**

認知症医療の実践は、介護保険サービスなどを有効に利用し、医療の質を高めることです。すなわち、認知症の人の生活障害に対する有効な医療を提供するには、さまざまな介護職の専門家との連携が欠かせません。同時に、質の高いケアを提供するためには医療との連携が欠かせません。

認知症医療とケアの今後の課題は、認知症という生活障害に対するそれぞれの専門性を十分に発揮し、連携し、認知症の人が住み慣れた地域で生活を継続できるように支援することです。連携とは、専門職が自らの専門性を高めるために他の専門性を十分に活用することであり、決して押しつけ合うことではありません。

(今井幸充)

◆**文 献**

1) 平井俊策：「もの忘れ外来」の問題点と今後の動向. Geriatric Medicine 42：797-800, 2004.
2) 田子久夫, 森由紀子, 黒須貞利, ほか：精神科における「もの忘れ外来」. 老年精神医学誌 11：1203-1209, 2000.
3) 佐々木恵美, 朝田 隆：MCIの概念と歴史. Cognition and Dementia 1：15-20, 2002.
4) 渕野勝弘：精神科病床における認知症治療の現状と課題. 老年精神医学雑誌 23：558-567, 2012.
5) 今井幸充：もの忘れ外来・認知症外来の現状；認知症疾患の治療・介護システムのなかでの位置づけ. 老年精神医学 16：1337-1343, 2005.
6) 今井幸充：アルツハイマー型痴呆と向き合って. Clinician 46：103-104, 1999.

Q&A

1 薬物療法の対象となるBPSDとはどういう症状でしょうか。

　薬物療法の対象となる認知症の行動・心理症状（behavioral and psychological symptoms of dementia；BPSD）は、幻覚・妄想、興奮、攻撃性行動、不安、緊張、入眠障害、うつ症状などです。しかし、これらBPSDの発現には個人差があり、対応の第一選択は薬物療法ではありません。BPSDを引き起こす要因は、個人因子である本人の性格、環境の変化、ケアスタッフの対応、身体疾患の増悪、服用薬剤による影響など多様です。BPSDの頻度や内容を観察しながら、アセスメントし、第一に環境調整やケアスタッフの対応の工夫、また非薬物療法の介入を検討することが優先されます。家族を含めた医療・介護・行政が連携し、あらゆる面から支援する体制を調整しましょう。そして、これらの工夫や取り組みでもBPSDによって認知症の人本人の体調が著しく悪くなる、事故の危険性が高い、他者に対して危害を与えてしまうことなどがみられ、十分な効果を得られない場合には、不眠や不安、妄想などの症状に合わせて薬物療法を検討します。

　BPSDに対する薬物療法の基本的な注意点として、抗精神病薬、抗不安薬、睡眠導入剤などを使用する場合には、意識障害、歩行障害、転倒、認知機能障害の悪化などの副作用が生じることがあるということを十分理解しておくことが必要でしょう。また、高齢の認知症の人の薬物療法については、過剰反応や有害事象が生じやすいといわれ

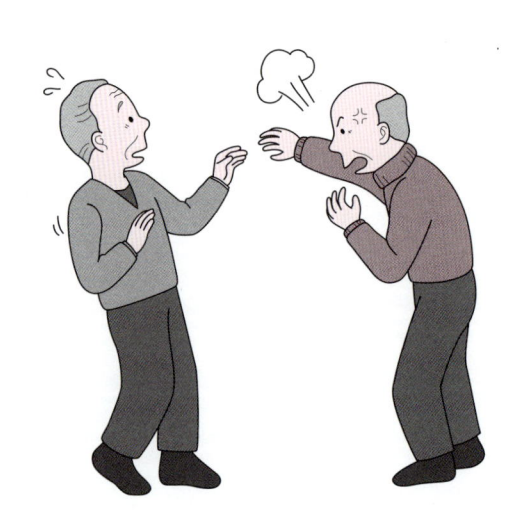

ていますので、少量から開始すること、薬効を短期間で評価し、服薬方法を簡易にすることが重要です。抗精神病薬の投与を行う場合には、現時点では保険適応のない治療法であることを、本人もしくは家族に十分に説明し、副作用の出現には十分留意していく必要があります。

(関　由香里)

◆参考文献

1) 長谷川典子, 石川智久, 池田　学：認知症の薬物療法；認知症の周辺症状に着目した治療薬の使用方法と注意点. Geriatric Medicine 51(1)：47-50, 2013.
2) 日本神経学会(監)：認知症疾患治療ガイドライン 2010. 医学書院, 東京, 2012.
3) 日本認知症ケア学会(編)：認知症ケア標準テキスト. 改訂・認知症ケアの実際：各論Ⅱ, pp174-177, ワールドプランニング社, 東京, 2009.
4) 長谷川和夫：基礎から学ぶ介護シリーズ；わかりやすい認知症の医学知識. 中央法規出版, 東京, 2011.

2 散歩やデイサービスに誘っても、いろいろと理由をつけて動こうとしません。

　デイサービスの日が近づくと、ソワソワしたり、「今日はお客さんが来るから」「体調がすぐれない」などといろいろな理由をつけて拒む、または動こうとしないという症状でお悩みのご家族はたくさんいらっしゃいます。では、なぜ認知症の人はそのような行動をとるのでしょうか？

　認知症になると、記憶障害や見当識障害により「今がいつなのか、ここはどこなのか、あの人は誰なのか」という不安を抱きながら生活をしています。一度行ったことのある公園でさえも忘れてしまうのです。なおさらデイサービスなんて、知らない場所で、誰だかわからない人と過ごす時間となるわけですから、認知症の人にはとても苦痛なのは言うまでもありません。私たちでも、知らない国に行き、誰だかわからない人と交流しなければならない状況であったらどうでしょう。とても不安になるはずです。また、認知症の人は実行機能障害からくる混乱があります。デイサービスに行くとなったら、これから何が起こるのか把握できないため恐怖感を覚えることがあります。このように認知症の人はとても不安な思いをしているために、「今日は体調がすぐれない」などといった理由をつけて断りたいのです。まずは、認知症の人の不安な気持ちを少しでも理解することから始めましょう。介護されている家族の方は、認知症の人の気分転換になるだろうと思い散歩やデイサービスに誘うのに違いありません。「どう

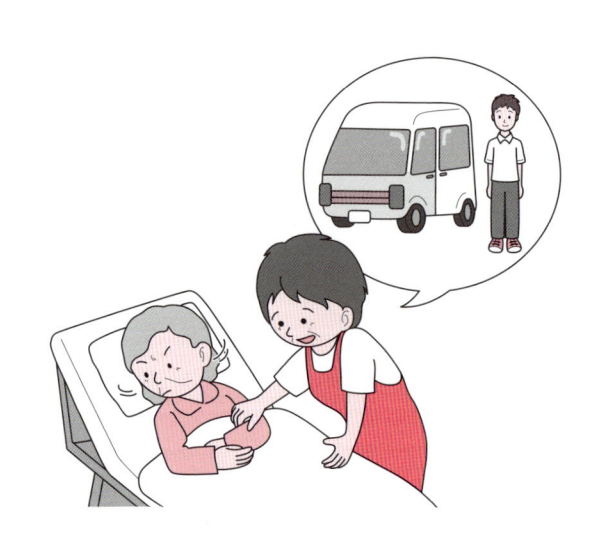

して行かないの！」などと叱ったり、懇願するような対応をとるのは、返って逆効果になります。なぜ叱られているのかわからない、不安や不快感が増強し、さらに認知症の人を混乱させてしまいます。

　デイサービスを例にして対応を考えてみましょう。まずは、デイサービスのスタッフと馴染みの関係になることが必要になります。はじめはスタッフが認知症の人の自宅を訪れ、話す時間をもつことから始めましょう。スタッフは毎回、認知症の人に「私はデイサービスセンターの〇〇です」ときちんと自己紹介をします。そして、本日の予定を説明していく、そのようにして認知症の人とスタッフの交流を増やしていき、「この人だったら大丈夫」という安心感をもってもらうことが大切です。また、昔からの趣味や本人の興味・関心のあることをアクティビティとして行いましょう。例えば、昔から裁縫が得意という方には、「掃除用の雑巾がボロボロになってしまったので、つくるのをお手伝い頂けませんか？」と言葉かけをしてみるのもよいでしょう。興味のあることで、認知症の人が自分の役割を見い出すという行為は、快の感情につながります。また、いきなり長時間のデイサービスの利用は疲れてしまうので、通い始めは午前中だけ利用し、少しずつ利用時間を延ばしていく方がよいでしょう。はじめはご家族もつき添い、少しずつ離れる時間を延ばしていくなどして、徐々にデイサービスに慣れていくことが必要です。

　　　　　　　　　　　　　　　　　　　　　　　　　　　　　　（関　由香里）

3 夜中に大声を出すので家族は眠れません。大きなストレスになっています。

　認知症の人には、幻視や錯視などの症状により、実際にはいない人が見えたり、周りには何も聞こえていないのに、本人には声や音が聞こえるということがあります。さらに、夜中は辺りが真っ暗でさらに不安感が募ります。真っ暗闇の中で、知らない人が突然現れたり、声が聞こえるといった症状から、認知症の人は大声を出して嫌なことから逃げようとしている可能性が考えられます。認知症の人は、不安と恐怖が増している中でうまくそのことを誰かに説明したり、助けを求めることができません。「誰かいるから、お願い助けて」という気持ちを大声に変えて訴えているのかも知れません。

　おそらく、認知症の人は夜中に起きているのでしょう。十分な睡眠がとれずに途中で起きてしまう、起きたら幻視の症状が出現したというような状況だと思います。このような状態が続けば、認知症の人も睡眠不足や疲労感につながりますし、一緒に住んでいるご家族も安心して眠れず、疲れが溜まります。不眠、苛立ち、疲労感という悪循環は認知症の人に対しても負の連鎖が起こる可能性が考えられます。できるだけ早く、解決することが望ましいでしょう。

　まずは、認知症の人の日中の活動状況を見直しましょう。日中はじっとしていてあまり動かないと夜の睡眠状況に影響します。例えば、洗濯物や料理の下ごしらえのお手伝いをお願いしたり、テレビでやっている軽い運動を一緒に行い身体を動かすなどして、日中の活動性を上げることもよいでしょう。また、寝る前に足湯に浸けて、保湿クリームを塗りながらマッサージをすると、身体が温まり気持ちも落ち着いてきます。それでも夜中に大声を出す場合には、やはり幻視や睡眠不足が考えられるので、主治医に相談することをお勧めします。

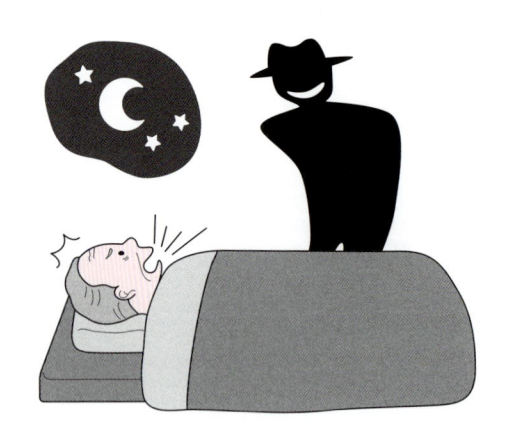

（関　由香里）

4 認知症が疑われる介護保険の利用者ですが、家族は医療機関を受診しようとしません。

　自分の父や母の変わりゆく姿に大きなショックを受けているのかも知れません。「今までしっかりしていて、自慢の父親だったのに」「母は料理が得意で、いつもおいしいご飯をつくってくれていたのに」「迷子になったり、名前を忘れたり、そんなこと今までなかったのに」というように、今までの父親像、母親像とあまりに違い過ぎて信じられない、信じたくないという気持ちがあるのかも知れません。そして、万が一「認知症」と診断されたら…この先どうすればよいのだろうという思いがあり、医療機関への受診には怖くて踏み切れないのではないでしょうか。自分の家族が「認知症」だったらと考えたくもないから、家族は見ないふりをして避けている場合もあります。また、認知症に対する知識がないために余計にどうすればよいのかわからないのかも知れません。

　まずは、症状をきちんと把握してご家族にお伝えしましょう。症状が出現しているが故に日常生活の中でご本人が困っていることを伝えます。そして、医療機関を受診することで、認知症ではないと診断される可能性があること、治る認知症である可能性があるかも知れないこと、万が一認知症であっても初期の段階からきちんと治療することが重要であることを説明していきます。そして、ご家族の思いや不安なことをよく聞き、さまざまな社会資源が活用できることを説明することもよいでしょう。こちらの考えを押しつけるのではなく、現在の状況とご家族の想いを受け止めること、今後のことを見据えてどんなことが必要なのかということを伝えます。そして、ご家族と一緒に考えいつでもサポートできる体制を整えておくことが重要だと思います。

（関　由香里）

5 なんでも物を集めてくるので部屋が溢れて困っています。

　空き袋や広告、拾ってきたちり紙や電化製品など、一見ゴミやガラクタに見えるものを集めては部屋の箪笥や隅に置き、また外出しては持ち帰ってくるという症状でしょう。気づいたら足の踏み場がないほどゴミで部屋が溢れているなんて状況も多々あります。

　一緒に住んでいるご家族であれば「なんでこんなものを集めてくるの？」と思わず言いたくなるはずです。しかし、認知症の人にとっては「こんなものって、なんで怒っているのだろう？」という感覚なのです。

　認知症である本人には、ゴミが「ゴミである」という認識がありません。これは、認知症の中核症状である「失認」といいます。失認とは、視覚や聴覚に異常があるわけではないのに、見たり聞いたりしたものが何かわからなくなってしまう状態です。ゴミなど収集してくるものは本人にとっては大事なものですので、当然の如く部屋の中にしまい込む、ということです。さらに、認知症の人が集めてきたものをゴミとして捨てるべきなのか、それとも取っておくべきなのかという判断が困難になります。怒ったり、「汚いから止めて！」というような対応は望ましくありません。本人にとっては大切なものですので、却って不快感や不信感を強く感じさせてしまいます。対応としては、一緒に部屋の掃除をするのがよいでしょう。掃除のときに袋を渡し、ゴミ（本人にとっては大切なもの）を集めてもらいます。集めた袋の置き場を決めておき、落ち着いたら順次捨てていくようにすれば、部屋の整理ができてくると思います。言葉かけの

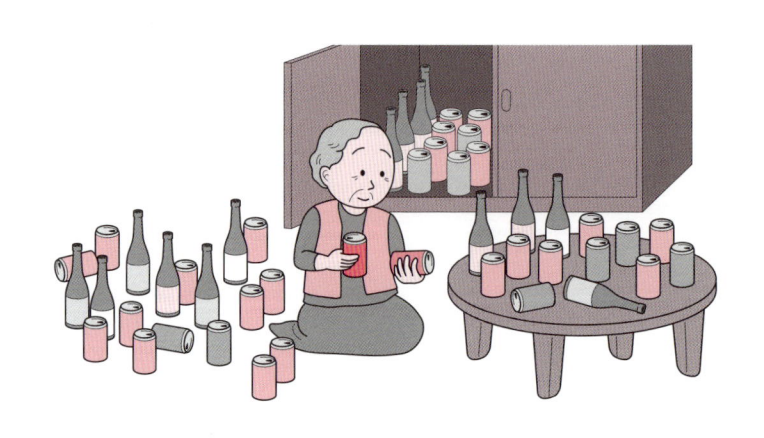

例としては、「大事なものは、この袋に入れておいてください」という感じです。ほかにも、知らない間に集めてしまうゴミでポケットが膨れ上がっているときは、箱などを用意して、そこにしまうことを促すようにしましょう。

　ケア提供者やご家族としては、できれば止めてほしいと思うのは当然です。しかし、止めさせようとしてもそれは難しいのです。必ず集めてくるので、腰をすえ、根気よくつきあうつもりでいる方がイライラしないで済みます。

（関　由香里）

6 「どこも悪くない」と言って診療や治療を嫌がります。

　診療や治療は体調の管理をしていくうえで非常に重要です。特に、介護されているご家族は不安なことと思います。「どこも悪くない」と言うとのことですが、ご本人の自覚症状がないとすれば、当然病院に行くことも治療をすることも拒否するのは正論です。また、アルツハイマー型認知症の方は、しばしば大きな不安を抱えていることがありますので、自覚症状がないのに病院へ連れて行かれると思うと不安が増強しますので、絶対に無理強いさせないことが肝心です。無理に病院へ連れて行こうとすればするほど、不安感や不信感が増してしまいます。

　対応のヒントとしては、「病気の診察」ではなく、健康であることの確認という点を強調するように誘導します。例えば、「元気で長生きしてほしいから、悪いところがないか確認だけでもしてもらいましょう」「最近健康診断に行っていないけど、たまには行ってみませんか」というように言葉かけをしてみてください。言葉かけひとつで、「じゃあ、念のため」といって受診につながることも多いものです。しかし、ご家族が説得しようとしても無理な場合は、ご本人の親しい方や信頼している方、またはかかりつけ医がいる場合は、その医師から口添えしてもらうこともよいと思います。ご家族から言われたことには反発しても、信頼している人や権限のある方の言葉には、すんなり承諾することもあります。

（関　由香里）

17 食事が配膳されると、ご飯やおかずをごちゃまぜにして食べようとしません。

　私たちは、食事の見た目と匂いで「おいしそう」と認知することができます。しかし、高齢になると感覚器官の機能は衰え、それに加えて認知症の人は脳機能そのものに障害があるために、嗅覚や味覚が低下するといわれています。

　配膳された食事が「ご飯」と「おかず」として認識されなければ、当然の如く口に運ぶことはないのです。さらに認知症の人は、茶碗と箸と皿が置かれていても何をどう持って使えばいいのかわからなくなります。これを、失行といいます。この症状は、食事に限らず、例えば排泄や掃除などの日常生活の行動にも同じようなことがみられます。私たちは、ご飯は箸で食べるものである、トイレは排泄をする場所である、掃除機はきれいにしたいときに使う道具であることを理解しています。だから、うまく道具を使ってご飯を食べるなどの行動ができているのです。認知症の人は、失行によりこれらの行動が困難になっています。

　「そんなふうにご飯で遊ばないの！」と叱責するのではなく、食べ方を教えることが重要なのです。認知症の人の目の前で、茶碗を手で持ち、箸を使ってご飯を挟み、口に運ぶというようにモデル提示をします。そうすることで、認知症の人も同様に食べることができる場合が多いのです。なぜかというと、今まで長年使っていた箸を持てば、使い方の技を覚えているからです。これは、手続き記憶と呼ばれます。このように、モデル提示で技を思い出し、認知症の人ができることは案外多いのです。

　また、配膳の仕方や盛りつけを工夫するのもよいでしょう。例えば、一度におかずの小鉢をいくつも置くと混乱することがあるので、1品ずつ、コース料理のように食べ終わったら次のおかずを置くというように進めていくのも1つの手です。見た目も重要ですので、例えば牛乳などはパックで出すのではなく、コップに注いでおくと牛乳であると認識できる場合があります。ぜひ、モデル提示と配膳方法を工夫してみてください。

（関　由香里）

8 同じことを何回も聞かれたりするとついきつい口調になってしまいます。どうすれば穏やかに対応できるでしょうか。

　認知症の記憶障害により、同じことを何度も繰り返し聞いているとわかってはいても、ついつい感情的になってしまい「さっきも言ったでしょ！」ときつい口調になってしまうのはなぜでしょうか。それは、家族として24時間の大半を一緒に過ごしており、認知症の人である本人について親身になって考えているからだと思います。身内だからこそ、ついついきつい言葉で返してしまうのかも知れません。しかし、「さっきも言ったでしょ」と言った後、「なんでそんなこと言ってしまったのだろう」と自分自身を責めてしまうことがあるかと思います。介護に疲れているサインかも知れません。

　やはり、認知症の人の介護を24時間付きっきりで家族が行うことには限界があるかと思います。特に、昼間は話す相手もいなくてストレスが溜まりやすくなります。ストレスが溜まると余計に自分自身が見えなくなり、知らない間に相手にもきつい態度をとってしまうのは、みんな同じなのです。認知症の人と距離をとる時間をつくりましょう。デイサービスでもショートステイでもいいと思います。在宅介護を継続していくためには、介護者の休養も重要なのです。そして、自分自身の気持ちを整理し、リフレッシュのために友人や医療者に自身の気持ちや悩みを話してみてください。困ったときは1人で抱え込まない、自分自身のリフレッシュの時間を大切にすること、そうすれば自然に穏やかな気持ちになり、認知症の人の介護と自分自身の生活のバランスがとれるようになってくるでしょう。

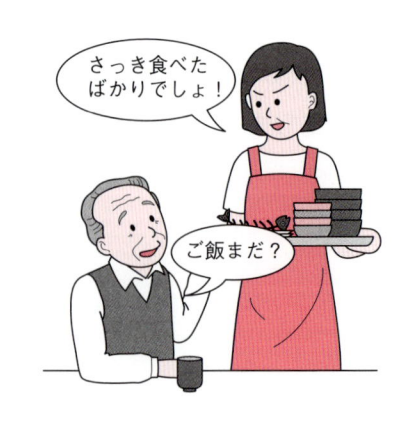

（関　由香里）

和文索引

あ

ありのままの事実の情報化　38
あるがまま　7
アセスメント　36,142
　　──（転倒）　99
　　──（入浴）　127
　　──（排泄）　118
　　──，初期の　17
　　──，生活7領域から考える
　　　　自立支援　143
アドボカシー　21,197,209,287
アルツハイマー型認知症　63,
　112,126,138,215,280
安心できる居場所　7

い

インターライ方式　143
インテーク　142
インフォーマルサポート　171
生きがい　86
医師のための認知症患者および
　家族への対応ガイドライン
　17
医療情報　164
医療との連携　57,260
異食　113
移動　253
意思の表明　148
意図的な感情表出　178
意味性認知症　72
意欲　67
一過性の意識障害　73
飲水量と尿量の関係　116

う

運動性失語　80

え

エピソード記憶　3
エンパシー　9

エンパワーメント　285,286
易疲労性　77
鉛管様筋強剛　74
嚥下　74,109
　　──しやすい食べ物　109
　　──障害　76,112,114
　　──体操　112

お

オレンジプラン　24,289

か

かかりつけ医　57
　　──認知症対応力向上研修
　　　17
火災　229
加齢　112,133
　　──による変化　120
家族介護者　264
家族関係　156
家族教室　21
家族支援　250
家庭訪問　17
過食　114
課題分析標準項目　143
介護　284,304
　　──支援専門員　141
　　──付き有料老人ホーム　147
　　──の肯定的評価　270
　　──ボランティア　235
　　──予防　20,21
　　──離職　271
　　──療養型医療施設　147
　　──，長期の　189
介護サービス　19
　　──の質　196
介護者　264,272,273
　　──交流会　273
　　──の自殺　272
　　──，家族　264
介護負担　264
　　──感　269
介護保険　219

　　──施設　20,147
快適な排泄　121
階段状の悪化　75
外的補助手段　79
肩幅歩行　76
活動　161
　　──（休息とのバランス）
　　　109
　　──・休息リズム　109
　　──，互助組織の　21
合併症　114
喚語困難　65,80
感情によるコミュニケーション
　8
感性　9
管理栄養士　114
緩和ケア　246,247
　　──の4つの柱　248
環境　106,286
　　──因子　161
　　──づくり　106,124
　　──の影響　120
　　──，居住　169
　　──，小規模の　6
　　──，認知症ケアの　6
観念失行　82

き

帰宅願望　169
記憶　3,79
　　──力　165
　　──，エピソード　3
　　──，手続き　79
記憶障害　79,136,148,296
　　──，近時　64
　　──，近接　64
基本的ADL　69
聴くこと　8
義歯　112
虐待　169,181,187
　　──防止　186,195
　　──，高齢者　271
居住環境　169
共感　9

共通方針　40
近時記憶障害　64
近接記憶障害　64
緊急避難時の課題　232

く

暮らしの継続　36

け

ケア　7,8,224,233,236,284
　──ギバー　8
　──パートナー　8
　──の統一　134
　──，緩和　246,247
　──，口腔　112,257
　──，災害時の　224,233
　──，スピリチュアル　10
　──，尊厳を支える　287
　──，チーム　112,176
　──，地域　29
　──，地域包括　288
　──，デイ　220
　──，認知症　284
　──，パーソンセンタード　1,4,149,284
　──，排泄　118
　──，避難所の　236
　──，フット　104
　──，寄り添う　7
ケアの流れ　15
　──を変える　15
ケアプラン　36,128
　──原案作成　144
ケアマネジメント　141
　──実践記録様式　143
ケアマネジャー　141
経済的な問題　217
軽度認知障害　13,280
傾聴　142
警戒区域の設定　230
血管性認知症　110,112,215
血清アルブミン値　114
見当識障害　65,78,136,165,296
研修　23
　──の実施　23

──，かかりつけ医認知症対応力向上　17
健康状態　161,164
健忘(性)失語　65,80
権利侵害　148
権利擁護　21,197,209,287
　──の視点　200
　──の制度　200
幻覚　68,96
幻視　68,74,96,298
幻聴　68,96
減災　242

こ

こぼす　111
コミュニケーション　250
　──能力　165
　──，感情による　8
コリンエステラーゼ阻害薬　71,74
小刻み歩行　74
個人因子　161
個別援助技術　141
個別(性)化　150,178
互助組織の活動　21
語健忘　65,80
誤嚥　109,112
　──時のむせ　112
　──性肺炎　109,112
　──，不顕性　112
誤認　66,74
　──，人物　136
口腔ケア　112,257
向精神薬　282
行動・心理症状　36,63,87,161,185,216,281,294
行動の単純化　72
抗精神病薬　71,74,282
抗認知症薬　282
幸福感　86
洪水　228
高齢者虐待　271
高齢者虐待の防止　21
　──，高齢者の養護者に対する支援等に関する法律　181,184,188
構音障害　76
豪雨　228

告知後のダメージ　46
国際障害分類　286
国際生活機能分類　161,285
今後の認知症施策の方向性について　15,24,288

さ

サービス担当者会議　146
サービス提供　146
災害　224
　──(火災)　229
　──(洪水)　228
　──(豪雨)　228
　──(地震)　226
　──(雪害)　228
　──(台風)　228
　──(津波)　227
　──時のケア　224,233
　──時の避難　230
　──の犠牲者　225
　──の想定　226
　──，噴火による　228
猜疑的　66
財産侵害　148
錯視　74
錯覚　68
参加　161,286
残存能力の活用　201

し

シンパシー　9
支援ガイド　241
支援困難ケース　55
市長申立て　208
市民後見人　21,208,209
肢節運動失行　82
姿勢　72,109,112,255
　──(食事)　109,112,255
　──，前屈　74
　──，前傾　255
視覚性空間失認　10
視空間認知障害　108
歯科　112
自己決定　179
　──の尊重　201
自主避難　229

自発性　67
自分らしい生活　47
自立支援医療　218
地震　226
持続的注意の障害　84
時間の流れ　6
時刻表的生活　72
失見当識　65, 78, 136, 165, 296
失語　65, 80
　──, 運動性　80
　──, 健忘（性）　65, 80
　──, 進行性非流暢性　72
　──, 超皮質性感覚性　80
失認　66, 82, 108, 300
　──, 視覚性空間　10
　──, 相貌　83
　──, 半側空間　110
失行　65, 81, 108, 303
　──, 観念　82
　──, 肢節運動　82
失神　73
実行機能障害　66, 85, 296
実行機能能力　165
実行状況　162
社会資源　141
若年性認知症　212, 214
　──支援　22
守秘義務　274
趣味・嗜好　154
受容　142, 179
終末期　51, 246
就労継続支援　218
住民の理解　239
初期のアセスメント　17
書字障害　81
小規模の環境　6
症状の緩和　249
傷病手当金　218
衝動（性）　93
　──コントロール　67
常同行動　72
食形態　109, 112
食事　106
　──（姿勢）　109, 112, 255
褥瘡予防　259
心身機能・身体構造　161, 286
身体拘束　183
身体的苦痛　108

身体的不調　164
進行性非流暢性失語　72
人格の変化　69
人物誤認　136

す

スピリチュアル回想法　11
スピリチュアル ケア　10
水分量　114
遂行機能障害　66, 85, 296
睡眠　258
睡眠・覚醒　95
　──リズム　68, 109

せ

せん妄　63
セルフヘルプグループ　274
センサーコール　104
センター方式　144
　──の課題　175
世帯構成の変化　267
正常な排泄　115
　──（排尿）　116
　──（排便）　118
生活7領域から考える自立支援
　アセスメント　143
生活課題　40
生活支援　41
　──の最適化　41
生活主体　285
生活習慣　121, 154
生活情報　153
生活の質　86
生活歴　150
成人・高齢者アセスメントとケ
　アプラン　144
成年後見制度　148, 197, 200
　──利用支援事業　207
成年後見人　203
精神障害者保健福祉手帳　218
精神病院　281
雪害　228
摂食開始困難　107, 108
摂食中断　108, 109
専門医療相談　61
潜在能力　170

選択的注意の障害　84
前屈姿勢　74
前傾姿勢　255
前頭側頭型認知症　71, 110, 113, 114, 127, 137, 216
前頭側頭葉変性症　71

そ

その人らしさ　2, 159, 172, 285
咀嚼・嚥下機能　112
早期退院　51
相談面接　177
相貌失認　83
葬儀　262
尊厳　172, 285
　──性　5
　──を支えるケア　287

た

多職種間連携　290, 291
多職種によるチームケア　112
多発梗塞性認知症　75
食べ方の乱れ　108, 111
食べる支援　256
食べる力　106, 109
台風　228
体重減少　114
代弁者　171
脱水　113
蛋白質・エネルギー低栄養状態　113
断続的な悪化　75

ち

チーム　249
　──アプローチ　171, 176
チームケア　176
　──, 多職種による　112
地域　29
　──資源の探索　38
　──の意味と可能性　32
　──のネットワークづくり　59
　──包括ケア　288
　──包括支援センター　53

――包括支援体制　10
地域ケア　29
　――会議　17, 18
　――の基本方針　32, 33
　――のステップ　34
窒息　113
中核症状　63, 148, 185, 294
注意障害　83, 109
　――, 持続的　84
　――, 選択的　84
　――, 分割的　84
長期の介護　189
超皮質性感覚性失語　80

つ

津波　227

て

デイケア　220
　――プログラム　220
手続き記憶　79
手続き的ADL　69
出会い　2
低栄養　113
低栄養状態　113
　――, 蛋白質・エネルギー　113
停電　228
転倒　98
　――リスク　98
　――（アセスメント）　99
転導性の障害　84

と

ドネペジル塩酸塩　71, 282, 290
統制された情緒的関与　179
動作緩慢　74
道具的ADL　69
特別養護老人ホーム　147
読解の障害　81

な

馴染みの人　6

に

日本介護福祉士会アセスメント方式　143
日本社会福祉士会方式　143
日本訪問看護財団方式　144
日差変動　75
日常生活活動　69, 161
日内変動　75
入浴　123, 258
　――（アセスメント）　127
尿意　116
尿量　116
任意後見制度　201
認知能力　165
認知（機能）障害　62, 77
　――, 軽度　13, 280
　――, 視空間　108
認知症　185
　――以外の疾患の影響　120
　――医療支援診療所(仮称)　17, 18
　――カフェ　21
　――グループホーム　147
　――疾患医療センター　60, 278, 283
　――初期集中支援チーム　17
　――施策推進5か年計画　24, 289
　――施策等総合支援事業　14
　――対応型共同生活介護　147
　――地域支援推進員　20, 21
　――に伴う行動・心理症状　36, 63, 87, 161, 185, 216, 281, 294
　――の医療　278
　――の全国の有病率　13
　――の入院診療　281
　――の人本人　34, 36, 40, 159
　――の薬物治療に関するガイドライン　18
　――ライフサポートモデル　22, 23
　――, アルツハイマー型　63, 112, 126, 138, 215, 280
　――, 意味性　72
　――, 血管性　110, 112, 215
　――, 若年性　212, 214
　――, 前頭側頭型　71, 110, 113, 114, 127, 137, 216
　――, 多発梗塞性　75
　――, レビー小体型　73, 111, 126
　――, 老年期　215
認知症ケア　284
　――の環境　6
　――の基本　32
　――の技法　7
　――の理念　285
認知症ケアパス　15
　――の作成と普及　16
　――モデル　22
認知症サポーター　10, 21
　――キャラバン　21

ね

ネットワーク構築　22
熱傷　114

の

ノーマライゼーション　200, 285
能力　162
　――, 実行機能　165
　――, 潜在　170
　――, 認知　165
脳循環改善薬　76

は

バイステックの7原則　178
パーキンソン病　73
パーソンセンタード ケア　1, 4, 149, 285
　――の理念　4
パーソンフッド　2, 285
歯車様抵抗　74
排泄　115, 257
　――（アセスメント）　118
　――ケア　118
　――日誌　119
　――, 快適な　121
　――, 正常な　115

排泄のメカニズム　116, 117
　　──（排尿）　116
　　──（排便）　117
排尿　116
排便　117, 118
白内障　110, 139
幅広歩行　76
半側空間失認（無視）　110

ひ

ヒューマン・ニーズの階層　171
　　──（安心と安全のニーズ）　172
　　──（自己実現のニーズ）　172
　　──（自尊のニーズ）　172
　　──（所属・愛情のニーズ）　172
　　──（生理的ニーズ）　171
ピック病　71
非審判的態度　179
秘密保持　179
避難　229, 230
　　──勧告　230
　　──指示　230
　　──準備情報　229
　　──，災害時の　230
　　──，自主　229
避難所　230, 236
　　──生活の限界　238
　　──での状況　237
　　──のケア　236
避難所の種類　230
　　──（一時避難所）　230
　　──（広域避難場所）　230
　　──（収容避難所）　230
　　──（福祉避難所）　231
備蓄すべきもの　242
評価　147
病感　68
病識　68

ふ

フットケア　104
プライバシー　120, 125

不安　67, 89
不顕性誤嚥　112
噴火による災害　228
分割的注意の障害　84

へ

ペム　113
変化の徴候　48
便意　117

ほ

歩行　74, 76
　　──，肩幅　76
　　──，小刻み　74
　　──，幅広　76
包括的自立支援プログラム　143
法定後見制度　201
防災　242
　　──マニュアル　244
本人（認知症の人）　34, 36, 40, 159
　　──固有の資源　36
　　──の意思　34
　　──の思い　159
　　──の視点　34, 40

み

見捨てられ妄想　87
看取り　261

む

むせ　109
　　──，誤嚥時の　112
無気力　67

め

メモリークリニック　279

も

もの忘れ外来　279
モニタリング　146, 172
妄想　66, 87

　　──，見捨てられ　87
　　──，物盗られ　87
物盗られ妄想　87

や

やけど　114

よ

寄り添うケア　7
養介護施設従事者等　182
養護者　187
抑うつ　67
　　──気分　91

り

リスクマネジメント　102, 130
　　──（転倒）　102
　　──（入浴）　130
リロケーションダメージ　49
利益相反　148
理解判断力　165

れ

レビー小体型認知症　73, 111, 126
例外3原則　183
連携　9, 266
　　──施設　244
　　──の基本　57
　　──，医療との　57, 260
　　──，多職種間　290, 291

ろ

老人保健施設　147
老年期認知症　215
弄便　119

わ

我―それモード　2
我―汝モード　2

欧文索引

A.H. マズロー　171
Christine Briden　10
Milton Mayerroff　3
Tom Kitwood　1,285

A

ADL（activities of daily living）　69,161
　——,基本的　69
　——,手続き的　69
　——,道具的　69

B

BPSD（behavioral and psychological symptoms of dementia）　36,63,87,161,185,216,281,294

C

care giver　8
care partner　8

D

dignity　5
disease management　290
DSM-Ⅳ　272

E

empathy　9

F

FAST（Functional Assessment Staging）　69

I

IADL（instrumental activities of daily living）
ICF（International Classification of Functioning, Disability and Health）　161,285
ICIDH（International Classification of Impairments, Disabilities and Handicaps）　286
Ich und Du　2

M

MCI（mild cognitive impairment）　13,280
MDS-HC 方式　143

N

NMDA 受容体拮抗薬　71,74

P

PEM（protein energy malnutrition）　113
person-centered care　1,4,149,285
personhood　2,285

Q

QOL（quality of life）　86

S

sympathy　9

知っておきたい **認知症ケア最前線** ―理解と実践―

ISBN978-4-907095-13-0 C3047

平成 26 年 6 月 1 日　第 1 版発行

監　　修	長谷川　和　夫
編　　集	本　間　　　昭
	永　田　久美子
発 行 者	山　本　美惠子
印 刷 所	三報社印刷 株式会社
発 行 所	株式会社 ぱーそん書房

〒101-0062　東京都千代田区神田駿河台 2-4-4 (5 F)
電話 (03) 5283-7009 (代表) /Fax (03) 5283-7010

Printed in Japan　　　　　　Ⓒ HONMA Akira, NAGATA Kumiko, 2014

・本書の複製権・翻訳権・上映権・譲渡権・公衆送信権（送信可能化権を含む）は株式会社ぱーそん書房が保有します．
・JCOPY ＜(社)出版者著作権管理機構　委託出版物＞
本書の無断複写は著作権法上での例外を除き禁じられています．複写される場合には，その都度事前に(社)出版者著作権管理機構（電話 03-3513-6969, FAX 03-3513-6979, e-mail : info@jcopy.or.jp）の許諾を得て下さい．